Entscheidungsfindung bei präklinischen Reanimationen

Klinische und nicht-klinische Einflüsse auf ärztliche Entscheidungen bei Beginn, Verlauf und Abbruch einer Wiederbelebung

1. Auflage

Dr. Wolfgang Meyer MD DSc FRCPsych. London
Consultant Psychiatrist & Psychotherapist
w.meyer@qmul.ac.uk

ELSEVIER
URBAN & FISCHER
URBAN & FISCHER München

Zuschriften an:
Elsevier GmbH, Urban & Fischer Verlag, Hackerbrücke 6, 80335 München

Wichtiger Hinweis für den Benutzer
Die Erkenntnisse in der Medizin unterliegen laufendem Wandel durch Forschung und klinische Erfahrungen. Herausgeber und Autoren dieses Werkes haben große Sorgfalt darauf verwendet, dass die in diesem Werk gemachten therapeutischen Angaben (insbesondere hinsichtlich Indikation, Dosierung und unerwünschter Wirkungen) dem derzeitigen Wissensstand entsprechen. Das entbindet den Nutzer dieses Werkes aber nicht von der Verpflichtung, anhand weiterer schriftlicher Informationsquellen zu überprüfen, ob die dort gemachten Angaben von denen in diesem Werk abweichen und seine Verordnung in eigener Verantwortung zu treffen.
Für die Vollständigkeit und Auswahl der aufgeführten Medikamente übernimmt der Verlag keine Gewähr.
Geschützte Warennamen (Warenzeichen) werden in der Regel besonders kenntlich gemacht (®). Aus dem Fehlen eines solchen Hinweises kann jedoch nicht automatisch geschlossen werden, dass es sich um einen freien Warennamen handelt.

Bibliografische Information der Deutschen Nationalbibliothek
Die Deutsche Nationalbibliothek verzeichnet diese Publikation in der Deutschen Nationalbibliografie; detaillierte bibliografische Daten sind im Internet über http://www.d-nb.de/ abrufbar.

1. Auflage 2013

Der Urban & Fischer Verlag ist ein Imprint der Elsevier GmbH.

13 14 15 16 17 5 4 3 2 1

Um den Textfluss nicht zu stören, wurde bei Patienten und Berufsbezeichnungen die grammatikalisch maskuline Form gewählt. Selbstverständlich sind in diesen Fällen immer Frauen und Männer gemeint.

Planung und Lektorat: Inga Schickerling, Dr. med. Constance Spring
Herstellung: Elisabeth Märtz
Satz: abavo GmbH, Buchloe/Deutschland; TnQ, Chennai/Indien
Druck und Bindung: Printforce, Alphen/NL
Zeichnungen: Susanne Adler, Lübeck; Amelie Nau, München; Gerda Raichle, Ulm
Umschlaggestaltung: Spiesz Design, Neu-Ulm

ISBN Print 978-3-437-31616-6
ISBN e-Book 978-3-437-31617-3

Aktuelle Informationen finden Sie im Internet unter **www.elsevier.de** und **www.elsevier.com**

Vorwort

Als Notarzt, Internist, Psychiater und Psychotherapeut was es mir unschwer zu erkennen, dass Entscheidungsprozesse bei einer kardiopulmonalen Reanimation extrem herausfordernd für Ärzte sind. Schon 1985 hatte ich dazu einen Erfahrungsbericht unter dem Titel „Über den Umgang mit dem Tod bei der Arbeit auf dem Notarztwagen“ publiziert (Notarzt 1, 99–103,1985).
Es hatte mich schon damals gewundert, dass nie untersucht worden war, wie sich Ärzte in realen Reanimationssituationen verhalten. Alles was wir wussten, stammte von Studien über fiktive Szenarien. In realen Reanimationssituationen waren Entscheidungen in Zusammenhang mit nicht-klinischen patientenbezogenen Faktoren wie Alter, Geschlecht, sozioökonomischer Status sowie arztbezogenen nicht-klinischen Faktoren wie Alter, Geschlecht, persönliche Situation, Klinikzugehörigkeit, Verluste oder situativen Faktoren nicht untersucht.
Um Entscheidungsvariablen in einer realen Reanimationssituation zu erheben, musste die vorliegenden Untersuchung inhaltlich und methodisch Neuland betreten. Der Zugang zu den erfassten Variablen orientiert sich dabei am Ablauf einer Reanimation und war eingeteilt in Entscheidung beim Reanimationsbeginn, -verlauf und -abbruch. Zudem wurde ein Score zur Erfassung aller möglichen Entscheidungen bei Aufnahme und Abbruch (Reanimationsquote) entworfen und konnte erstmals angewendet werden.
Über einen Zeitraum von einem Jahr wurden so in vier Norddeutschen Großstädten alle erreichbaren präklinischen Notarzteinsätze mit einer Reanimation und/oder Todesfeststellung dokumentiert. Am Ende lagen verwertbare Daten von 705 Einsätzen vor.
Die Studie zeigt, dass ärztliche Entscheidungen bei der präklinischen Reanimation von klinischen und nicht-klinischen patientenbezogenen-, ärztlichen und situativen Faktoren, aber auch von solchen aus dem persönlichen ärztlichen Bereich geprägt sind. Ich stelle dazu die These auf, dass sich hierin eine ethisch geleitete Identifikation der Ärzte mit ihren Patienten abbildet. Ihre Bereitschaft zur Einbeziehung persönlicher nicht-klinischer Faktoren in der Auseinandersetzung mit ihren Entscheidungen ist meiner Meinung nach ein Zeichen eines praktizierten ethischen Diskurses reanimierender Ärzte.
Die Durchführung all dessen war nicht einfach. Mein Dank gilt besonders den beteiligten Ärztinnen und Ärzten für die ihre Teilnahme an der Studie. Sie erlaubten mir einen Einblick in die ethisch herausfordernden Entscheidungen um Leben und Tod. Mein persönlicher Dank gilt nicht zuletzt meinen vielen Notfallpatienten, die es mir ermöglichten, mit ihnen am menschlichen Leiden zwischen Überleben und Tod bei Reanimationen teilzuhaben.
London, September 2013
Wolfgang Meyer
(www.southlondonpsychotherapy.com)

Inhaltsverzeichnis

1 Einleitung

Entscheidungsfindung bei präklinischen Reanimationen Begutachtung somatoformer und funktioneller Störungen 3.A.
http://dx.doi.org/10.1016/B978-3-437-31616-6.00008-9

1.1 Design und Ziele der Studie

Die kardiopulmonale Reanimation ist in der präklinischen und klinischen Medizin als wichtiger Bestandteil moderner Behandlungverfahren anerkannt. Ihre Durchführung stellt die beteiligten Ärzte, nicht zuletzt aufgrund des vielschichtigen Verantwortungsdrucks, stets vor schwierige Entscheidungen.
Klinikärzte reanimieren dabei im Rahmen eines klinischen Routineumfeldes, gestützt auf relativ sichere Informationen über die Patienten. Bei aller Bedeutung, welche die dort gefällten Entscheidungen und Handlungen für das Schicksal des Patienten beinhalten, ist es für den Arzt eine Tätigkeit in einer ihm vertrauten Umgebung, mit sicheren Informationen über den Patienten, mit der Möglichkeit des Konsils mit anderen Ärzten.
Anders hingegen sieht es bei der Reanimation im präklinischen Bereich aus. Hier handelt er in einer nur dem Patienten oder seinen Angehörigen vertrauten Umgebung, der Arzt kennt den Patienten und seine Vorgeschichte nicht. Er weiß aber um die hohe Anzahl nicht erfolgreicher Reanimationen, um die Unsicherheit der ihm von Anwesenden zur Verfügung gestellten Informationen und den erhebliche Zeitdruck. Hinzu kommen weitere Belastungen, weil eine Reanimation nicht immer nur positive Ergebnisse erbringt, sondern von z. B. einer harmlosen Rippenfraktur bis zu schweren neurologischen Defiziten viele Schäden am Patienten bewirken kann.
In dieser Situation muss nun der Arzt die Entscheidungen treffen, ob eine Reanimation im Einzelfall überhaupt sinnvoll erscheint, und wenn ja, wie sie durchgeführt oder wann sie abgebrochen werden soll. Sicher ist dabei nur, dass, wenn sie nicht durchgeführt oder abgebrochen wird, dies für den Patienten den Tod bedeutet. Dieser situative Hintergrund konfrontiert den Arzt besonders bei Aufnahme- und Abbruchentscheidungen, aber auch während der Reanimation mit außergewöhnlich hohen ethischen Anforderungen.
Leider gibt es, ganz im Gegensatz zu einer Vielzahl von Publikationen über die medizinisch-technische und prognostische Seite der Wiederbelebung, keine umfassende systematische Untersuchung, die ärztliche Entscheidungen bei der Reanimation untersucht. Schon gar nicht sind reale Reanimationssituationen in der Vergangenheit zum Untersuchungsobjekt gemacht worden. Der Ausgangspunkt für die vorliegende Arbeit waren so überwiegend Studien und Hypothesen, die Fall-Vignetten, also fiktive Reanimationssituationen, zur Grundlage haben.
Ärztliche Entscheidungen bei der Reanimation und mögliche Einflussfaktoren werden in der Untersuchung, unterteilt in die Reanimationsbereiche Beginn, Verlauf und Abbruch erfasst, beschrieben und ausgewertet. Zur besseren Strukturierung wird schon bei der Literaturübersicht die später gewählte Einteilung in patienten-, arzt- und situationsbezogene Faktoren eingehalten.
Zur Einführung in das Thema wird mit einer Darstellung der historischen Entwicklung der Reanimation begonnen. Dieser folgt ein Überblick betreffend Arbeiten über Reanimationsergebnisse und prognostische Faktoren. Schließlich wird eine Literaturübersicht über die bisher bekannt gewordenen Einflussfaktoren auf ärztliche Entscheidungen bei der Reanimation gegeben. Den Abschluss bildet eine Übersicht über für den Arzt bisher zur Verfügung stehende Hilfs-, Aus- und Weiterbildungsangebote in der präklinischen Reanimation.
Die Daten zu über 700 präklinischen Reanimationsentscheidungen wurden über einen Zeitraum von zweieinhalb Jahren gesammelt und bis zum Ende des Jahres 1996 ausgewertet und in dieser Form zusammengefasst. Neuere Forschungsergebnisse, wie z. B. neuere Leitlinien zur präklinischen Reanimation, Daten aus dem Deutschen Reanimationsregister, aktuelle Ergebnis zur Hypothermie oder Ergebnisse zur Reperfusionsmaßnahmen bei Herzinfarktpatienten mit Reanimation

können nicht Thema dieser Arbeit sein, da sie zur Zeit der Erhebung der Handlungs- und Entscheidungsvariablen den untersuchten Ärzten nicht bekannt waren.
Auf der anderen Seite haben auch heute noch alle hier beschriebenen Patienten-, Arzt- und Situations- bezogenen Faktoren Einfluss auf ärztliche Entscheidung bei Beginn, Verlauf und Abbruch einer Reanimation. Die hier erstmals untersuchten nicht-klinischen Faktoren wie Alter, Geschlecht und sozioökonomischer Status von Patienten, Arztalter, -geschlecht, deren persönliche Situation und situative Faktoren, wie z. B. Einflüsse von Angehörigen werden seit kurzem als eigene Gruppe beschrieben und von Evidenz-basierenden (klinischen) Faktoren abgegrenzt [1]. Das Ziel der vorliegenden Arbeit ist, diese zusammen mit klinischen Faktoren zu analysieren und mit ihren Hintergründen und Auswirkung auf ärztliche Entscheidungen bei präklinischen Reanimation zu beschreiben.

1.1.1 Historische Entwicklung der Reanimation innerhalb der letzten Jahrhunderte

Den Beginn der Geschichte der „modernen Reanimation" markierte zwar die Einführung der externen Herzmassage Anfang der sechziger Jahre dieses Jahrhunderts [2, 3], wir wissen jedoch schon von viel älteren Versuchen des Menschen, das Leben mittels Beatmung und Unterstützung der Zirkulation zu retten (Quellen bei [4–12]).
So belüftete Paracelsus um 1530 die Lungen eines apnoischen Patienten mit einem Blasebalg. 1533 beschrieb Vesalius in seinem Werk „De humani corporis fabrica, libri septem" die erste endotracheale Intubation mit einem Schilfrohr. 1745 schließlich konnte der Chirurg William Tossach vor der Royal Academy in London über eine erfolgreiche Wiederbelebung eines Menschen durch Mund-zu-Mund-Beatmung berichten. Zur Zeit der Gründung der ersten Rettungsgesellschaften in Hamburg und Amsterdam („zur Rettung Ertrunkener und Wiederbelebung Scheintoter") um das Jahr 1768 war die Mund-zu-Mund-Beatmung bereits gut bekannt, wie aus den zeitgenössischen Instruktionen für Laienhelfer hervorgeht.
Am Hund gelang Schiff 1874 die direkte, Böhm bei der Katze 1889 die indirekte Herzmassage. 1901 folgte die erste erfolgreiche direkte Herzmassage durch den norwegischen Arzt Iselsrud, 1906 wurde die intracardiale Injektion durch Lane eingeführt, 1932 setzte Albert Hyman erstmals einen elektrischen Defibrillator ein. Zwischen 1932 und 1947 entwickelte Beck die elektrische Defibrillation beim Krankheitsbild des Kammerflimmerns, 1952 Zoll einen extrakorporalen Schrittmacher.

1.1.2 Entwicklung der Reanimation in den Jahren bis 1996

Ein großer Schritt auf dem Weg zur modernen Reanimation gelang mit der Entdeckung der Wirksamkeit der externen Herzmassage [2, 3]. Die Entwicklung danach lief in 4 Phasen ab [13]: Von 1960–62 an wurde die externe Herzmassage mit der künstlichen Beatmung kombiniert, und es entwickelte sich die kardiopulmonale Reanimation. Bis 1968 stand die Effektivität der beschriebenen Technik im Zentrum der Betrachtungen und wurde in den Jahren bis 1976 allgemein akzeptiert. Von 1976 bis 1985 folgten zahlreiche Versuche, die Ergebnisse der Reanimation zu vervollkommnen, z. B. durch Verbesserung der Durchblutungsraten der von Kreislaufstillstand betroffenen Organe – was reanimationstechnisch oder konservativ-medizinisch geschehen kann – oder durch

Erhöhung der Effektivität des Notarzt- und Rettungswesens im Bereich der präklinischen Reanimation. Variationen fast aller Aspekte der von Kouwenhoven entwickelten Technik wurden so beschrieben.

Alternativen zur Herzdruckmassage, z. B. in Form einer aktiven Kompressions-Dekompressionsmethode [14–16] oder der intermittierenden abdominalen Kompression [17] wurden in den 90er Jahren experimentell erprobt und evaluiert. Den experimentellen unter diesen Methoden ist gemeinsam, dass sie teilweise cerebrale oder myocardiale Durchblutungsraten und im Vergleich zur konventionellen Reanimation die primären Erfolgsraten anheben können, jedoch oft noch keine Aussage über Anwendbarkeit und Überlebensraten in der Praxis vorliegen [14, 18]. Eine wichtige Entwicklung ist diejenige von Reanimationsalgorithmen. Dies sind Handlungsprotokolle, in die Kriterien einer Patientenversorgung in bezug auf zuvor festgelegte, standardisierte Erkrankungsbilder einfließen. [19]. Sie werden eingeteilt in Basis-lebensrettende Maßnahmen (basic life support = BLS) [20, 21] und von Ärzten oder Paramedics anzuwendende erweiterte Maßnahmen (advanced cardiac life support = ACLS) [22, 23]. Basic life support umfasst von Laien durchzuführende Hilfen zur Sicherung der Luftwege, der Beatmung und des Kreislaufs, im deutschsprachigen Bereich auch als ABC-Maßnahmen bekannt.

1.1.3 Entwicklung der präklinischen Reanimation und des Notarztwagenwesens

Präklinische Reanimation ist neben den oben beschriebenen Fortschritten eng mit der Entwicklung der Rettungstechnik und des Krankentransportwesens verbunden. Die schon 1937 erhobene Forderung, nicht den Verletzten zum Arzt, sondern den Arzt zum Verletzten zu bringen [24], wurde 1957 wieder aufgegriffen und führte zur Entwicklung des „Heidelberger Klinomobils", einer frühen Variante der heutzutage flächendeckend eingeführten Notarztwagen. Aus den bis dahin hauptsächlich chirurgisch orientierten Einsatzfahrten der Notarztwagen entwickelte sich eine zunehmend interdisziplinäre Ausrichtung [25, 26].

Ab der Mitte der 70er Jahre erhielt der Notarztwagen seine besondere Bedeutung bei der Behandlung von Patienten mit Infarktverdacht. [27]. Auch wurde schnell die Notwendigkeit der Einbindung des Notarztwagens in die sogenannte „Rettungskette" offensichtlich. Nicht nur die Sicherung einer Soforthilfe durch Laien am Notfallort und ein gutes Funktionieren des Alarm- und Meldesystems, sondern auch eine geeignete Klinik mit zentraler Notaufnahme und Intensiveinheit wurden für die Effizienz des Notarztwagens als unerlässlich erkannt [28]. In den USA entwickelte sich gar der Begriff einer „chain of survival": Einheitliche Telefonnummer, gutes Training für Telefonisten, Laienreanimationsausbildung, Ärzte- und Reanimationspersonalausbildung, frühzeitige Reanimation und Defibrillation [29, 30] greifen hier Hand in Hand.

Die derzeit letzte und entscheidende Entwicklung des Notarztwagensystems betraf die Einführung des sogenannten „Rendezvous-System", bei dem über eine zentrale Alarmierungsstelle zugleich Notarzt und Rettungswagen benachrichtigt werden und dann am Unglücksort zusammentreffen. Die Vorteile dieses Systems liegen in einer schnellen Abrufbarkeit des Notarztes, seiner raschen Wiederabrufbarkeit bei Feststellung einer Bagatellerkrankung sowie schnellerem Eintreffen. Einigkeit besteht darüber, dass bei hoher Krankenhausdichte und in dichtbesiedeltem Gebiet dieses die auch noch heute gültige Form eines schnellen und effektiven – wenn auch kostenintensiven – Rettungsmittels darstellt [31].

In den Entwicklungen präklinischer Reanimationssysteme gibt es nationale Unterschiede. So sind in Europa viele Notarztwagen-Systeme arztgestützt, d. h. mit einem Arzt ausgerüstet. Hingegen wird die Notfallversorgung in Großbritannien und den USA größtenteils durch sogenannte Paramedics, speziell hierfür ausgebildete Nichtärzte durchgeführt. Diese arbeiten mit Ärzten – zumeist über technische Kommunikationsmittel – zusammen und sind mit sogenannten „Notkompetenzen" ausgestattet. Hierauf wird in späteren Kapiteln eingegangen.

1.1.4 Reanimationsergebnisse

Weil nur relativ wenige Reanimationen erfolgreich verlaufen, rückte dieser Punkt schon recht frühzeitig in das Interesse der behandelnden Ärzte. Wurden zunächst ausschließlich Überlebensraten nach Reanimationen untersucht, so versuchten spätere Untersuchungen prognostische Faktoren für den primären Erfolg (= Überleben bis zum Ende der Reanimation) sowie für sekundären Erfolg (= Überleben bis zur Entlassung aus dem Krankenhaus) zu isolieren. Um dem Leser vor Augen zu führen, wie gering die Chancen einer erfolgreichen Lebensrettung durch eine Reanimation sind, soll zunächst auf Studien zu Reanimationsergebnissen eingegangen werden. Es ist zu bedenken, dass diese Aufzählung mit dem Abschluss der Studie 1996 endet.

1.1.4.1 Reanimationsergebnisse im klinischen Bereich

Berichten frühe Arbeiten aus dem klinischen Bereich noch von sekundären Überlebensraten von 23 % [32], so wird in späteren Übersichten der Schluss gezogen, dass nur 13 %–15 % aller im Krankenhaus wiederbelebter Patienten bis zur Entlassung überlebten [33–35]. Eine Erklärung der Widersprüchlichkeit der Ergebnisse mag darin liegen, dass in den ersten Jahren die Kriterien, nach denen Patienten in solche Auswertungen einbezogen wurden, sehr unterschiedlich gehandhabt worden waren [36, 37].

1.1.4.2 Reanimationsergebnisse im präklinischen Bereich

Im Gegensatz zu Reanimationserfolgsquoten im Krankenhaus nimmt sich die Quote der im präklinischen Bereich erfolgreich reanimierten Patienten mit 7 % [38] resp. 7.7 % [39] recht bescheiden aus.
Differenziert nach primären und sekundärem Überleben ergibt sich folgendes Bild: 28,3 % der Patienten überlebten primär, 9,6 % konnten später aus der Klinik entlassen werden, 81 % hiervon ohne neurologische Defizite [40]. Ein andere Studie spricht vom Überleben von 4 % der Patienten mit Herzstillstand bis zur Entlassung [41]. In der Metropole New York wurde nach Untersuchung von 3.243 Reanimierten das sekundäre Überleben nach Herzstillstand mit einer Rate von 1,4 % noch geringer eingestuft [42].

1.1.4.3 Prognostische Faktoren für eine Reanimation im klinischen Bereich

Prognostische Studien, in letzter Zeit auch prospektiver Natur, finden sich immer häufiger, da die Behandler sich schon bald dafür interessierten, Faktoren für den Erfolg einer Reanimation zu isolieren. Einzelfaktoren scheinen dabei als Patientenprädiktoren in bezug auf den Reanimationsausgang gegenüber Vielfachfaktoren unterlegen zu sein [43]. Allerdings weisen die verschiedenen prädiktiven Scores noch zu große Unterschiede in der Genauigkeit der Aussagen auf und können so im klinischen Bereich noch nicht empfohlen werden [44].
Die Anwendbarkeit in der Reanimationssituation ist ein entscheidendes Kriterium prognostischer Scores. So könnten zwar neuronale Netzwerke den Misserfolg einer Reanimation mit einer Sicher-

heit von bis zu 97 % voraussagen [45], ihr Einsatz ist jedoch allein aufgrund der damit verbundenen Rechenzeit derzeit noch kaum möglich.
So gibt es letztlich noch keine verbindlichen und anwendbaren prognostischen Faktoren, um zu einer Vorhersagbarkeit eines Reanimationserfolges oder zur Formulierung von Abbruchkriterien am Ende der Reanimation zu kommen.
Allerdings sind einige Faktoren in gewisser Weise in der Ärzteschaft anerkannt und werden bei Reanimationsaufnahme- oder Abbruchentscheidungen z. T. einbezogen.
1. die Ätiologie des Herz- und Kreislaufstillstandes. Patienten mit Kammerflimmern haben eine bedeutend bessere Prognose als solche mit Asystolie [46–50]. Ebenso wird die Prognose durch Risikofaktoren [51], zusätzlich vorhandene Grundkrankheiten wie Diabetes mellitus oder eine Herzinsuffizienzvorgeschichte [46, 52, 53] und den Reanimationsverlauf (Schock, Anwendung von Sympathomimetika) beeinflusst [34].
Was die Diagnosen betrifft, so ist das Vorliegen eines Polytraumas als prognostisch ausgesprochen schlecht zu werten: In einer Untersuchung von 40 Polytraumapatienten wurde z. B. aufgezeigt, dass nur ein Patient die Reanimation überlebte [54]. Gerade bei schweren Blutungen wird eine Reanimation allein, ohne chirurgische Blutstillung, kaum erfolgreich sein können [55, 56].
2. Ein Reanimationsbeginn möglichst innerhalb der ersten 4 Minuten nach Kreislaufstillstand ist mit einer besseren Prognose verbunden [47, 57–61].
Ein dritten Faktor, der häufig in der Ärzteschaft genannt wird, ist das Alter der Patienten. Die Ergebnisse der Untersuchungen hierzu widersprechesn sich allerdings: So konnten Constantinou et al. [62] zeigen, dass ein so weit gespanntes Lebensalter zwischen 40 und 70 Jahren eine günstige Voraussetzung für ein positives Reanimationsergebnis im klinischen Bereich ist. Zu ähnlichen Ergebnissen kommen Studien bei einem Vergleich der Reanimationserfolge von Patienten über und unter 60 [32] sowie über und unter 70 Jahren [63], die keinen Unterschied in den Überlebensraten aufwiesen. Allerdings mussten die älteren Patienten länger in der Klinik behandelt werden [63]. Auch einer prospektiven Studie zufolge war die Restitution nach Reanimation vom Lebensalter unabhängig [64]. Ebenso unterschieden sich mentale oder funktionelle Beeinträchtigungen nach Reanimationen in einer Untersuchungsstichprobe bei älteren und jüngeren Patienten nicht [65].

1.1.4.4 Prognostische Faktoren für ein Reanimation im präklinischen Bereich

Wie oben beschrieben, konnten auch für den präklinischen Bereich günstige Faktoren für ein Überleben isoliert werden: Die Zugehörigkeit zur Diagnosegruppe „Kammerflimmern", die Ätiologie und der Beginn des basic life support innerhalb von 4 Minuten [66], und der Reanimation mit advanced life support innerhalb von 8 [66] resp. 10 Minuten [40].
1. Zum Kammerflimmern: Eine Studie über Reanimationserfolge bei älteren Stadtbewohnern ergab eine primäre Überlebensrate von 22 %, eine sekundäre von 7 %. Bei denjenigen Patienten mit Kammerflimmern lagen die Raten bei 40 resp. 14 %. In dieser Diagnosegruppe unterschieden sich ältere und jüngere Patienten in den Überlebensraten nicht [67]. In einer anderen Untersuchung von über 100 präklinisch reanimierten Patienten ergab sich als Rhythmus bei 51.7 % ein Kammerflimmern, 85.7 % hatte dann bei Klinikeintreffen eine Asystolie oder elektromechanische Dissoziation. Alle Patienten der letzten Gruppe verstarben [68].
2. Zur Ätiologie: Nach einer Untersuchung von 636 Traumapatienten, die pulslos vorgefunden wurden – 412 wurden für tot erklärt – konnten von den restlichen 224 Patienten 68 (30,4 %) erfolgreich reanimiert werden. Allerdings starben hiervon 42 in den ersten 24 Stunden der Krankenhausbehandlung. 4 konnten entlassen werden, einer mit neurologischen Defiziten. Es konnten bei dieser Diagno-

segruppe keine prognostischen Faktoren gefunden werden. Die Autoren sprechen in diesem Zusammenhang vom Überleben als individuellem Schicksal. Ein in dieser Arbeit aufgestellter Literaturreview über 1.135 Trauma-Reanimationen mit nur 0,18 % Überlebenden zeigt vergleichbare Ergebnisse [69].
3. Zum Beginn der Reanimation: Es existieren keine empirischen Studien, die im präklinischen Bereich nachweisen, dass die sogenannte Eintreffzeit mit dem Reanimationserfolg korrelliert. Allerdings lässt sich dies indirekt aus einigen Untersuchungen über Laienreanimationen schließen [66]. Die Daten einer Studie über die Effektivität von präklinischen Reanimationen ergaben, dass eine vor dem Eintreffen der Ambulanz begonnene Laienreanimation neben dem Vorliegen von Kammerflimmern beim Eintreffen in der Klinik als statistisch signifikante Prädiktoren für ein Überleben nach einer Reanimation gelten können [66, 70]. Interessanterweise fand sich in einer prospektiven Cohortenstudie, dass die Laienreanimationspatienten jünger waren und initial mehr Kammerflimmern hatten. In dem multivariaten Modell war Laienreanimation ein signifkanter Prädiktor für das Vorliegen von Kammerflimmern und auch für das sekundäre Überleben. [71].
Dass nicht nur die Schnelligkeit, sondern auch die „Qualität der Reanimation" die Prognose verbessert, zeigen Analysen der Daten von 3.729 Patienten mit akutem Herzinfarkt. Bei 243 der reanimierten Patienten war ein Arzt während des Stillstandes anwesend; 13 von ihnen überlebten die folgenden 28 Tage, während alle 640 Patienten, bei denen nur Laienhelfer anwesend waren, im Laufe des ersten Tages starben [72]. Dies gilt auch für die Durchführung der Laienreanimation, die bei sachgerechter Durchführung die Entlassungrate der Patienten gegenüber ungenügender oder keiner Laienreanimation verbesserte [73].
4. Zum Alter: Unter dem Titel: „Old age does not negate good cerebral outcome after cardiopulmonary resuscitation" wurde in einer Multicenteranalyse in 9 Länder an 774 reanimierten Patienten (klinisch und präklinisch) festgestellt, dass ein zunehmendes Alter zwar mit einer höheren postreanimatorischen Mortalität einhergeht, jedoch nicht als unabhängiger Faktor hierfür ins Feld geführt werden kann. Vielmehr kamen Diabetes mellitus, längere Dauer des Kreislaufstillstandes, Herzinsuffizienzvorgeschichte, nicht-cardiale Stillstandsursache oder eine Reanimationsdauer von mehr als 20 Minuten hinzu [53].

1.1.4.5 Multivariate Verfahren zur Prädiktion der Prognose einer präklinischen Reanimation

In einem Versuch, Kriterien für die Entscheidung über Abbruch oder Fortführung einer Reanimation zu formulieren, untersuchte die Belgian Cerebral Resuscitation Study Group über einen Zeitraum von 7 Jahren 6.178 reanimierte Patienten, 70 % davon außerhalb des Krankenhauses, retrospektiv in bezug auf eine vierteilige Skala, die sich aus den Items Alter, EKG-Befund, Art des Atemstillstandes und Wiederbelebung durch anwesende Laien zusammensetzte. Der errechnete Score schien zwar mit der Wahrscheinlichkeit eines Erfolges zu korrelieren, die Autoren konnten seine Anwendung in der konkreten Situation der Entscheidung jedoch mangels Praktikabilität nicht empfehlen [74].
In einer speziell auf Patienten mit Kammerflimmern abgestimmten Studie über präklinische Reanimation ergaben sich folgende Faktoren in Verbindung mit einer vergrößerten Chance, aus der Klinik entlassen zu werden: 1. Kurzes Intervall zwischen Kollaps und erster Defibrillation, 2. Reanimation von Laien begonnen [75], 3. Alter des Patienten [76].
In einem ähnlichen Design konnte bei 35 % der präklinisch reanimierten Patienten eine Asystolie festgestellt werden. Diese Patientengruppe war jünger, schloss mehr Frauen ein und zeichnete sich durch ein längeres Intervall zwischen Kollaps und Beginn der Reanimation aus [77]. Die Prognose war mit einer Infarktanamnese, der Verschreibung von β-Blockern bei der Krankenhausentlassung, dem Alter und einer cerebralen Performance-Kategorisierung bei der Entlassung verbunden [78].

1.1.4.6 Multivariate Verfahren zur Prädiktion der Krankenhaus- und Spätmortalität sowie Lebensqualität präklinisch Reanimierter

Über die Krankenhausmortalität (54 %) von präklinisch nach Kammerflimmern reanimierten Patienten ergaben sich folgende Prädiktoren: 1. Intervall zwischen Kollaps und erster Defibrillation, 2. langfristige Diuretikamedikation, 3. Alter, 4. Laienreanimation, 5. Diabetesanamnese. Zusätzlich hatten der Bewusstseinsstatus und der Blutdruck bei der Aufnahme im Krankenhaus einen Einfluss [79].
In einer Follow-Up Studie von 962 präklinisch in Rotterdam reanimierten Patienten, von denen 240 (25 %) lebend aus der Klinik entlassen werden konnten, zeigte sich, dass 80 % hiervon nach einem Jahr und 61 % nach 5 Jahren noch am Leben waren. 9 % hatten im ersten Jahr einen Reinfarkt, 13 % erhielten einen Bypass. Innerhalb der ersten drei Jahre mussten 60 % wieder stationär behandelt werden. Das Langzeitüberleben war in der Gruppe der Patienten mit primären Arrhythmien ohne Infarkt schlechter als bei Herzstillstand im Zusammenhang mit einem Infarkt [80].

1.1.4.7 Kostenmodelle

Über prognostische Studien besonderer Art soll auch in diesem Rahmen berichtet werden. Diese fallen dadurch ins Auge, dass sie – ohne Berücksichtigung ethischer Aspekte – in ihre Erwägungen auf die finanzielle Seite einer Reanimation focussieren.
So wurde z. B. über die Kosten nicht erfolgreicher präklinischer Reanimationen, die in der Klinik fortgeführt werden mussten, in einer Studie 185 Patienten betreffend berichtet, dass nur 16 von diesen, also 9 % zunächst „wiederbelebt" wurden, aber keiner bis zu einer Krankenhausentlassung überlebte. Alle bis auf einen Patienten waren während der mittleren Krankenhausaufenthaltsdauer von 12,6 Tagen bewusstlos. Die Kosten für die Behandlung aller untersuchten 16 Patienten betrugen 180.908 US-Dollar [81]. Auf der Seite der Nachbetreuung fanden sich in einem über zwei Jahre laufenden klinischen Unterstützungsmodell für die sozial und medizinisch benachteiligte Stadtbevölkerung in den USA als häufigste Ursachengruppe (mit 29 %) Personen mit hypoxischen Schäden nach Reanimation [82].
Die Fürsprecher einer Gesundheitsreform in den USA wenden dazu ein, dass signifikante Ersparnisse im Gesundheitswesen erreicht werden könnten, wenn die Versorgung von sogenannten „aussichtlosen Fällen" eingeschränkt würde. In einer Untersuchung der Gruppe „Study to Understand Prognoses and Preferences for Outcomes and Risks of Treatment" (SUPPORT) wurde von Teno et al. versucht, diesen Einspareffekt auf der Basis von Patienten, die eine Überlebenschance von kleiner oder gleich 1 % über 2 Monate hätten, zu untersuchen. Bei Anwendung dieser „1 % Aussichtlosigkeit Regel" hätten 10.8 % der 1.688 Pflegetage der untersuchten Patienten eingespart werden können. Dies entspräche einer Einsparung von 1.2 Millionen Dollar [83].

1.1.5 Kriterien für den Beginn oder Abbruch einer Reanimation

Studienergebnisse zum Einleiten oder Beenden von Reanimationsmaßnahmen sind extrem rar, es kann deshalb kaum auf solche Ergebnisse zurückgegriffen werden.
Die Gesetzsprechung in den USA verlangt, dass ein entsprechendes Ausmaß an Notfallversorgung allen Bürgern zur Verfügung steht. Es sei Aufgabe der Ärzte, zu entscheiden, wie die verfügbaren Ressourcen sinnvoll verteilt werden. Nach einem policy statment on ethics des American

College of Emergency Physicians von 1991 müssen alle Patienten „gleichermaßen Zugang zu Wiederbelebungsmaßnahmen haben". Dabei muss ein mutmaßlicher Patientenwille berücksichtigt werden [84].
Nach Kellermann existieren in den USA keine Leitlinien darüber, unter welchen Bedingungen die CPR begonnen, vorenthalten oder beendet werden kann. Einig ist man sich lediglich darüber, nicht Patienten mit terminalen Erkrankungen und unheilbaren anderweitigen Leiden diesen Behandlungsmethoden zu unterziehen. In den USA wird so z. B. Rettungsassistenten (Paramedics) erlaubt, eine Reanimation abzubrechen, „wenn der Patient offensichtlich tot ist"; aber „Genauigkeit und Angemessenheit der Einschätzung" sind bislang nicht empirisch erforscht [85].
Es wird deshalb mehr oder weniger einheitlich die Entscheidung zum Beginn von lebensverlängernden Maßnahmen nach der Prämisse getroffen, „im Zweifelsfall zum Wohl des Patienten". Dieses bedeutet, mit wenigen offensichtlichen Ausnahmen wird bei Herz-Kreislaufstillstand mit der Reanimation unverzüglich zu beginnen sein. In der Entscheidung sind der Gesamtstatus der Patienten, seine Überlebenschance sowie Informationen seitens der Familie oder des Hausarztes einzubeziehen. In den USA wird die CPR im Gegensatz zu fast allen anderen medizinischen Maßnahmen aber gewöhnlich ohne primäre ärztliche Anordnung eingeleitet.
In nicht wenigen europäischen oder außereuropäischen Ländern gelten sogenannte „Living wills", in denen der Patient dokumentiert hat, welche Entscheidung er für den Fall eines Herz-Kreislaufstillstandes oder einer notwendigen Reanimation treffen würde. Diese Living wills müssen in allen Ländern, wenngleich nicht generell, beachtet werden. Unterschrift, zusätzliche Unterschrift des Hausarztes sowie eine bestimmte Gültigkeitsdauer und Erneuerung nach Ablauf der Gültigkeitsdauer sind erforderlich.

1.1.5.1 Verpflichtung des Arztes zur Einleitung einer Reanimation

Für Ärzte gelten die Guidelines der AHA [84, 86–96]. Danach muss jede Entscheidung schließlich individuell getroffen werden, wobei Indikation und Kontraindikation einander gegenübergestellt werden müssen.
Nach diesen Richtlinien ist der Arzt dabei jedoch nicht verpflichtet, offensichtlich sinnlose therapeutische Maßnahmen durchzuführen, auch wenn dies vom Patienten oder seinen Angehörigen verlangt wird. So werden z. B. als sinnlose Maßnahmen angesehen:

1. einfache und erweiterte lebensrettende Maßnahmen, die nicht innerhalb eines definierten Zeitraums zu einem spontanen Kreislauf führen.
2. Reanimationen bei progressivem Schock, bei metastatischen Tumorerkrankungen, persistierendem vegetativen Status, im terminalen Stadium einer Erkrankung (in Großbritanien und manchen anderen Ländern), sowie bei Gefährdung des Personals.

1.1.5.2 Entscheidungshilfen für den Nichtbeginn einer Reanimation

Zusätzlich existieren andere Kriterien, die als Entscheidungshilfen herangezogen werden können.
1. Die Umgebung, in der der Patient aufgefunden wird, die Möglichkeit des Zugangs. So kann im konkreten Fall durchaus die Indikation zurückgestellt werden, wenn nachweislich die einfachen lebensrettenden Sofortmaßnahmen jenseits der 8 Minutengrenze begonnen werden müssten oder wenn zwischen einfachen und erweiterten lebensrettenden Sofortmaßnahmen mehr als 12 bis 14 Minuten vergingen. In diesen Fällen sinken nachweislich die Überlebenschancen drastisch ab [66].

In Chicago z. B. können Paramedics den Beginn der weiterbelebenden Sofortmaßnahmen verweigern, wenn „der Patient offensichtlich enthauptet ist, die Totenstarre eingetreten ist oder Zeichen der Autolyse bestehen“ [85].

Dabei ist zu bedenken, dass diese Entscheidung, eine CPR zu beginnen, in den USA oft auf einer rein klinischen Beurteilung durch die Paramedics beruht. Diese wird nicht durch Protokolle unterstützt, das führt z. B. dazu, dass in 28 % der Fälle erweiterte lebensrettende Sofortmaßnahmen überhaupt nicht mehr eingeleitet werden. In Pitsbourg wurde in mehr als der Hälfte der Herz-Kreislaufstillstände präklinisch der Tod von den Paramedics festgestellt.

Im ärztlichen Bereich fassen andere Autoren zwei Situationen als Entscheidungshilfe ins Auge: Der unerwartete Herzstillstand ohne offensichtlich zugrundeliegende Erkrankungen. Hier sollte ein Reanimationsversuch ohne Frage und ohne Verzug begonnen werden. Der unvorhergesehene Herz-Atemstillstand bei Patienten mit schwerwiegenden Grund-erkrankungen. Hier könnten zuvor Entscheidungsprozesse, ob ein Reanimationsversuch ins Auge gefasst wird oder nicht, ablaufen. Darüber hinaus können andere Faktoren einfließen, wie der Patientenwille, die Prognose betreffend die Lebenserwartung des Patienten, die Willenserklärungen der Angehörigen oder Freunde, falls der Patient nicht kommunizieren kann [97].

1.1.5.3 Kriterien für den Abbruch Reanimation

In bezug auf die Abbruchkriterien liegen fast noch schwierigere Verhältnisse vor, da auf diesem Gebiet keine empirischen Untersuchungen vorliegen.

Nach Baskett hängt die Entscheidung über die Beendigung eines Wiederbelebungsversuches von einer Anzahl von Faktoren ab [97]:

1. der Umgebung und dem Zugang zu notfallmedizinischen Systemen (Ein Herzstillstand weit ab von notfallmedizinischen Systemen oder bei verspäter Hilfe durch diese ist mit schlechtem Ausgang verbunden).
2. dem Intervall zwischen Stillstand und dem Beginn von BLS (Wenn dieses Intervall 5 Minuten überschreitet wird die Prognose schlecht, wenn nicht andere Faktoren wie Hypothermie oder eine vorherige Einnahme von Medikamenten vorliegen).
3. dem Intervall zwischen BLS und dem Beginn von Maßnahmen des Advanced Life Support (ALCS) (Das Überleben ist selten wenn Defibrillation und/oder Medikamententherapie nicht innerhalb von 30 Minuten nach dem Stillstand unter BLS appliziert werden können).
4. dem Vorliegen von Herztod (Persistierende Kammertachykardie soll aktiv behandelt werden, bis Asystolie oder elektromechanische Dissoziation eintritt. Patienten mit Asystolie, die nicht auf Adrenalin oder Flüssigkeitsgabe ansprechen, haben eine geringe Chance zu überleben, wenn nicht besondere Umstände vorliegen).
5. dem Vorliegen von Hirnschaden (Persistierend dilatierte Pupillen ohne Einfluss durch vorhergehende Medikamententherapie sind üblicherweise aber nicht notwendigerweise ein Indikator für einen schwerwiegenden Hirnschaden. In diesen Fällen kann eine Beendigung der Reanimation in Abwesenheit begünstigender Faktoren erwogen werden).
6. der potenziellen Prognose und vorliegender Grunderkrankungen (Die Reanimation kann bei Patienten mit schlechter Prognose und im Endstadium schwerwiegender Erkrankungen abgebrochen werden. Verlängerte Reanimationsversuche sind bei diesen Patienten selten erfolgreich und sie sind häufig mit einem hohen Index bezüglich Hirnschäden verbunden).
7. dem Alter (das Alter selbst hat einen geringeren Einfluss auf den Ausgang als eine zugrundeliegende Erkrankung oder das Vorliegen eines bestimmten Herzrhythmus. Trotzdem haben Pa-

tienten zwischen dem 70. und 80. Lebensjahr eine schlechtere Überlebenschancen als jüngere Patienten, weil Grundkrankheiten hier einen Einfluss haben).

8. der Körpertemperatur (Hypothermie sichert eine Protektion gegen den Effekt einer Hypoxie und deshalb sollten Reanimationsversuche bei hypothermen Patienten viel länger fortgesetzt werden als bei normothermen Patienten).
9. der Medikamenteneinnahme vor dem Herz-Atemstillstand (Sedativa, Hypnotika und Narkotika, die vor dem Herz-Atemstillstand eingenommen werden, gewährleisten ebenso ein gewisses Ausmaß an Protektion gegen den Effekt der Hypoxie. Deshalb können Wiederbelebungsversuche bei diesen Patienten entsprechend länger aufrechterhalten werden).
10. den behebbaren Begleiterkrankungen (Zu diesen gehören ein Spannungspneumo-Thorax oder eine Herztamponade. Hingegen ist der Erfolg nach Herstillstand infolge einer Blutungshypovolämie sehr schlecht).

Andere Autoren fassen eine geringere Anzahl von Kriterien zusammen: 1. sichere Kriterien des Todes, 2. maligne Grunderkrankung, 3. langes Intervall zwischen Herz-Kreislaufstillstand und Einleitung der Reanimationsmaßnahmen, 4. lange Dauer der CPR, 5. ungünstiger Herzrhythmus [98].

Jedoch fehlen für die Einstellung der CPR vor Ort verläßliche Kriterien. Die American Heart Association gibt in ihren Standards und Guidelines keine Handlungsnormen für den Abbruch an [86–96]. Allerdings erlaubt das „policies statement on ethics 1992“ der American Heart Association die Einstellung einer Wiederbelebungsmaßnahme, wenn der Patient nicht ansprechbar bleibt und wenn zusätzliche Informationen verfügbar werden, aus denen hervorgeht, dass er einen anderslautenden letzten Willen hatte oder dass er an einem inkurablen Leiden gelitten hat [84].

Ähnliches gilt für europäische Normen [20–23, 99–103], auch in einer staatenübergreifend harmonisierten Form [104], die 1997 aktualisiert und vereinfacht werden soll [105].

Zur Dauer einer Reanimation wird bemerkt, dass sie abgebrochen werden solle, wenn der Patient nach 30 Minuten mit keiner messbaren Hämodynamik reagiert. So werden auch heute in der Praxis die schon lange bekannten Kriterien zur Beendigung herangezogen: Ein 0-Linien-Ekg über 30 Minuten [106] oder die Erfolglosigkeit einer Reanimation nach 30 Minuten Dauer [107].

Zur Reanimationsdauer ergeben sich interessante Details aus einer Studie von Pepe et al. Sie beschrieben, dass in allen Fällen, in denen eine präklinische Reanimation über einen Zeitraum von 30 Minuten fortgeführt wurde, keiner der untersuchten Patienten überlebte: „Keinem Patienten wird dadurch eine Chance vorenthalten, dass die Reanimation nach 30 Minuten ohne spontanen Kreislauf eingestellt wird“ [108].

1.2 Entscheidungsfaktoren bei der Reanimation

Studien über die mit diesen Entscheidungen in Zusammenhang stehenden Faktoren sollen im folgenden – unterteilt in solche, die die Entscheidung mit Patienten-, mit Arzt- oder mit Situationsfaktoren in Verbindung bringen – referiert werden. Formal wurden in diesen Untersuchungen die Ärzte entweder mit fiktiven Reanimationssituationen konfrontiert und dann per Fragebogen zu ihren (ebenfalls fiktiven) Entscheidungspräferenzen befragt oder direkt nach dem Erleben einer Reanimation zu ihren (realen) Entscheidungen interviewt.

Zusätzlich sollen Studien über Arzt- und Patientenpräferenzen für eine eigene Reanimation zitiert werden, da auch hier Aufschluss über Entscheidungen gewonnen werden kann.

1.2.1 Patientenfaktoren und ärztliche Entscheidungen

1.2.1.1 Studien unter Nutzung fiktiver Fallbeispiele

Ärzte scheinen bei der Entscheidung für den Reanimationsabbruch Unterschiede in bezug auf das Alter der Patienten zu machen. [109]. Dies konnte mittels einer 7-Punkt Skala auch für den Beginn der Reanimationsbemühungen nachgewiesen werden. Sie war bei den Patientenvignetten mit dem höchsten Alter (98 Jahre alt) am evidentesten, kam jedoch auch bei relativ jungen Altersgruppen vor (64 Jahre alt). Darüber hinaus hatten in dieser Studie zehn von dreizehn untersuchten patientenorientierten Faktoren einen signifikanten Einfluss auf die Entscheidung zum Reanimationsbeginn: Diese schließen die Diagnose eines Karzinoms, mentale Retardierung, Demenz, Paraplegie, mehrfache Suizidversuche, Alter, Institutionalisierung und Wohnsitzlosigkeit ein [110].
Zu ähnlichen Ergebnisse in bezug auf diese prognostischen Faktoren kommt eine Untersuchung über die Einstellungen von Geriatern, Ärzten und Schwestern: Sie ergab zwar, dass alle drei Berufsgruppen das Alter der Patienten als nicht wichtig für die Entscheidung zum Reanimationsbeginn ansahen, jedoch der Prognose der Erkrankung und den Wünschen der Patienten einen wichtigen Stellenwert beimaßen [111].
Um die Frage zu beantworten, ob Ärzte allein aufgrund einer diagnostischen Zuordnung weniger häufig Patienten mit Krebs reanimieren, wurde ein Fragebogen mit ähnlichen Mortalitäts- und Lebensqualitätsraten entwickelt und angewandt. Dabei zeigte sich, dass bei Vorliegen einer Krebsfallvignette im Vergleich zu Vignetten anderer chronischer Erkrankungen der Beginn einer Wiederbelebung weniger häufig von den Ärzten angekreuzt wurde. Die Autoren schließen daraus, dass die Diagnose Krebs aller Wahrscheinlichkeit einen negativen Einfluss auf die Entscheidung der Ärzte hat, eine Reanimation zu beginnen [112].
Die Effekte unterschiedlicher Patientenfaktoren auf die Entscheidung, eine Reanimation zu beginnen, wurde darüber hinaus auch in Vergleichen zwischen Ärzten und Schwestern untersucht [113].
In den meisten untersuchten Fallvignetten zeigten sich in bezug auf diese Patientenfaktoren keine Unterschiede zwischen den Berufsgruppen. Demenz, mentale Retardierung und Pflegeheimaufenthalt jedoch bewirkten bei den Ärzten ein geringere Bereitschaft, eine Reanimation zu beginnen als bei den Krankenschwestern.

1.2.1.2 Studien über Patientenpräferenzen bezüglich einer der eigenen Person geltenden Reanimation

Fast die Hälfte der untersuchten älteren Patienten gaben – zumindest 1986 – an, das Verfahren der Reanimation nicht zu kennen [114]. Auch schienen ältere Menschen die Erfolgsaussichten einer Reanimation im Krankenhaus um bis zu 300 % zu überschätzen [115]. 41 % von ihnen befürworteten eine Reanimation für sich selbst. Nach Aufklärung über die Überlebenschancen (10 bis 17 % werden erwähnt) sprachen sich nur noch 22 % dafür aus [116]. Auch fiel auf, dass signifikant mehr Männer als Frauen bejahten, reanimiert zu werden [114].
Eine Studie der Gruppe „Study to Understand Prognoses and Preferences for Outcomes and Risks of Treatments" (SUPPORT) zeigt an Zahlen von 2.636 Patienten, dass fast ein Drittel eine Reanimation bei sich selbst befürworteten. Diese Antworten stimmten aber nur in einem Drittel mit denen der parallel befragten Ärzte überein. Interessanterweise war dieses Missverständnis mit einer zunehmenden Nutzung von Klinikbehandlungsmöglichkeiten – und Kosten – verbunden. Die Autoren empfehlen den Ärzten deshalb, besseres Wissen über die Präferenzen der Patienten auf der Basis einer besseren Kommunikation zu erlangen [117].

Untersuchungsergebnisse über Patientenpräferenzen nach „Nicht-Reanimation" ergaben stets andere Ergebnisse als solche nach „Reanimation". So sprachen sich in verschiedenen Stichproben 17% [118], resp. 29% [119] der Patienten gegen eine Reanimation aus. Die Studiengruppe SUPPORT untersuchte zudem Reanimationspräferenzen von Angehörigen für die Patienten und fand, dass diese zu 74% übereinstimmten; bei Zustimmung zur Reanimation in 84%, bei Nichtzustimmung der Patienten allerdings nur in 50%. Es scheint so zu sein, als wäre die Übereinstimmung im Falle der „sicheren Akzeptanz des Todes" schwieriger zu erreichen als bei – wenn auch geringer – Aussicht auf ein Überleben [119].
Unter Einbeziehung von prognostischen Kriterien zeigte sich in einer Europäischen Studie über die Reanimationspräferenzen älterer Patienten, dass fast alle der 100 Befragten eine Reanimation bei schwerer funktioneller oder mentaler Beeinträchtigung verweigern würden. In bezug auf ihren jetzigen Gesundheitszustand votierten dabei nur drei von ihnen uneingeschränkt für eine Reanimation, 74 hingegen dagegen, der Rest überließ die Entscheidung der Familie oder dem Arzt [120].
Allerdings versagten soziodemographische oder funktionsorientierte Faktoren bislang weitgehend, wollte man sie als Prädiktoren für ihre Entscheidung bezüglich Reanimationen nutzen [121].

1.2.1.3 Studien unter Nutzung realer Reanimationssituationen

Erstmals 1991 wurden ärztliche Entscheidungen in aktuellen präklinischen Reanimationssituationen und unter Einbeziehung von Arztfaktoren untersucht. Dabei zeigte sich, dass hier das Patientenalter eine Rolle spielt. Zusätzlich zur feststellbaren ärztlichen Zurückhaltung bei älteren Patienten in bezug auf die Reanimationsentscheidung und -dauer fand sich eine zweite Differenzierung durch die Ärzte: Männliche Patienten wurden häufiger reanimiert, als es ihrem Prozentsatz am Gesamtkollektiv entsprach. Zugleich wurden sie länger als Frauen reanimiert, dies allerdings nur durch männliche Notärzte [122].
Im klinischen Bereich ergab sich in einer Untersuchung, die alle Reanimationspatienten eines Lehrkrankenhauses retrospektiv identifizierte, folgendes Bild: Reanimationspatienten hatten gegenüber „Nicht Reanimationspatienten" häufiger eine „herzbezogene" Diagnose, „Nicht Reanimationspatienten" hatten häufiger Neoplasien, Hirninfarkte oder -blutungen oder waren dement. Alter, Rasse und Geschlecht hingegen hatten bei dieser Studie aus dem klinischen Bereich keinen signifikanten Einfluss [123].

1.2.2 Arztfaktoren und ärztliche Entscheidungen

In den Jahren bis 1985 finden sich ausschließlich auf ärztlichen Erfahrungen beruhende Aussagen folgender Art: „Entscheidungsprobleme in der Wiederbelebungssituation sind schwer zu lösen. Es gibt keine Möglichkeit, anhand anamnestischer Kriterien eine Entscheidung zu treffen" [124], „wenn nicht kostbare Zeit verloren gehen soll, bleibt bei einer notwendigen Reanimation kaum Zeit, sich über Ursachen des schwerwiegenden Ausfalls der Vitalfunktionen Klarheit zu verschaffen. Die Frage der Prognose lässt sich in sehr vielen Fällen erst nach erfolgter Reanimation klären" [125].
Die Motive der Ärzte, sich zu entscheiden, wurden dabei in diesen Jahren recht unterschiedlich beschrieben: Das Gewissen des Arztes sei entscheidende Instanz [126], persönliche Erfahrungen, Ausbildungsstand und Ermessen des Arztes flössen ein [127], emotional gefärbte Reaktionen spielten eine Rolle [128] oder Gefühle und Vorurteile beeinflussten den Arzt [110], da es z. B. zu schmerzhaft für einige sei, eine Entscheidung in ihrer ganzen Bedeutung bewusst zu treffen [129]. Auch könne es für die Behandler relevant sein, inwieweit „ihre eigenen ungelösten Gefühle über den Tod ihren Zugang zu diesem Thema formten" [130].

1.2.2.1 Studien unter Nutzung fiktiver Fallbeispiele

Erste empirische Untersuchungen der Motive von Ärzten, sich für eine Reanimation zu entscheiden oder diesselbe abzubrechen, tauchten erst zu Beginn der 80er Jahre auf. Wiederum wurden Ärzte mit fiktiven Reanimationssituationen konfrontiert und mit Fragebögen zu ihren Entscheidungspräferenzen befragt.
Die Anzahl der Jahre ärztlicher Tätigkeit nach dem Examen scheint einen wesentlichen Einflussfaktor bei der Reanimationsentscheidung darzustellen: In bezug auf zwei der Patientenfaktoren (Diagnose eines Karzinoms und Medikamentenabusus) und zwei der untersuchten psychosozialen Faktoren fand sich hier Zurückhaltung nur bei Ärzten im ersten klinischen Jahr ihrer Tätigkeit. Obwohl extreme Variationen des Patientenalters (98 versus 32 Jahre) alle Ärzte beeinflussten, reduzierte ein deutlich weniger ausgeprägter Patientenaltersunterschied (64 versus 32 Jahre) die Wahrscheinlichkeit des Reanimationsbeginns nur bei Ärzten im ersten klinischen Ausbildungsjahr [110]. Es scheint also so, als reagierten jüngere Ärzte in ihren Reanimationsentscheidungen eher auf Patientenfaktoren wie Diagnose, psychosoziale Situation und Alter.
Berufsgruppenunterschiede finden sich in einem Vergleich von Allgemeininternisten und Nephrologen insofern, als 28 % der Nephrologen, hingegen 19 % der Internisten angeben, dass eine Reanimation allen Patienten angeboten werden sollte. Interessanterweise hat Nephrologen fühlen sich weniger gut in Diskussionen mit gesunden Dialysepatienten, die keine Reanimation wünschen. Training in medizinischer Ethik dabei keinen Einfluss auf die Unterschiede zwischen Berufsgruppen [131]. Auch scheinen Geriater nach einer vergleichenden Befragung von 300 Geriatern und 300 Internisten häufiger eine Reanimationsentscheidung als ihre internistischen Kollegen zu fällen [111].
In einer weiteren Studie variierte die Häufigkeit der Entscheidungen zwischen den Arztfachgruppen ebenfalls. Darüberhinaus sprachen sich in derselben Stichprobe Ärztinnen seltener für eine Reanimation aus als ihre männlichen Kollegen [112].
Die Anzahl der Berufsjahre in der medizinischen Praxis scheint ebenfalls einen Einfluss auf die Abbruchentscheidung zu haben: Ärzte mit 5 und mehr Jahren Berufserfahrung brachen einen Reanimationsversuch eher ab. Auch scheint der Typ der Facharztausbildung für eine Abbruchentscheidung von Relevanz: Chirurgen entschieden sich signifikant häufiger die Reanimation bei über 75-jähriger Patienten abzubrechen als Vertreter anderer Fachrichtungen [109].
Von der Norddeutschen Arbeitsgemeinschaft wurden erfahrene Notärzte befragt, nach welcher Zeit sie eine bis dahin erfolglose Reanimation abbrechen würden. Es ergab sich, dass 65 % der befragten Kollegen innerhalb der ersten 30 bis 45 Minuten abbrechen würden. 89 % würden das Alter der Patienten, 92 % die Vorerkrankungen bei ihrer Abbruchentscheidung berücksichtigen [132].

1.2.2.2 Studien unter Nutzung von ärztlichen Einstellungen als Gruppierungsvariablen

In Erweiterung obiger Studien finden sich einige Arbeiten, die ärztliche Einstellungen zu fiktiven oder realen Patienten als mögliche Faktoren berücksichtigen.
Um die Hypothese zu testen, dass eine „sympathische“ Einstellung der Ärzte im Gegensatz zu einer „empathischen“ in bezug auf einen hypothetischen Herzstillstand mehr Impulse zur Behandlung mobilisiert, wurden Ärzte zunächst gebeten, sich entweder der sympathischen Präferenz (definiert als emotional dominierte Einstellung) oder der empathischen (definiert als gedanklich dominierte Einstellung) zuzuordnen. Ärzte mit „Sympathie“ zeigten dabei eine signifikant höhere Tendenz zur Intubation und hätten auch länger reanimiert als Ärzte, die sich vorher der Gruppe „Empathie für den Patienten“ zugeordnet hatten [133].

In einem ähnlichen Setting zeigte die gleiche Autorin, dass auch andere persönlich-ärztliche Motive eine Rolle zu spielen scheinen. Eingeschätzt mittels eines Fragebogens, korrelierte eine höhere ärztliche Risikobereitschaft hochsignifikant mit größerer Neigung, zu intubieren und länger zu reanimieren [134].
Um die Kriterien für die ärztlichen Interventionspräferenzen im klinischen Bereich zu finden, wurde der Verlauf der Behandlung von 604 Patienten in einem prospektiven Setting aufgezeichnet. Als die entscheidenden drei Faktoren für die Interventionspräfenzen isolierten sich die ärztliche Einschätzung der langfristigen Prognose für den Patienten, seine Fähigkeit zu einem funktionalen Überleben zu kommen sowie das Alter des Patienten. Schwere der Krankheit, Aufnahmegrund, Komorbidität und schlechter Zustand hingegen hatten keinen Einfluss [135].

1.2.2.3 Studien über ärztliche Präferenzen bezüglich einer der eigenen Person geltenden Reanimation

Parallel zu den Patientenpräferenzen für ein Reanimation werden Behandlerpräferenzen zitiert, um Übereinstimmungen oder Differenzen zu erfassen.
86 % der Ärzte einer Untersuchungsstichprobe (in bezug auf terminale Krankheit) resp. 93 % von ihnen (in bezug auf permanente Verwirrtheit) gaben an, dass sie selbst niemals reanimiert werden wollten [136]. Es scheint dabei jedoch Erfahrungsunterschiede zu geben: Medizinstudenten sprechen sich hochsignifikant häufiger als die anderen untersuchten Gruppen (Assistenzärzte, Oberärzte, Krankenschwestern) für eine Reanimation an der eigenen Person bei terminaler Erkrankung aus [137]. Dieselben Autoren beschrieben, dass ärztliche Erfahrungen mit bestimmten Patienten und Vorfällen deren Einstellung zur Reanimation an der eignenen Person beeinflussen können [138].
Zwischen drei untersuchten Berufsgruppen (Notärzte, Krankenschwestern und Medizintechniker) fanden sich nur geringe Unterschiede in bezug auf deren Reanimationspräferenzen. Allerdings schien das Alter insofern einen Einfluss zu haben, als ältere Befragte sich signifikant kürze Reanimationszeiten für sich selbst wünschten. Während 10 Befragte eine Reanimation bei sich selbst gar nicht begonnen haben wollten, gaben 68 an, dass „ihre" Wiederbelebung vor der zweiten Adrenalingabe beendet werden sollte. Den gesamten Circulus des „advanced cardiac life support" befürworteten dabei nur drei der Untersuchten. 82 % aller Teilnehmer bevorzugten den Tod gegenüber schweren neurologischen Defiziten [139].
Eine ähnlich angelegte Studie bezog 922 Oberärzte, Stationsärzte und Krankenschwestern ein. Die „Wahl" der Ärzte und Schwestern variierte dabei mit dem Alter der Befragten, ihrer Ausbildung sowie dem voraussichtlichen Ausgang der Reanimation und der vorgegebenen Art des Krankenhauses, in dem die Behandlung stattfinden sollte. Darüber hinaus fiel auf, dass Männer und Frauen sich in bezug auf den möglichen Ausgang einer Reanimation und die damit verbundene Akzeptanz des Verfahrens unterschieden. Mehr Frauen als Männer würden keine Reanimation, Intubation oder Beatmung unter allen Umständen (in bezug auf den Ausgang) akzeptieren. Auch würden nur halb so viele Frauen wie Männer eine Beatmung akzeptieren, wenn sie bewusstlos blieben [140].
Eine diagnose- und altersstufenbezogenen Fragebogenuntersuchung (mit den Vorgaben Herzinfarkt, Morbus Alzheimer sowie weiteren neun chronischen Leiden für die Alterstufen 40, 60 und 80 Jahre) von 111 Ärzten ergab ein noch weiter differenziertes Bild bezüglich ihrer Reanimationswünsche. Bei allen fiktiven Alterstufen sprachen sich die Ärzte hochsignifikant seltener für eine Reanimationen bei allen chronischen Erkrankungen als bei akutem Herzinfarkt aus. Differenziert nach Alterstufen fand sich eine Abnahme der Reanimationswünsche im fiktiven Alter von 80 gegenüber von 40 Jahren. Die Ergebnisse unterschieden sich nicht in bezug auf das Alter der untersuchten Ärzte, ihr Geschlecht, die Spezialisierung und die Größe der Stadt, in der sie lebten. Die

Autoren schließen, dass für den Arztwunsch nach Reanimation das Alter beim Eintritt der Reanimationsbedürftigkeit und die vermeintliche Prognose (als Resultat aus der Diagnose) entscheidend ist. Ärzte schließen danach für sich eine Reanimation bei chronischen Erkrankungen mit korrespondierenden funktionellen Beeinträchtigungen weitgehend aus [141].
Auch im präklinischen Bereich wurde die Einstellung von Ärzten gegenüber verlängerten Wiederbelebungsbemühungen erhoben. Die meisten Ärzte erkannten dabei die Sinnlosigkeit einer verlängerten Reanimation für sich selbst, ihre Angehörigen oder Eltern. Allerdings würde die Hälfte der Befragten unter diesen Umständen ihr eigenes Kind weiter behandelt wissen wollen [142].
Ärztliche Einschätzung der Wünsche hinsichtlich einer Reanimation an der eigenen Person deckt sich also mit denjenigen der Patienten [118–120], unterscheidet sich jedoch von dem täglich praktizierten Vorgehen [122].

1.2.2.4 Studien unter Nutzung realer Reanimationssituationen

In einer Studie aktueller präklinischen Reanimationssituationen konnte gezeigt werden, dass das Geschlecht der Ärzte, ihr Alter und ihre Berufserfahrung eine Rolle spielen. Männliche Ärzte entschieden sich häufiger für eine Reanimation als ihre weiblichen Kolleginnen. Ältere, erfahrenere Ärzte waren früher bereit, die Reanimationsbemühungen aufzugeben als ihre jüngeren Kollegen [122].
Aus dem klinischen Bereich ergab sich in einer retrospektiven Untersuchung, dass Reanimationspatienten gegenüber „Nicht Reanimationspatienten" vor der Reanimation mehr Tage auf der Intensivstation verbracht und von mehr Spezialisten untersucht worden waren [123]. Beide Items lassen die Reanimationsentscheidung als mit der Intensität des Kontaktes zwischen Patient und Arzt verbunden erscheinen.
Es sollen in diesem Zusammehang auch ärztliche Entscheidungen beim Umgang mit den Angehörigen betrachtet werden. So zeigten sich auch in bezug auf den ärztlichen Umgang mit den hinterbliebenen Angehörigen im Fall des Todes nach einer präklinischen Reanimation wichtige ärztliche Gruppenunterschiede: Jüngere, unerfahrene Notärzte mieden den Umgang mit den Angehörigen eher, während die älteren, erfahreneren sich hier offener verhielten. Auch fanden sich hier Geschlechtsunterschiede: Notärztinnen waren für die Angehörigen in der Abschiedsphase hilfreicher als ihre männlichen Kollegen [143].

1.2.3 Situationsfaktoren und ärztliche Entscheidungen

Es existieren fast keine Studien über den Einfluss von Situationsfaktoren auf die ärztliche Entscheidungen bei der Reanimation. In den bislang wenigen Studien auf diesem Gebiet wurden als mögliche situative Einflüsse Tag/Nachtschicht, Ort des Notfalls, Anwesenheit von Angehörigen oder Zeugen, Anzahl von Reanimationen oder Todesfälle in der Schicht zuvor einbezogen. Dabei ergaben sich einige Zusammenhänge: In der Öffentlichkeit scheint eine Reanimation von Ärzten [122] und Laien [73] häufiger begonnen zu werden als im Haus des Patienten.
In einer Studie von Protokollen aus den USA, die sich mit der Frage beschäftigt, ob schwarze reanimationsbedürftige Patienten genauso oft eine Laienreanimation wie weiße erhalten, ergab sich, dass nur 9,8 % der schwarzen, aber 21.4 % der weißen Patienten diese erhielten. Dieser Unterschied war noch größer, wenn sich der Kreislaufstillstand der Patienten an öffentlichen Plätzen ereignet hatte. Insgesamt fanden sich in dieser Untersuchung auch Einflüsse des Notfallortes und der Anwesenheit von Zeugen [144].

1.3 Entscheidungshilfen für die Ärzte bei der Reanimation

1.3.1 Ärztliche Aus- und Weiterbildung in der Reanimatologie

Schon früh wurde zum Ausbildungsstand von Ärzten bemerkt, dass eine bessere reanimationstechnische Ausbildung notwendig sei [145–147], zumal der positive Effekt der Ausbildung von Krankenhausärzten in der kardiopulmonalen Reanimation auf Langzeitüberlebensraten von Patienten nachgewiesen werden konnte [148].
In den USA werden von der American Heart Association (AHA) Trainingskurse im Advanced Cardiac Life Support (ACLS) einschließlich Evaluierung [149] durchgeführt. Die AHA schlägt ihre Kurse im „Basis Life Support" sogar für alle Krankenhausangestellten – unter Nutzung von audiovisueller Technik – vor [150]. Eine Vielzahl von Publikationen bezieht sich so auf den Erfolg der reanimationstechnischen Ausbildung [151–155].
In der Bundesrepublik gibt es seit 1983 eine von der Bundesärztekammer übernommene Empfehlung für die Aus- und Fortbildung von Notärzten. Nach den Empfehlungen der Deutschen Interdisziplinären Vereinigung für Notfall- und Intensivmedizin (DIVI) wurde der Fachkundenachweis „Rettungsdienst" eingeführt, der auch heute noch Grundlage für die Tätigkeit als Notarzt ist. In Deutschland finden seit ca. 1993 bei Notärzten im Rahmen der Qualitätskontrolle zudem Erhebungen über das Ausmaß ihrer Fort- und Weiterbildung statt.

1.3.1.1 Psychologische Hilfen zur Frage der Entscheidungen bei der Reanimation

Aus- und Weiterbildung bezieht sich also fast ausschließlich auf die Verbesserungen der technischen Seite der Reanimation. Psychologische Hilfen werden, wenn überhaupt, dann nur in Zusammenhang mit dem Umgang mit Hinterbliebenen nach einer Reanimation erwähnt. So umfasst die am 1.2.1992 beschlossene Weiterbildungsordnung für den Fachkundenachweis „Rettungskunde" im Block D den Punkt „Psychologie notärztlichen Verhaltens sowie Umgang mit den Angehörigen" [156]. Hierzu muss bemerkt werden, dass in der Literatur eine Vorbereitung hierauf schon lange gefordert wurde [157–161]. In ihrem Bericht über das Angebot einer Klinik, Angehörige an einer Reanimation teilhaben zu lassen, fanden Doyle et al., dass 94 % der Angehörigen dies annahmen und 76 % davon einen Vorteil für die Trauer der Hinterbliebenen, 65 % für die der Sterbenden sahen [160].
Eine Studie über das Eingehen von Mitarbeitern einer Notfallambulanz auf Hinterbliebene findet vor und nach Durchführung eines Lehrprogramms ausgeprägte Unterschiede: Danach wurden die Hinterbliebenen häufiger aufgeklärt, sie erhielten Informationen schneller und medizinisch adäquater, das Personal stand den Hinterbliebenen nach dem Programm ausreichender zur Verfügung, die Hinterbliebenen waren länger auf der Station und konnten auch häufiger den Wunsch ausdrücken, bei Reanimationen anwesend zu sein [162].
Im Rahmen der Todesmitteilung wird vor der Versuchung gewarnt, das „angekratzte Image des Arztes von Macht über Krankheit und Tod" durch Stellung von Diagnosen und Erklärung der Todesursachen sowie Verdeutlichung der Aussichtslosigkeit der versuchten Reanimation wiederherzustellen. Konkret sollten vielmehr Betroffenheit und Ratlosigkeit nicht verborgen werden [163].
Weitergehende Hilfen oder Hinweise psychologischer Natur, besonders zu ärztlichen Entscheidungen bei der Reanimation, fehlen in der Literatur bislang.

1.3.1.2 Ethische Aspekte bei der Reanimation

Gänzlich andere Verhältnisse ergeben sich bei Hilfsmöglichkeiten durch die Ethik. Anlässlich notfallmedizinischer Kongresse finden zunehmend Symposien zum Thema „Ethik der Reanimation" statt. Dies vor dem Hintergrund, dass Ethik unter anderem versucht, Prinzipien der Entscheidungsfindung zu verdeutlichen.
Im folgenden sollen dazu für die Reanimation zentrale Leitsätze ethischen Denkens und Handelns verdeutlicht werden.
Normales menschliches Verhalten ist ethisch eher indifferent. Sitte (Etikette) gibt ihm eine gewisse Strukturierung und ist auch für die Ethik in der Medizin von Bedeutung. Wichtig ist jedoch der eigentliche sittliche Bereich (Ethos). Die Ethik in der Medizin ist keine Sonderethik, sondern lediglich die Ethik besonderer Situationen.
Ethik ist nicht zu verwechseln mit Moral. Moral ist die Gesamtheit der in einer gegebenen Gruppe, z. B. der Gesellschaft, beachteten Regeln. Diese Regeln werden durch geschichtliche und gesellschaftliche Bedingungen bestimmt und verändert. Ethik hingegen ist die wissenschaftliche Disziplin, die sich mit den Prinzipien und den Strukturen der Moral beschäftigt, dieselben analysiert und versucht, auftretende Konflikte zu regeln. So kann ein Spezialist für Ethik durchaus ein moralisch defizitäres Leben führen, wie umgekehrt auch ein moralisch einwandfrei handelnder Mensch dies ohne ethischen Diskurs bewerkstelligen kann („Ethik muss man kennen, Moral muss man besitzen") [164].
Die Verbreitung der Ethik ist abhängig von ökonomischen, gesellschaftlichen, juristischen, sozialkulturellen, philosophischen, theologischen und künstlerischen Einflüssen. Gerade die Medizinethik-Diskussion hat entscheidende Einflüsse aus dem Bereich der Künste insofern erhalten, als z. B. Schilderungen von Patientenschicksalen in Kunstwerke einflossen. In diesem Zusammenhang soll nicht unerwähnt bleiben, dass die geplante Approbationsordnung für Ärzte medizinische Ethik in allen drei Studienabschnitten beinhalten wird.
Innerhalb der Diskussion um die Ethik sind mögliche Fehlschlüsse zu bedenken. Der naturalistische Fehlschluss beinhaltet, dass man aus einem bestimmten Verhalten der Natur oder der Biologie ableitet, dass der Mensch sich auch so verhalten müsse. Der psychologische Fehlschluss, dass aus bestimmten emotionalen Gegebenheiten auf der Basis statistischer Befragung geschlossen wird, dass der Mensch sich so oder so verhalten müsse. Der normativistische Fehlschluss besagt, dass man, wenn eine bestimmte ethische Grundposition erreicht ist, man ohne weiteres für die Realität Schlüsse ableiten könne.
Die Begründung ethischen Verhaltens erfolgt anhand verschiedener Werte. Besonders in der angloamerikanischen Literatur werden die Prinzipien der Autonomie, der Gerechtigkeit, des Nutzens sowie der Schadensvermeidung hervorgehoben. Aus europäischer Sicht ist zusätzlich ein Sozialkultureller Aspekt in Form der Prinzipien der Würde und der Tugend wichtig.

Prinzipien ethischer Natur

1. Autonomie des Patienten [164–166]
2. Gerechtigkeit [164–166]
3. Nutzen (Bonum facere) [164, 165, 167]
4. Schadensvermeidung (Nihil nocere) [164, 165, 167]

Autonomie des Patienten

In der Notfallsituation ist die Entscheidung des Patienten bezüglich seiner Autonomie nicht einholbar. Dies trifft auch für die Vermittlung von Informationen zu.

Deshalb werden zwei Seiten der Autonomie unterschieden. Autonomie hat eine essenzielle Seite, insofern als jeder Mensch zu jeder Zeit in jedem Zustand a) nicht verzweckbar ist, d. h. nicht zu etwas anderem verzweckt werden kann und b) unverfügbar durch andere ist. Deshalb hat auch der komatöse Notfallpatient Autonomie in Form der essenziellen Autonomie.
Daraus ergibt sich für den Arzt, dass er prinzipiell so zu handeln hat, dass die essenzielle Autonomie des Patienten beachtet wird. Hingegen kann die funktionale Autonomie des Patienten bei Notfallerkrankungen oftmals vollkommen fehlen, es sei denn, der Patient trägt eine Willenserklärung bei sich oder lässt diese durch einen Vertreter überbringen.
Alles notfallmedizinische Tun ist dann als ethisch defizitär zu betrachten, wenn es geschieht, nur weil die Möglichkeit dazu besteht. Dies gilt auch dann – im ethischen Sinne – wenn die Handlung zu einem „medizinisch guten Ausgang" führt. Der Mensch wird in seiner Selbstzweckhaftigkeit missverstanden, wenn man ihn wegen der technischen, medizinischen oder apparativen Möglichkeiten rettet.
Auch bei Vorliegen einer Einverständniserklärung kann nicht ohne weiteres unterstellt werden, dass es objektiv im Sinne eines Patienten ist, dass Maßnahmen ergriffen werden. Hinsichtlich der ethischen Beurteilung dieser Situation ist vielmehr entscheidend, ob die Begründung lautet „es wird nicht weiter gehandelt, weil alles medizinische Handeln aussichtslos ist" oder „es wird nicht weiter gehandelt, weil es nicht im Interesse des Patienten liegt, dass der unaufhaltsame Tod hinausgezögert wird". Die erstgenannte Begründung ist eine medizinische und hat ihren rationalen Charakter. Jedoch läuft sie Gefahr, die Selbstzweckhaftigkeit des Menschen zu missachten.
Der Sinn eines menschlichen Lebens besteht ganz zweifellos – neben der individuellen Ausgestaltung des Lebens – vor allem darin, das Leben solange zu erhalten, wie es der Betreffende aufgrund seiner Autonomie wünscht und wie objektive Aussichten dafür bestehen. Dabei ist zu beachten, dass nicht schon medizinische Aussichtslosigkeit das Unterlassen von Notfallmaßnahmen ethisch unbedenklich erscheinen lässt, dieses ist dann der Fall, wenn entweder der Patient dies aufgrund seiner Autonomie fordert oder wenn zweifelsfrei angenommen werden kann, dass der Patient – wäre er ansprechbar – eine solche Forderung erheben würde.

Gerechtigkeit

Ziel ist, möglichst günstige Proportionen zwischen einem Maximum an Glück und der Inkaufnahme eines Minimums an Schaden, respektive eines Minimum an Unglück unter Inkaufnahme eines hohen Risikos zu erreichen (utilitaristischer Ansatz). Dieser Ansatz ist nach Beckmann in der Reanimatologie nicht tragfähig, weil er ein einzelnes menschliches Leben gegen die Möglichkeit vieler aufrechnet, die dann ein nichtakzeptables Leben zu führen hätten [165]. Die gleiche Erklärung gilt für die Frage, ob man aus Mangel an Ressourcen präklinisch aussichtslose Fälle nicht zu reanimieren habe. Damit würde ein Menschenleben unter einen ihm fremden Zweck, nämlich die Minimierung der Ausgaben, untergeordnet werden.

Bonum facere – Nihil nocere

Der Konflikt zwischen der Ethik des Nutzens und des Nichtschadens ist schwer zu lösen, da es sich um die Wahl zwischen zwei Situationen mit zumeist negativem Ausgang handelt. Ethik bezieht sich damit auf die Wahl zwischen zwei Übeln. Unter ethischen Gesichtspunkten ist es wichtig, dass die Entscheidung, ob es sich bei einem Notfall um einen aussichtslosen Fall handelt, vom Notfallteam nicht nur unter extremen Zeitdruck getroffen werden muss, sondern auch ein Wissen um den Zustand des Unfallopfers voraussetzt, das präklinisch häufig nicht zu erhalten ist.
Es erscheint deshalb vernünftig, dass „der Arzt sich in solchen Fällen immer für den Beginn einer Reanimation entscheidet". Die Eindeutigkeit einer Situation ist nicht nur abhängig von Gegeben-

heiten, sondern darüber hinaus auch von der Einschätzung durch das Rettungsteam. Tatsächlich eindeutig ist nur der Notfall, dem objektive Daten und eine intersubjektiv überprüfbare Beurteilung zugrunde liegen. Wenn beides zugleich gegeben ist, ist die Nichtaufnahme einer Reanimation oder der Abbruch ethisch unbedenklich.

Diese Eindeutigkeit liegt jedoch nur in den seltensten Fällen vor (sichere Todeszeichen). Der Grund hierfür ist nicht, dass der Mensch grundsätzlich des Irrtums fähig ist. Eine solche Begründung würde ja jeden Notfall aus ethischer Sicht grundsätzlich reanimationsbedürftig machen. Vielmehr ist es das faktische Begründungsdefizit, welches die Situation uneindeutig macht, sodass in der Konsequenz Rettungspflicht besteht. Mit Ausnahme aussichtsloser Fälle wäre demzufolge eine Reanimationsbemühung geboten.

Ethisch ist die Unterscheidung von Handeln und Unterlassen irrelevant, weil beide drei identische Strukturmerkmale haben:

1. Beides gibt es nur mit Absicht, alles andere ist kein Handeln im ethisch relevanten Sinne
2. Beide haben immer ein Ziel
3. Beide haben immer Konsequenzen

Die ethische Beurteilung des Handelns oder Unterlassens im Notfall hat diese drei identischen Strukturmerkmale zu untersuchen. Die Frage der Ethizität bemisst sich an den Beziehungen bezüglich dieser drei Strukturmerkmale. Es steht außer Frage, dass ein Handeln, z. B. die Absicht zu reanimieren, in sich ethisch gut ist, auch wenn die Situation diesen Zusammenhang nicht von vornherein erkennen lässt. Das Ergebnis geht nicht notwendig in die Analyse der ethischen Qualität ein. Es ist auch keine Frage, dass das Unterlassen einer Reanimation bei sicheren Todeszeichen ethisch geboten ist, auch wenn das Ergebnis des Ganzen nur der Tod sein kann.

Es ist entscheidend, ob man in einen aussichtslosen Zustand des Patienten deswegen nicht eingreift, weil man sagt, der Tod tritt sowieso ein d. h. das Nichteingreifen wird als nicht mit kausal für das Eintreten des Todes angesehen oder ob man sagt, wenn ich nicht eingreife, obwohl ich überzeugt bin, dass dies ein unaufhaltsamer Todesprozess ist, dann habe ich eine Mitursächlichkeit an diesem Tod. Dies ist das Kausalitätsdilemma, selbst wenn man eigentlich nicht verursachen will, ist man Mitverursacher.

Die Lösung des Dilemmas könnte darin bestehen, dass es ethisch geboten erscheint, die Reanimationsindikation enger zu fassen. Beckmann bemerkt dazu, „dass es für einen rationaldenkenden erwachsenen Menschen nicht akzeptabel sei, dass er völlig unvorbereitet sich in gesunden Zeiten über eine Lebensverlängerung überhaupt keine Gedanken macht und den Notfallhelfern Entscheidungen zumutet, die sie nicht wollen können, aber in Kauf nehmen müssen“ [165].

Die Ursachen liegen seiner Meinung darin, dass sich der einzelne und viele Mitglieder der Gesellschaft den Informationen nicht stellen wollen oder aber die Informationen nicht ausreichend sind oder sie aber von den einzelnen oder der Gesellschaft nicht angenommen werden. Was fehlt, ist ein Mehr an essenzieller Autonomie der einzelnen und der Gesellschaft; in diesem Sinne sei der Wert von Patiententestamenten sehr hoch zu veranschlagen [165]. Die Frage, wie die Ethizität der Notfallmedizin zu behandeln ist, hat tiefe gesellschaftliche Wurzeln und ist in einer grundsätzlichen Änderung unserer Diskursverweigerung gegenüber Sterben und Tod zu suchen.

Würde des Patienten (aus europäischer Sicht oft zusätzlich eingebracht und Teil des Bonum facere, z. B. auch „in Würde sterben")

Zum Verständnis des Lebenssinnes des Menschen gehört auch eine Beachtung seines Rechts auf Sterben in Würde. Die Würde des Menschen besteht darin, dass er einen absoluten Wert besitzt, der durch nichts und niemanden in Frage gestellt werden kann. Auch die Würde des Menschen besteht in seiner Selbstzweckhaftigkeit. Seine Würde ist nicht Produkt der Anerkennung oder

Achtung. Der Mensch hat nicht erst dann Würde, wenn er respektiert wird, sondern er muss respektiert werden, weil er Würde hat. Jede Verzweckung des Menschen ist gegen seine Würde. Das willkürliche Aufhalten eines irreversiblen Sterbeprozesses ordnet den Menschen unter einen ihm fremden Zweck. Es ist daher auch gegen seine Würde [164].

Ethikbezogene Empfehlungen zu Fragen der Entscheidungen bei der klinischen Reanimation

Reine ethische Empfehlungen bleiben selten, häufig hingegen werden Guidelines als solche bezeichnet, obwohl sie sich nicht mit dem ethischem Diskurs beschäftigen [97]. Ethische Ausführungen wiederum sind häufig unscharf.

So sollten Ärzte bei „ethisch" problematischen Entscheidungen im Rahmen einer Reanimation den Patientenpräferenzen folgen. Oder: Reanimation ist ohne zwingend dagegen sprechende Gründe angebracht, der Patient kann dies jedoch verweigern. Oder: Eine Reanimation mit therapeutischen Zielen außerhalb dieser Vorgaben sollte nicht durchgeführt werden [168]. Oder: In Notfallsituationen kann nach Artikel 8 jede medizinisch notwendige Intervention ausgeführt werden, die sich zum Wohle des Patienten auswirkt (Statement European Resuscitation Council im Januar 1995).

Manche Autoren sprechen sich gar gegen eine Lebensverlängerung bei Verlust der Fähigkeit zur sozialen Interaktion aus. [169]. Oder: es sollten als weitere ethische Momente die Rolle der Wiederbelebung im Lebensprozess und die Verteilung der knappen Resourcen einfließen [170]. Uneinigkeit besteht z. T. auch noch darüber, ob Patientenwünsche und -testamente oder aber medizinische Indikationen zur Bewertung der Qualität des Lebens eines Individuums mit der Konsequenz der Unterlassung einer kardiopulmonalen Reanimation führen sollen [171].

Ethikbezogene Empfehlungen zu Fragen der Entscheidungen bei der präklinischen Reanimation

Während im innerklinischen Betrieb Fragen nach der Einleitung von Erstmaßnahmen sowie nach dem Abbruch derselben leichter zu beantworten sind, sind die Probleme außerhalb der Klinik ungleich schwieriger. Das hängt damit zusammen, dass in den seltensten Fällen eine präzise Diagnose möglich ist, die Begleitumstände der Erkrankung häufig unklar sind oder erst im nachhinein bekannt werden, und damit, dass in den englischsprachigen Ländern oft präklinische Maßnahmen von Nichtärzten durchgeführt werden.

Für diesen Bereich sind die Ärzte an ihre eigene ethische Einschätzung des in der Notfallsituation Erlebten gebunden, was zwangsläufig aber mit weniger präzisen Angaben verknüpft ist. So wird in letzer Zeit häufig der Begriff Aussichtslosigkeit (futility) oder Unangemessenheit (unreasonable) bemüht. Zunehmend offener wird beschrieben, dass Ärzte ethisch nicht verpflichtet seien, eine aussichtlose („futile") oder unangemessene („unreasonable") Versorgung eines Patienten durchzuführen. In bezug auf das Patientenschicksal wird dabei von „ohne große Wahrscheinlichkeit, davon zu profitieren", gesprochen. Ein unangemessene Behandlung hingegen wird als „exzessiv und ohne generelles Experteneinverständnis" beschrieben [172].

Im Idealzustand sollten Reanimationen nur bei Patienten begonnen werden, die eine hohe Chance haben, diese auch erfolgreich mit einem anschließend lebenswerten Leben zu überleben. Daten von neueren Untersuchungen hingegen sprechen eine andere Sprache [80]. Es ist jedoch zu bedenken, dass in der Retrospektive die Einschätzung häufig leichter ist. Allerdings gibt es viele Fälle, in denen eine Entscheidung, eine Reanimation nicht zu beginnen, auch vor dem Stillstand hätte getroffen werden können. Hier besteht viel Raum für Verbesserungen [173]. Einigkeit besteht darüber, dass bei einer solchermaßen auf der Reflektion der Situation durch die Person des Arztes basierenden Entscheidung bei Beginn und Abbruch einer Reanimation seine zentrale Position im Rahmen derselben noch stärker als bisher betont werden muss [174].

Aus- und Weiterbildung in der Ethik der Reanimation

Erst in den 80er Jahren wurde in der Bundesrepublik eine Ausbildung des Arztes im Umgang mit ethischen Fragen gefordert, da sonst „Leben-Tod-Fragen eine Sache des Geschmacks" würden [175]. In den USA indessen waren Seminare zur Ausbildung in der medizinischen Ethik an praktisch allen Universitäten schon zur ständigen Einrichtung geworden. Der Effekt wurde in vielen Studien bewertet, so in einer randomisierten Untersuchung an über 3.000 niedergelassenen Ärzte: Die Absolventen stuften die Seminare als große Hilfe bei der Konfrontation mit alltäglichen ethischen Problemen in der Praxis ein. Zwar gelang es kaum, die schon entwickelten moralisch-ethischen Grundsätze der Teilnehmer zu ändern, es konnte jedoch die Fähigkeit zur systematischen Analyse und zum Umgang mit Konflikten zwischen Arzt, Familie und Patient in aktuellen klinischen Fragen vermittelt werden [176].

Dass eine Seminar-Serie über medizinische Ethik auch Verhaltensmuster ändern kann, zeigt eine Studie, in der nach entsprechender Ausbildung Pädiater einen hochsignifikant geringeren Wunsch zu reanimieren ausdrückten als in der Kontrollegruppe. Ihre Einstellung in bezug auf eine Reanimationsentscheidung war dabei signifikant mit sozialen Bedürfnissen der Patienten, mit der Unantastbarkeit des Lebens und mit geringerer Überlebensaussicht korreliert. Die Autoren kommen zu dem Schluss, dass ethische Entscheidungen sowohl von ärztlicher Reife als auch von persönlichem Wachstum in einem Training oder einer formellen Instruktion beeinflusst werden [177].

Aus dem Bereich der stationären Intensivtherapie werden zur besseren Entscheidungsfindung folgende Empfehlungen gegeben: 1. die Anwendung ethischer Grundsätze auf die intensivmedizinische Praxis, 2. das Bemühen um eine individuelle Einheit des Menschen, 3. die Auseinandersetzung mit Mitschuld und Angst vor juristischen Folgen durch ein gestuftes Diagnostik- und Therapieregime [178].

Ein anderer, mehr strukturierter Zugang, um Ärzten bei Entscheidungen zu helfen, ist die Entwicklung eines Entscheidungsbaumes in Gestalt eines Algorithmus (algorithmic Guide for the Uncertain in Decision-Making Ethics = GUIDE). Er beinhaltet logisch aufgebaute Fragen, die den Behandler zu neun spezifischen Szenarien führen. Jedes dieser Szenarien beinhaltet auf juristischen und ethischen Übereinkünften basierende Richtlinien [179].

1.3.1.3 Juristische Hilfen zur Frage der Entscheidungen bei der präklinischen Reanimation

Ethik und Recht überschneiden sich, wenngleich sie nicht identisch sind. Salomon betont, dass Ethik das Recht prägen sollte: Nur wo ärztlich-ethische Positionen fehlen oder schwach sind, wird das so entstehende Vakuum von Recht gefüllt werden. Allerdings bedarf die Ethik rechtlicher Unterstützung, denn die Gesellschaft braucht das Recht, um ihre ethischen Prinzipien nicht zu bloßen Proklamationen werden zu lassen [180].

In einem zentralen Bereich decken sich Recht und Ethik, hier ist z. B. die Aufklärung des Patienten anzusiedeln. Dem ethischen Bereich allein zuzuordnen und juristisch nicht einklagbar sind Forderungen nach Sterbebeistand, während auf der rechtlichen Seite gesetz- und regelungsbezogene Themen, wie z. B. Verwaltung etc. untergebracht sind.

Alle rechtlichen Fragen der präklinischen Notfallmedizin haben sich aus den geltenden Rechtsnormen beantworten lassen. Darüber hinaus sind zu dem Thema kaum relevante Gerichtsentscheidungen bekannt geworden.

Beginn von Reanimationsmaßnahmen

Vom Laienhelfer wird die ihm zumutbare Hilfe verlangt. Wer diese Hilfe nicht leistet, macht sich strafbar nach § 323c STGB. Zumutbar sind beim Herz-Kreislaufstillstand Sofortmaßnahmen am Unfallort, die Feststellung des Herz-Kreislaufstillstandes, die Herz-Druckmassage, die Beatmung und das Herbeirufen weiterer Hilfe. Wer über ein weiteres Wissen, z. B. als Medizinstudent oder als Arzt oder gar Notarzt verfügt, muss dieses Wissen einsetzen, weil ihm dieses zuzumuten ist.
Für den Arzt besteht die Pflicht, Leben zu erhalten gemäß § 1 der Berufsordnung der Ärzte, die in den jeweiligen Kammerbezirken in Standesrecht umgesetzt ist. § 323c SGB ist ein Unterlassungsdelikt, nach dem sich bereits der strafbar macht, der die ihm zumutbare Hilfe nicht leistet – unabhängig davon, ob ein Schaden für den anderen eingetreten ist.
Auch beim Rettungsdienst sind Haftung und Strafbarkeit zu unterscheiden. Die Rettungsdienstgesetze formulieren in diesem Zusammenhang, dass es Aufgabe der Rettungsdienste sei, die „Transportfähigkeit des Patienten wieder herzustellen und ihn in ein Krankenhauses zu transportieren". Bleiben Mitglieder des Rettungsdienstes in dieser Hinsicht untätig, so begehen strafbare Handlungen, wobei es jedoch wichtig ist, welcher Ergebnis durch ein Unterlassen eintritt. Das Gesetz spricht in diesem Zusammenhang von einer Garantenstellung, die die Mitglieder des Rettungsdienstes gegenüber ihren Patienten aufgrund ihrer Einbindung in den Dienst übernommen haben.

Abbruch von Reanimationsmaßnahmen

Juristen können Medizinern in bezug auf die Frage des Abbruches nur wenig helfen. Hier muss der Mediziner unter medizinischen Aspekten entscheiden und seine Entscheidung begründen können.
Generell stellt die Beendigung der Reanimation eines Patienten, dessen Tod unvermeidlich erscheint, zwar eine Lebensverkürzung durch aktives Handeln dar. Es scheint die Beendigung von Maßnahmen statthaft, welche das Sterben sinnlos verlängerten. Dadurch wird kein strafrechtlich relevanter Angriff auf das Leben verübt. „Ein starres Festhalten an dem Gedanken eines formalen Lebensschutzes würde angesichts der sprunghaft vermehrten Möglichkeiten der medizinischen Wissenschaft auf dem Gebiet der Reanimation den Zweck verfehlen, den das Recht in diesem Bereich vernünftigerweise verfolgen muss." [181]. Der Kieler Jurist Samson tritt damit für eine das Verbot einschränkende Interpretation des Gesetztes ein.
Der Wille des Notfallpatienten ist insofern von Bedeutung, als jeder Eingriff in die körperliche Integrität eines Patienten der Einwilligung des Patienten nach vorangegangener Aufklärung bedarf. In Betracht kommt ein Handeln in dieser Situation nur bei Berufung des Arztes auf eine konkludente oder eine mutmaßliche Einwilligung sowie bei Vorliegen einer Patientenverfügung oder Einholen einer Angehörigenauskunft. Konkludente Einwilligungen (dadurch, dass der Patient geschehen lässt, willigt er ein), kommen allerdings nur bei Bagatellerkrankungen, weniger in der Notfallmedizin, in Betracht. Die mutmaßliche Einwilligung deckt alle Maßnahmen zur Abwendung der akuten Lebensgefahr [182].
Patientenverfügungen können die Hilfspflicht des Arztes einschränken. Die Bundesärztekammer steht dazu auf dem Standpunkt, dass sie eine unverbindliche Patientenäußerung darstellen, die

dem Arzt einen Anhaltspunkt für den Patientenwillen liefern kann. Das juristische Schrifttum sieht es etwas differenzierter, insofern als Patientenverfügungen in diesen Situationen ernst zu nehmen sind, wenn eine solche vorliegt, für die die Patientenverfügung gedacht ist.

„DNR-Orders" im klinischen Bereich

Die seit Anfang der siebziger Jahre zunehmende Zahl von Reanimationen sowohl chronisch als auch terminal kranker Patienten führten insbesondere in den USA zur Frage des Unterlassens oder vorzeitigen Abbruches der Reanimation bei bestimmten Patientengruppen. Hierzu werden sogenannte „Do-not-resuscitate orders" (DNR-Orders) noch zu Lebzeiten des Patienten nach Absprache getroffen und vom Arzt in der Krankenakte dokumentiert. Sie sind von „living-wills" der Patienten, die diese selbst treffen, abzugrenzen [183].
Während in den USA die Erteilung von „DNR-Orders" inzwischen nach festgelegten Standards erfolgt und an vielen Krankenhäusern durch ein Ethik-Komitee für DNR-Entscheidungen überwacht wird [184], erfolgt die Erteilung von „DNR-Orders" in Großbritannien, aber auch in der Bundesrepublik Deutschland informell und z. T. ausschließlich verbal. Die Patientenautonomie wird dabei als zentrales ethisches Prinzip ärztlichen Handelns und so auch in Verbindung mit DNR-Orders gesehen [185].
Dass Klinikärzte dabei durchaus unterschiedliche Einstellungen zu „DNR-Orders" haben, kam in den stark variierenden Intervallen zwischen der Einweisung des Patienten auf eine Intensivstation und der Erteilung einer „DNR-Order" zum Ausdruck (zwischen 5,4 bis 24 Tagen) [186]. Auch scheint es so, als interpretierten Ärzte „DNR-Order" unterschiedlich und sehr individuell, was an einer prospektiven Studie von Klinikärzten, die selbst „DNR-Orders" ausgeschrieben hatten, dazu führte, dass z. B. 11 % trotzdem noch eine Herzdruckmassage ausgeführt hätten [187]. Auf Grund von klinischen und demograhischen Daten von 12 Patientenprofilen konnten Ärzte nur in durchschnittlich 6.5 Fällen die individuellen Patientenwünsche bezüglich einer DNR-Order voraussagen. Verbesserungen werden als dringend notwenig beschrieben. [188].
Bestrebungen zur Entwicklung von Richtlinien für den Verzicht auf eine Reanimation, die klinischen, rechtlichen und moralischen Werten folgen, wurden vom Royal London Trust und seinem Medical Council vorgeschlagen (Doyal, 1993).
Ein Überblick über ausgewählte klinische, philosophische und juristische Literatur zu Beurteilung von Trends in der Anwendung von „DNR-Orders" auf die Reanimation in den USA ergab folgendes: 1. Es besteht nicht länger ein Mandat, alle sterbenden Patienten zu reanimieren. 2. „DNR-Orders" setzen üblicherweise die Verweigerung einer Reanimation durch den Patienten oder seine Angehörigen voraus. 3. Die „DNR-Order" ist häufig der erste Schritt auf dem Weg zu einem Prozess der Auseinandersetzung. 4. „Surrogat-Entscheider", d. h. Ärzte oder nahe Angehörige –, die stellvertretend für den Patienten entscheiden, sind ein Schritt auf dem Weg, zu einer Entscheidung zu kommen 5. Ethische Prinzipien sind etabliert, aber in der Ausführung Interpretationssache. 6. Objektive Kriterien wie Überlebensscores (Apache III, SAPS II oder MPM II) sind nicht generell auf die individuelle Entscheidung am Ende des Lebens anwendbar [189].
Ein Zusammenhang zwischen der Erteilung einer „DNR-Order" und den Kosten der Krankenhausbehandlung von Verstorbenen ist empirisch erwiesen: 61.215 Dollar fielen im Mittel für jeden im Krankenhaus Verstorbenen an, 10.631 für solche Patienten, die mit „DNR-Order" ins Hospital gekommen waren und 73.055 für solche, die erst im Krankenhaus eine „DNR-Order" erhalten hatten [190].

„DNR-Orders" im präklinischen Bereich

In der Praxis der Notfallmedizin spielen Patientenverfügungen nur eine geringe Rolle, da sie oft nicht rechtzeitig gefunden werden und auch dem Notarzt nicht die Pflicht auferlegt werden kann, als erstes nach einer Patientenverfügung zu suchen, anstatt den Patienten gleich zu behandeln. Neuerdings wird jedoch die Ausweitung von DNR-Orders auf den präklinischen Bereich diskutiert [191] und von einer „prehospital do-not-resuscitation-order“ gesprochen [192]. Bei einer Befragung in den USA sahen Notärzte (emergency-physicians) auch die Notwendigkeit einer „Do-Not-Attempt-Resuscitation-Order“ (DNAR) [142].
Ein weiterer Ausweg in der präklinisichen Situation ergibt sich durch „Surrogat-Entscheider“, die stellvertretend für den Patienten in der Notfallsituation einspringen können [193].
Auf der Basis der Erfahrungen mit der Entwicklung solcher DNR-Orders im District Columbia in den USA wurden sechs ethische Grundfragen diskutiert: 1. Kann die Rechtfertigung hierfür auf der ärztlichen Pflicht, den Patienten zu dienen, basieren? 2. Soll das Konzept der „Aussichtslosigkeit“ (futility) auf die Prähospital DNR-Orders ausgeweitet werden? 3. Wie spezifisch sollten prähospital-DNR-Orders sein? 4. Wie kann die Patientenbeteiligung daran gestaltet werden? 5. Wieviel Berücksichtigung sollten geringe finanzielle Versorgungsressourcen in der Entwicklung und Rechtfertigung von DNR-Orders haben? 6. Sollten Paramedics bei DNR-Patienten den Tod dokumentieren können? [194]. Ungeachtet dieser Fragen wurden prähospital-DNR Orders in standardisierter Form durch ein Konsortium von Ethikkommitees schon in Kansas City installiert [195].

2 Fragestellungen

Die medizinisch-technischen und prognostischen Seiten der präklinischen Reanimation sind ausführlich untersucht. Die Studien haben den Mangel, dass sie ohne die Erhebung von Variablen zu den Personen der befragten Ärzte durchgeführt wurden. Damit können keine eigentlichen Aussagen zu ärztlichen Entscheidungsprozessen im Rahmen von präklinischen Reanimationen gemacht werden, da die „Ärzteschaft" zwar als Ganzes, nicht aber differenziert nach Arztvariablen, in diese Untersuchungen einging.

Eine Ausnahme machen hier Fall-Vignetten-Untersuchungen, die unter Berücksichtigung von Arztvariablen Entscheidungsprozesse im Rahmen von Reanimationen transparenter machen. Allerdings bestand bislang keine Sicherheit darüber, ob sich diese Ergebnisse auch auf reale Reanimationssituationen übertragen lassen. Die vorliegende Studie untersucht deshalb ärztliche Entscheidungsprozesse anlässlich realer präklinischer Reanimationssituationen, wobei auch Arztvariablen erhoben werden.

Die Fragestellungen richten sich zunächst auf zwei Aspekte: Zum einen auf die Entscheidungen der Ärzte bei Beginn, Verlauf und Abbruch einer realen präklinischen Reanimation, zum zweiten auf die Frage, ob diese mit Patienten-, Arzt-, oder Situationsvariablen in Zusammenhang stehen.

Die Entscheidungsprozesse bei Reanimationen stehen in Wechselwirkung zu den Empfindungen der Ärzte anlässlich dieser Tätigkeit. Da keine sichere Aussage dazu aufgrund der vorliegenden Fall-Vignette und narrativen Berichte ebenfalls möglich ist, soll hierauf das dritte Augenmerk gelegt werden. Die Affekte der reanimierenden Ärzte werden durch eine Sprachinhaltsanalyse nach Gottschalk-Gleser – je einmal von jedem Arzt am Ende des Notarztwagenturnus erhoben und untersucht.

Der vierte Aspekt richtet sich auf die oben erwähnten psychologischen, ethischen und juristischen Hilfen für Ärzte in Entscheidungsituationen bei klinischen und präklinischen Reanimationen. Hier soll versucht werden, auf mögliche Ergänzungen dieser Hilfen durch die Ergebnisse der Studie einzugehen. Dies richtet sich besonders auf die Verbesserungen in der Aus- und Weiterbildung reanimierender Ärzte.

Im einzelnen lauten die Fragen wie folgt:

1. Welche Entscheidungen fällen Ärzte bei Beginn, Verlauf und Abbruch einer Reanimation im präklinischen Bereich?
2. Welche klinischen und nicht-klinischen Patienten-, Arzt- und Situationsvariablen stehen mit diesen Entscheidungen in Zusammenhang?
3. Welche affektiven Reaktionen zeigen Ärzte nach Beendigung des Notarztwagenturnus?
4. Stehen diese affektiven Reaktionen der Ärzte mit Entscheidungen bei Beginn, Verlauf und Abbruch einer Reanimation in Zusammenhang?
5. Welche Ergänzungen ergeben sich durch die Ergebnisse der Studie in bezug auf die psychologischen, ethischen und juristischen Hilfen für Ärzte in Entscheidungsituationen bei präklinischen Reanimationen? Welche Verbesserungen in der Aus- und Weiterbildung präklinisch reanimierender Ärzte können vorgeschlagen werden?

Entscheidungsfindung bei präklinischen Reanimationen Begutachtung somatoformer und funktioneller Störungen 3.A.
http://dx.doi.org/10.1016/B978-3-437-31616-6.00008-9

3 Hypothesen

Die Hypothesen sind unterteilt in solche, die sich auf die ärztlichen Entscheidungen beim Reanimationsbeginn, -verlauf sowie -abbruch beziehen. Ein zweite Unterteilung bezieht sich auf Zusammenhänge mit patienten-, arzt- und situationsbezogenen Faktoren, ergänzt um solche, die sich aus den bekannten prognostischen Faktoren ableiten lassen.

3.1 Hypothesen bezüglich ärztlicher Entscheidungen beim Reanimationsbeginn

3.1.1 Hypothesen mit Bezug auf prognostische Faktoren

Es wird die Hypothese aufgestellt, dass sich Ärzte bei ihren Reanimationsentscheidungen im präklinischen Bereich von den Ergebnissen durchgeführter Studien über ein primäres Überleben bei präklinischen Reanimationen leiten lassen. Auf Studienergebnisse zum sekundären Überleben werden Notärzte weniger zurückgreifen, da sie ihre Patienten nach Klinikeinlieferung an andere Ärzte übergeben und mit dem sekundären Überleben so weniger konfrontiert sind.
Ärzte werden bei der Reanimationsentscheidung im einzelnen folgende prognostische klinische Faktoren berücksichtigen:

- Diagnosegruppe Kammerflimmern/Asystolie [40, 68, 76, 78]
- Ätiologie Nicht-Trauma/Trauma [69]

Die für den klinischen Bereich zusätzlich zur Verfügung stehenden prognostischen Faktoren wie Risikofaktoren [51], Grundkrankheiten [46, 52, 53] können in der präklinischen Situation nicht zuverlässig erhoben werden und werden so von den Ärzten nicht berücksichtigt.

Entscheidungsfindung bei präklinischen Reanimationen Begutachtung somatoformer und funktioneller Störungen 3.A.
http://dx.doi.org/10.1016/B978-3-437-31616-6.00008-9

Der Hinweise auf eine bessere Prognose bei Reanimationsbeginn innerhalb der ersten 4 Minuten [47, 57–61] ist für die präklinische Situation ebenfalls wenig hilfreich, da der Kreislaufstillstand in den meisten Fällen nicht von Zeugen und fast nie vom Arzt miterlebt wird. Zudem liegen die Eintreffzeiten bei den untersuchten innerstädtischen Notarztwagensystemen zumeist deutlich über 4 Minuten, sodass die Ärzte diesen prognostischen Faktor nicht berücksichtigen können. Selbst die präklinischen Daten über eine gute Prognose bei Beginn der Reanimation innerhalb von 10 Minuten [40] sowie kurzem Intervall zwischen Kollaps und Defibrillation [75] können von den Ärzten nicht herangezogen werden, da der Zeitpunkt des Kreislaufversagens sich bei der Entscheidung zur präklinischen Reanimation kaum mit Sicherheit feststellen lässt. Der Arzt wird sich also bei präklinischen Reanimationen nach diesen Vorgaben nicht richten können.

3.1.2 Hypothesen mit Bezug auf Patientenfaktoren

Hypothesen bezüglich des Einflusses von Patientenfaktoren auf die Reanimationsentscheidung ergeben sich zum einen aus den Ergebnissen der Fallvignette-Studien. Um in Anbetracht der geringen Anzahl der Studien eine größere Datenbasis zu erhalten, werden hier zur Hypothesenbildung auch die Studienergebnisse aus dem klinischen Bereich mit einbezogen.
Danach werden Ärzte bei der Reanimationsentscheidung folgende klinischen und nicht-klinische Patientenfaktoren berücksichtigen:

- das Patientenalter [109, 110]
- die Diagnose [110, 112, 123]
- die Prognose [111, 123]
- das Patientengeschlecht [114]
- den Patientenwunsch [111]

Die meisten dieser Fallvignetteergebnisse werden in der Voruntersuchung zu der vorliegenden Arbeit [122] bestätigt. Von besonderem Interesse in bezug auf die zu testenden Hypothesen ist in diesem Zusammenhang die Übereinstimmung, dass mehr Männer als Frauen einen Reanimationsversuch für sich favorisieren [114] und auch in der aktuellen Reanimationssitutation [122] eher bei Männern als bei Frauen ein solcher unternommen wurde.

3.1.3 Hypothesen mit Bezug auf Arztfaktoren

Die Ergebnisse der Fallvignette-Studien lassen die Hypothesen zu, dass in die ärztliche Entscheidung eine Reanimation zu beginnen, folgende nicht-klinische Arztfaktoren einfließen:

- die Anzahl der Jahre in ärztlicher Tätigkeit [109, 110]
- die Spezialisierung der Ärzte [109, 111, 112, 131]
- die Risikobereitschaft der Ärzte [134]
- das Geschlecht der Ärzte [112]

Die meisten Ergebnisse finden sich in den Untersuchungen über ärztliche Präferenzen für eine Reanimation bei sich selbst wieder, die Ausbildung, Erfahrung, Alter und Geschlecht als entscheidend beschreiben [137–140]. Die Studienergebnisse von Fallvignetten und Arztpräferenzen wiederum finden sich in Ergebnissen der Vorstudie zu der vorliegenden Arbeit, die in diesem Zusammenhang Arztalter, -geschlecht und -erfahrung beschreibt [122].

3.1.4 Hypothesen mit Bezug auf Situationsfaktoren

Hypothesen bezüglich der nicht-klinischen situativen Faktoren können sich lediglich auf sehr wenige Studien beziehen, die allerdings beschreiben, dass

- eine Reanimation von Ärzten in der Öffentlichkeit (von Laien: [73]) häufiger begonnen wird als im Haus des Patienten [122] und
- die Intensität des Kontaktes zwischen Arzt und Patient [123] sowie die Einstellung der Ärzte zum Patienten (Empathie vs. Sympathie) [133] mit der Reanimationsentscheidung in Zusammenhang stehen.

Neben der Testung der Hypothesen soll die vorliegende Studie deshalb eine zusätzliche Datenbasis über mögliche situative Einflüsse bei realen Reanimationssituationen schaffen.

3.2 Hypothesen bezüglich ärztlicher Entscheidungen beim Reanimationsverlauf

Es finden sich in den Ergebnissen der Vorstudie zu der vorliegenden Arbeit in bezug auf ärztliche Entscheidungen beim Reanimationsverlauf im präklinischen Bereich [122] kaum Hinweise darauf, dass Patienten-, Arzt- oder Situationsfaktoren mit diesen in Verbindung stehen. Es wird die Hypothese aufgestellt, dass es sich bei der präklinischen Reanimation um ein relativ standardisiertes Verfahren ohne große Variablität oder Zusammenhänge mit Patienten-, Arzt oder Situationsfaktoren handelt.

3.3 Hypothesen bezüglich ärztlicher Entscheidungen beim Reanimationsabbruch

3.3.1 Hypothesen mit Bezug auf prognostische Faktoren

In die ärztliche Entscheidungen eine Reanimation zu beenden, werden folgende in der Praxis der Reanimation von den Ärzten herangezogene klinische Kriterien einfließen:

- sichere Kriterien des Todes, maligne Grunderkrankung [98]
- langes Intervall zwischen Herz-Kreislaufstillstand und Einleitung der Reanimationsmaßnahmen [98]
- 0-Linien-Ekg über 30 Minuten [106], ungünstiger Herzrhythmus [98]
- die Erfolglosigkeit einer Reanimation über eine Zeitdauer von 30 Minuten Dauer [107], über eine lange Zeit [98]
- Reanimationsverlauf [34]

3.3.2 Hypothesen mit Bezug auf Patientenfaktoren

Ärzte werden bei der Reanimationsabbruchentscheidung einen klinischen Patientenfaktor berücksichtigen:

- das Patientenalter [109, 110]

Dieses Fallvignetteergebnis wird in der Vorstudie zur vorliegenden Arbeit bezüglich aktueller Reanimationssituationen bestätigt [122].
Von weiterem Interesse für die Abbruchentscheidung ist in diesem Zusammenhang das Ergebnis, dass

- männliche Patienten länger als weibliche reanimiert werden (Differenzierung nur durch männliche Ärzte vorgenommen) [122].

Es soll an einer größeren Untersuchungstichprobe repliziert werden.

3.3.3 Hypothesen mit Bezug auf Arztfaktoren

Hypothesen bezüglich der Arztfaktoren mit Einfluss auf die Reanimationsabbruchentscheidung ergeben sich wiederum aus den Ergebnissen der Fallvignette-Studien.
In die ärztliche Entscheidung, eine Reanimation abzubrechen, werden folgende nicht-klinische Arztfaktoren einfließen:

- die Anzahl der Jahre in ärztlicher Tätigkeit [109]
- die Spezialisierung der Ärzte [109]
- Risikobereitschaft der Ärzte [134]

Die Studienergebnisse zur ärztlichen Erfahrung finden sich in der Vostudie zur vorliegenden Arbeit bezüglich aktueller Reanimationssituationen wieder, die bei älteren, erfahreneren Ärzten kürzere Reanimationszeiten ergab als bei ihren jüngeren Kollegen [122].

3.3.4 Hypothesen mit Bezug auf Situationsfaktoren

In der einzigen Studie über situative Faktoren (der Vorstudie zur vorliegenden Arbeit) [122] konnten keine Zusammenhänge mit der Reanimationsabbruchent-scheidung beschrieben werden. Es wird die Hypothese aufgestellt, dass die Abbruchentscheidung von situativen Faktoren unabhängig ist.

3.4 Hypothesen bezüglich ärztlicher Empfindungen im Rahmen einer Reanimation

Da hierzu bislang für das Gebiet der präklinischen Reanimation keine nennenswerten empirischen Ergebnisse zur Emotionalität vorliegen, versteht sich die vorliegende Studie in bezug auf diesen Bereich eher im Sinne eines hypothesengenerierenden Ansatzes. Es sollen so Scores der Ärzte für Angst, Aggression und Hoffnung mit denjenigen einer Normalbevölkerungsstichprobe verglichen werden. Zum zweiten sollen Arztgruppenunter-schiede im Auftreten von Affekten bezüglich einer Reanimation untersucht werden. Drittens sollen die Ergebnisse der Sprachinhaltsanalysen nach Gottschalk-Gleser bezüglich der Affekte der reanimierenden Ärzte (Angst, Aggressivität und Hoffnung) als Arztvariablen auf mögliche Zusammenhänge mit Entscheidungen bei Beginn, Verlauf und Abbruch einer präklinischen Reanimation untersucht und beschrieben werden.

4 Methoden

4.1 Design der Studie

Die Entscheidung von Ärzten bei Beginn, Verlauf und Abbruch einer präklinischen Reanimation und ihre affektiven Reaktionen wurden mit Fragebögen und Gottschalk-Gleser-Interviews erfasst. Folgende Aspekte fanden dabei Berücksichtigung und wurden erhoben:

- Arztvariablen (nicht-klinisch)
- Patientenvariablen (klinisch und nicht-klinisch)
- Situationsvariablen (nicht-klinisch)
- Entscheidungsvariablen bei Beginn, Verlauf und Abbruch einer Reanimation
- Affektive Reaktionen des Arztes in bezug auf eine präklinische Reanimation

Diese Variablen waren in 3 Instrumentarien zusammengefasst

- einem Arztfragebogen (Dieser war zu Beginn der Notarztwagen-Bereitschaftsdienstzeit vom Arzt zu beantworten)
- mehreren Einsatzfragebögen (Je ein Bogen wurde unmittelbar nach jedem Einsatz mit einer Reanimation oder Todesfeststellung vom Arzt ausgefüllt)

Entscheidungsfindung bei präklinischen Reanimationen Begutachtung somatoformer und funktioneller Störungen 3.A.
http://dx.doi.org/10.1016/B978-3-437-31616-6.00008-9

- einem Gottschalk-Gleser-Interview (Dieses wurde nach Beendigung des Notarztwagen-Turnus pro Arzt einmal erhoben)

Die Gesamtuntersuchung gliederte sich in drei Abschnitte:

- Pilotstudie
- Vorstudie
- Hauptstudie

Die Pilotstudie diente zur Sammlung von Berichten über ärztliche Entscheidungen anlässlich präklinischer Reanimationen. Neben Informationen über den Ablauf von präklinischen Reanimationen und den darin enthaltenen Entscheidungsmöglichkeiten wurden solche zu den Items „Diagnose des Patienten" erhoben. In der Vorstudie wurden die Durchführbarkeit und Akzeptanz der Untersuchung geklärt sowie Item- und Scoreanalysen durchgeführt. Die Hauptstudie galt der Beantwortung der im Kapitel 2 aufgeführten Fragen.

4.1.1 Pilotstudie

Informationen über den Ablauf von präklinischen Reanimationen wurden von den Ärzten erfragt und in einem die Entscheidungsmöglichkeiten beinhaltenden Ablaufdiagramm festgelegt. Dieses wurde zur Grundlage der Struktur des Patientenfragebogens.

4.1.1.1 Beschreibung der Diagnosen

Für die Abfassung der Items „Diagnose des Patienten" wurden in der Pilotstudie alle aufgezeichneten Diagnosen von über 500 ärztlichen Notfallprotokollen eines großstädtischen Notarztwagensystems ausgewertet. Diese Diagnosen wurden in solche für überlebende und nicht überlebende Patienten gruppiert und zu Einheiten zusammengefasst. Die sich so ergebenden 32 Diagnosen stellten ein auf die präklinische Notfallsituation abzielendes diagnostisches Einschätzkriterium der Ärzte dar. Es bezieht sich primär auf die Schwere der Erkrankung des Patienten (➤ Tab. 4.1).

Tab. 4.1 Aufteilung der im Fragebogen ankreuzbaren Diagnosen. Linke Spalte: bei Verstorbenen. Rechte Spalte: bei Überlebenden.

Tote	Überlebende
plötzlicher Kindstod	„plötzl. Kindstod" mit Überleben
Aspiration bei Kindern	Aspiration bei Kindern
Unfall mit Eingeklemmten	Unfall mit Eingeklemmten
Unfall ohne Eingeklemmte	Unfall ohne Eingeklemmte
Gewaltsuizid	Gewaltsuizidversuch
Suizid ohne Gewalt	Suizidversuch ohne Gewalt
Erschießen/Erstechen	Schuss/Stichverletzung
Ertrinken	Fastertrinken
Verbrennen	Brandverletzung
Bolustod	Aspiration bei Erwachsenen
Verbluten aus Magendarmkanal	Blutung aus Magendarmkanal
Sekundenherztod	Cardiogener Schock
Herzatemstillstand ohne Todeszeichen	Herzatemstillstand ohne Todeszeichen
Tod vor Eintreffen	–
kachektische Patienten	kachektische Patienten
sonstige Patienten	sonstige Patienten

4.1.2 Vorstudie

In einem der später im Rahmen der Hauptstudie untersuchten großstädtischen Notarztwagensysteme wurden über einen Zeitraum von 15 Monaten 20 eingesetzte Ärzte anhand des entwickelten Fragebogeninventars untersucht.

4.1.2.1 Durchführbarkeit und Akzeptanz

Der Anspruch der Studie, präklinisch reanimierende Ärzte direkt nach erfolgter Reanimation zu untersuchen, sollte auf seine Durchführbarkeit überprüft werden.
Der Fragebogen wurde von den Ärzten akzeptiert. Die Studie erwies sich als durchführbar. Insgesamt konnten Daten von 20 Ärzten anlässlich 269 präklinischer Einsätze mit Reanimation und Todesfeststellungen erhoben werden. Dabei gelang es, verglichen mit der Einsatzstatistik der für den Notarztwagen zuständigen Berufsfeuerwehr, 75 % aller für die Studie in Betracht kommenden Einsätze des Untersuchungszeitraums zu erfassen.

4.1.2.2 Itemauswahl

Zweck des Fragebogeninventars war es, möglichhst viele Aspekte der ärztlichen Entscheidungsvariablen von präklinischen Reanimationen zu erfassen. Die Ärzte fanden so einen Fragebogen vor, der sich am Ablauf einer Reanimation oder Todesfeststellung orientierte und für möglichst viele Situationen eines damit in Zusammenhang stehenden Notfalleinsatzes eine Antwortmöglichkeit bot. Als Leitlinie dienten dabei die Ergebnisse der Pilotstudie. Im einzelnen wurden die folgenden Variablen erfragt:

Arzt-, Patienten-, Situations- und Reanimationsentscheidungsvariablen

Arztvariablen (nicht-klinisch)
- Biographische Daten des Arztes

Patientenvariablen (klinisch und nicht-klinisch)
- Alter
- Geschlecht
- Diagnose

Situationsvariablen (nicht-klinisch)
- Vorgeschichte des Einsatzes
- Einstellung des Arztes zum spezifischen Notarztwagen-Einsatz
- Einsatzcharakteristika
- Angehörigenvariablen

Reanimationsvariablen
- Ort der Reanimation
- Reanimationsentscheidungen des Arztes
- anlässlich des Reanimationsbeginns
- anlässlich therapeutischer Maßnahmen während der Reanimation
- anlässlich der Selbstbeteiligung des Arztes an durchgeführten Maßnahmen
- anlässlich des Abbruchs der Reanimation
- anlässlich der Reanimationsdauer

Scores

Zur Reduktion des Variablensatzes wurden Scores derjenigen Variablen gebildet, die mit dem ärztlichen Kontakt zu den Angehörigen, der Selbstbeteiligung des Arztes an medizinischen Handlungen und seiner therapeutischen Aktivität in Zusammenhang standen. Dazu wurden die Werte der im folgenden beschriebenen Items summiert. Aufgezeichnet sind Cut-offs und Reliabilitäten der Scores.

- Therapeutischer Anwendungsscore des Arztes: Summe aus der Medikamenten-Gabe, der EKG-Ableitung, der Defibrillator- und Schrittmacher-Anwendung. Cut-off: bis zwei eingesetzt oder mehr. α=0,54
- Aktivitätsscore des Arztes: Summe aus Arztselbstbeteiligungen an der Herzdruckmassage, der Beatmung, der Medikamenten-Gabe und der Umlagerung des Patienten: Cut-off: bis zwei eingesetzt oder mehr. α=0,59
- Kontaktscore Arzt/Angehörige: Summenscore aus Arztvorstellung bei Angehörigen (bei Angehörigen vorgestellt/nicht vorgestellt) und 5 Kontaktvariablen zu Angehörigen während der Reanimation (während der Reanimation beim Patienten geblieben oder hin- und hergependelt und Angehörige informiert – Türen zum Reanimationsraum geschlossen oder geöffnet – Angehörige im Reanimationsraum anwesend oder nicht – Angehörige haben bei der Reanimation geholfen oder nicht – Angehörige als betroffen erlebt/nicht als betroffen erlebt). Cut-off: bis eins genannt oder mehr. α=0,71

Hohe Scores bedeuten intensivere therapeutische Anwendungen, höhere Aktivität des Arztes dabei und stärkeren Kontakt zwischen Arzt und Angehörigen.

4.1.3 Hauptstudie

4.1.3.1 Allgemeine Konstruktebene

Als Leitlinie dienten für die Items der Entscheidungsebenen die Ergebnisse der Pilot- und Vorstudie. In der Hauptstudie wurden sie durch Gottschalk-Gleser-Interviews ergänzt.
Die Wahl des Testinventars fiel dabei aus zwei Gründen auf das Gottschalk-Gleser Verfahren: Zum ersten können mit der von Gottschalk und Gleser [196] in den USA entwickelten und auf deutsche Verhältnisse angepassten und überprüften [197, 198] Sprachinhaltsanalyse Sprachproben nach Angst, Aggressivität und Hoffnung ausgewertet werden. Damit bilden sie drei für die Reanimationsentscheidungen wichtige Affekte ab. Zum zweiten ist die Sprachprobe innerhalb kurzer Zeit erhebbar und das Verfahren damit auch zur Beschreibung von präklinisch eingesetzen Ärzten geeignet.
Das Verfahren selbst basiert vorwiegend auf tiefenpsychologischen Elementen, berücksichtigt jedoch auch behavioristische und linguistische Theorien. Gottschalks & Glesers Grund-annahmen sind, dass sich die momentan vorhandenen Affekte im Inhalt des zur gleichen Zeit Gesprochenen niederschlagen und dadurch gemessen werden können.

4.1.3.2 Spezielle Konstruktebene

Zugang zu den Variablen der ärztlichen Entscheidungen

Der Zugang zu den erfassten Variablen orientierte sich am Ablauf der Reanimation. Dieser wurde dazu in die drei Bereiche eingeteilt (➤ Abb. 4.1: Zugang zu den Variablen)

- Entscheidungen des Arztes beim Reanimationsbeginn
- Entscheidungen des Arztes beim Reanimationsverlauf
- Entscheidungen des Arztes beim Reanimationsabbruch

Als abhängige Variablen wurden diejenigen für die Entscheidungen des Arztes bei Beginn, Verlauf und Abbruch der Reanimation betrachtet. Die unabhängigen Variablen stellten dabei die Patienten-, Arzt-, und Situationsvariablen (links in der ➤ Abb. 4.1) dar.

Darstellung der Variablen ärztlicher Entscheidungen

Wurden bislang in der Literatur bisher lediglich Reanimationsentscheidungsraten solchen der Todesfeststellung gegenübergestellt, so werden in der vorliegenden Studie die ärztlichen Entscheidungen beim Reanimationsbeginn oder -abbruch differenziert dargestellt.

Die erste Entscheidung, die ein Arzt in der Reanimationssituation zu treffen hat, ist die der Todesfeststellung. Entscheidet sich der Arzt für den Tod, so ist dies unwiederbringlich und nicht zu korrigieren. Anders als im Falle der Reanimation bleibt keine Zeit, aus dem weiteren Verlauf Konsequenzen zu ziehen. Diese wichtige ärztliche Entscheidung wird im folgenden in allen Tabellen und Grafiken zum Reanimationsbeginn und -abbruch als erstes dargestellt und „Todesfeststellung" genannt.

Entscheidet sich der Arzt für die Reanimation, bleibt Zeit, den sich dann ergebenden Verlauf zunächst einmal zu beobachten. Tritt der Tod endgültig ein, so muss sich der Arzt entscheiden, ob nach seiner Meinung eine Indikation für einen Reanimationabbruch vorliegt oder nicht. Deshalb wird diese zweite wichtige ärztliche Entscheidung im folgenden als zweites dargestellt und „Reanimation + Abbruch" genannt.

Finden sich eindeutige Kriterien für eine erfolgreiche Wiederbelebung, so wird der Arzt den Patienten für reanimiert erklären und ihn in die nächste Klinik begleiten. Das primäre Reanimationsüberleben als Resultat der ärztlichen Entscheidungen und Handlungen wird als drittes Item einbezogen und dargestellt (Reanimation + Überleben). Alle drei Items addiert ergeben jeweils 100 %, d. h. alle Behandlungsfälle. Sie werden im folgenden unter dem Begriff Reanimationsquote zusammengefasst (➤ Abb. 4.3).

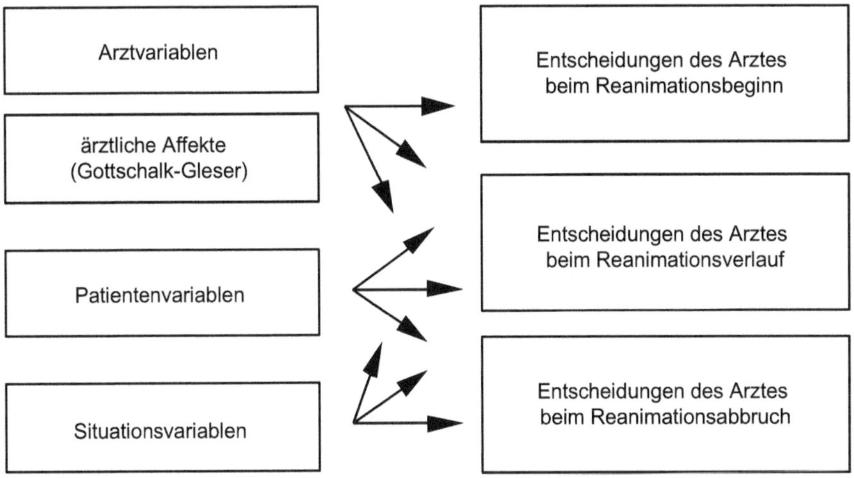

Abb. 4.1 Zugang zu den Variablen

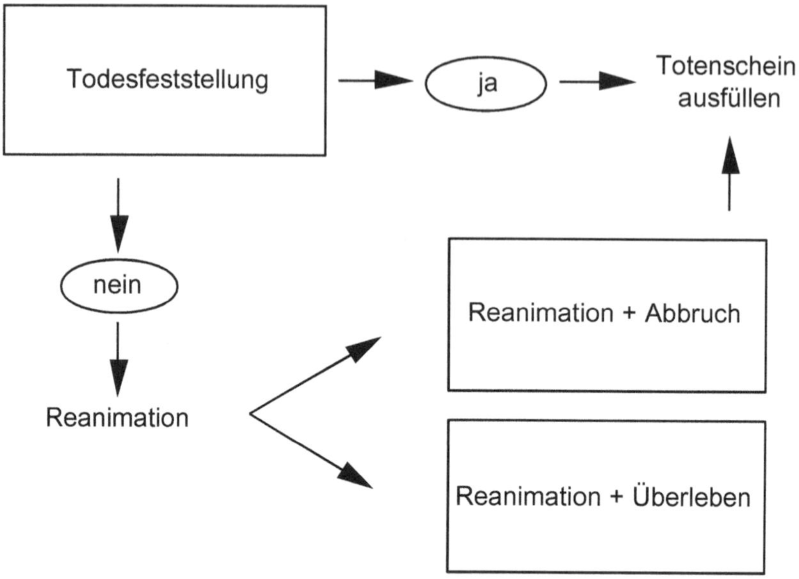

Abb. 4.2 Mögliche ärztliche Reanimationsentscheidungen (Reanimationsquote)

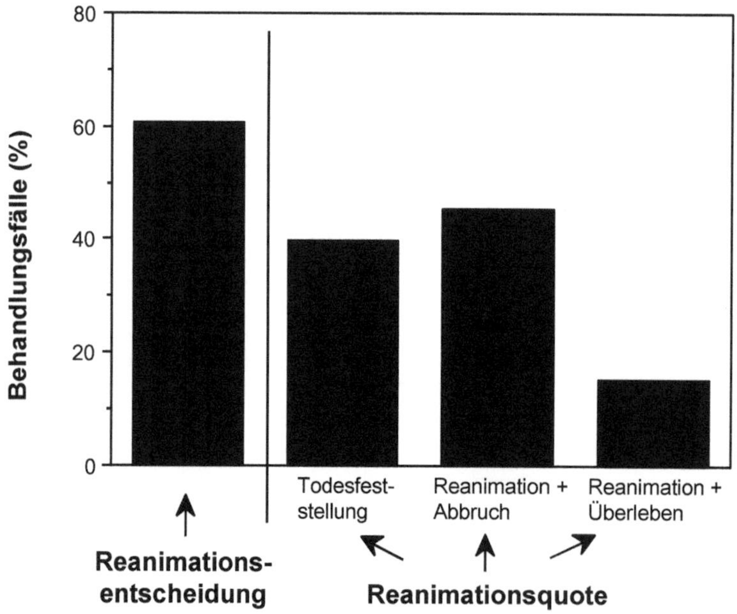

Abb. 4.3 Darstellung der ärztlichen Entscheidungen anlässlich des Reanimationsbeginns und -abbruchs (Reanimationsentscheidung/Reanimationsquote)

Zur besseren Vergleichbarkeit der Ergebnisse wird die Reanimationsquote in Form von nebeneinanderstehenden Balken dargestellt. Um eine Vergleichbarkeit mit bisher in der Literatur gewählten Darstellungen zu erhalten, wird an der linken Seite jeder Grafik die übliche Darstellung der

Tab. 4.2 Abhängige Variablen für Beginn, Verlauf und Abbruch der Reanimation

1. Variable für die Entscheidung beim Reanimationsbeginn	
Reanimationsentscheidung	Reanimation oder Todesfeststellung (dichotom)
Todesfeststellung (Reanimationsquote)	ärztliche Entscheidung: Todesfeststellung
2. Variablen für die Entscheidungen beim Verlauf der Reanimation	
Medikation	Medikamentenanwendung: ja oder nein
EKG	EKG-Ableitung: ja oder nein
Schrittmacher	Schrittmacher-Anwendung: ja oder nein
Defibrillation	Defibrillator-Anwendung ja oder nein
Selbstbeteiligung des Arztes an HDM	Arztselbstbeteiligung an der Herzdruckmassage: ja oder nein
Selbstbeteiligung des Arztes an Beatmung	Arztselbstbeteiligung an der Beatmung: ja oder nein
Selbstbeteiligung des Arztes an Medikation	Arztselbstbeteiligung an der Medikamentengabe: ja oder nein
Selbstbeteiligung des Arztes an Umlagerung	Arztselbstbeteiligung an der Umlagerung des Patienten: ja oder nein
therapeutischer Anwendungsscore des Arztes	Summenscore: bis zwei eingesetzt oder mehr
Aktivitätsscore des Arztes	Summenscore: bis zwei eingesetzt oder mehr
3. Variable für die Entscheidung beim Abbruch der Reanimation	
Reanimation + Abbruch (Rea-quote)	ärztliche Entscheidung: Abbruch der Reanimation
Reanimation + Überleben (Rea-quote)	ärztliche Entscheidung: Patient überlebt primär
Reanimationsdauer	Dauer der Reanimation in Minuten (metrisch)

Reanimationsentscheidung (Als Summe der Items „Reanimation + Abbruch sowie Reanimation + Überleben“) der Reanimationsquote vorangestellt.

4.1.3.3 Messebene (Reanimationsentscheidung/Reanimationsquote)

Im folgenden werden die abhängigen Variablen für die Entscheidungen beim Beginn, Verlauf und Abbruch einer Reanimation dargestellt. In den Tabellen sind dazu auf der linken Seite die verwendeten Variablennamen, auf der rechten Seite die Inhalte derselben genannt. Nähere Angaben zu Summenscores finden sich oben.

Die Variablen für die Entscheidungen beim Verlauf der Reanimation wurden in den oben angebenen Skalenniveaus erfragt, um auf die Entscheidung für oder gegen eine Behandlungsmaßnahme im Rahmen der Reanimation abzuheben. Deshalb wurde bewusst auf eine weiterführende inhaltliche Beschreibung, z. B. nach Art und Menge der eingesetzten Medikamente, verzichtet.

Items der Entscheidungen bezüglich der ärztlichen Selbstbeteiligung an den einzelnen Reanimationsmaßnahmen (als Summenscore „Aktivitätsscore des Arztes“) wurden erfragt, um möglicherweise psychologisch wichtige Unterschiede auf der Handlungsebene zu gewinnen. Dabei ist bedeutsam, dass Ärzte bei der präklinischen Reanimationssituation generell die Möglichkeit haben, Herzdruckmassage, Beatmung, Medikation und Umlagerung des Patienten an die obligat anwesenden Rettungsassistenten zu delegieren. Ein Abweichen von dieser Möglichkeit wird hier als Variable für eine ärztliche Entscheidung zu näherem Eingehen auf die Reanimationssituation bewertet (➤ Tab. 4.2).

Die unabhängigen Variablen (Patienten-, Arzt- und Situationsvariablen) sind in den folgenden sechs Tabellen (➤ Tab. 4.3, ➤ Tab. 4.4, ➤ Tab. 4.5, ➤ Tab. 4.6, ➤ Tab. 4.7, ➤ Tab. 4.8) dargestellt.

Tab. 4.3 Unabhängige Patientenvariablen

Patientenalter	dichotomisiert am Median 66 Jahre
Patientengeschlecht	männlich oder weiblich
Beruf des Patienten I	Akademiker/in, Angestellte(r), Arbeiter/in, Hausfrau, Rentner/in, Kind, Schüler, Azubi, sonstige
Beruf des Patienten II	Gruppenbildung über drei Berufskategorien: 1. Rentner 2. übrige Berufe 3. Beruf nicht erfragt
Diagnose I	genannte Diagnosen
Diagnose II	Gruppenbildung über sechs Diagnosekategorien: 1. Suizid/Suizidversuch 2. Verunfallte Patienten 3. Sekundenherztod/cardiogener Schock 4. Herzatemstillstand 5. Tod vor Eintreffen 6. selten genannte Diagnosen
Diagnose III	Gruppenbildung über drei Diagnosekategorien: 1. Suizide/Suizidversuche 2. Tod vor Eintreffen 3. übrige Diagnosen
Diagnose IV	Gruppenbildung über Patientenkategorien: 1. cardiologische Patienten 2. Verunfallte Patienten
Diagnose V	Gruppenbildung über Behandlungskategorien: 1. internistische Notfälle 2. chirurgische Notfälle
Überleben des Patienten	ja oder nein

Tab. 4.4 Unabhängige Arztvariablen

Arztalter I	dichotomisiert am Median 34 Jahre
Arztgeschlecht	männlich oder weiblich
Ärztliche Weiterbildung	Innere Medizin, Chirurgie, Anästhesie
Dauer ärztlicher Tätigkeit I	dichotomisiert am Median 5 Jahre
Dauer ärztlicher Tätigkeit II	Gruppenbildung: 1. 1 Jahr 2. 2 Jahre 3. 3 Jahre 4. 4 Jahre 5. 5 Jahre und mehr
Dauer notärztlicher Tätigkeit I	dichotomisiert am Median 4,5 Monate
Dauer notärztlicher Tätigkeit II	Gruppenbildung: 1. bis zu 1 Monat 2. 1 Monat 3. 2 Monate 4. 3 Monate 5. 4 Monate und mehr
Klinikzugehörigkeit	nominal
Abteilungszugehörigkeit innerhalb Klinik I	nominal

Tab. 4.4 Unabhängige Arztvariablen (Forts.)

Abteilungszugehörigkeit innerhalb Klinik II	Gruppenbildung: 1. Innere Medizin 2. Chirurgie 3. Anästhesie
Familienstand	ledig oder verheiratet/mit Partner lebend
Anzahl der Kinder	kein Kind oder eins und mehr Kinder
Religionzugehörigkeit	evangelisch, katholisch, keine, sonstige
persönliche Verluste in den letzten 12 Monaten	Umzug, Trennung, Tod naher Angehöriger oder Abort in der Partnerschaft in den vergangenen 12 Monaten vor der Befragung: ja oder nein
Inanspruchnahme professioneller Hilfen	Balintgruppen, Einzel- oder Gruppentherapie: ja oder nein
Problembewusstsein bezüglich Reanimation	vorhanden oder nicht
Problemlösungen bezüglich Reanimation	vorhanden oder nicht
Anzahl der abgegebenen Fragebogen	dichotomisiert jeweils am Median 13 Patientenbögen
Gottschalk-Einzel-und Summenscores für Angst, Aggressivität und Hoffnung	dichotomisiert jeweils am Median

Tab. 4.5 Unabhängige Situationsvariablen – Einstellung des Arztes zum spezifischen Notarztwageneinsatz

Voraussage der Reanimationsbedürftigkeit	ja/nein
subjektive Einschätzung der Anspannung während der Anfahrt	stark, mittel, leicht, gar nicht
negative/positive Einschätzung der Situation am Einsatzort	negativer, gleich, positver als in der Realität

Tab. 4.6 Unabhängige Situationsvariablen – Vorgeschichte des Einsatzes

Schicht	Tag, Nacht oder 24-Stundenschicht
Ausrückzeit	dichotomisiert am Median 12 Uhr 30
Fehlfahrten in der Schicht zuvor	bis eine oder zwei und mehr Fehlfahrten
Anzahl der Toten in der Schicht zuvor	kein Toter oder ein und mehr Tote
Anzahl der erfolgreich Reanimierten in der Schicht zuvor	kein erfolgreich Reanimierter oder eine und mehr erfolgreich Reanimierte
Anzahl der erfolglos Reanimierten in der Schicht zuvor	kein erfolglos Reanimierter oder eine und mehr erfolglos Reanimierte

Die erhobenen Situationsvariablen lassen sich in vier Teile untergliedern:

- Einstellung des Arztes zum spezifischen Notarztwagen-Einsatz
- Vorgeschichte des Einsatzes
- Einsatzcharakteristika
- Angehörigenvariablen

Diese sind in den folgenden vier Tabellen (➤ Tab. 4.5, ➤ Tab. 4.6, ➤ Tab. 4.7, ➤ Tab. 4.8) zusammengefasst.

Mögliche wechselseitige Zusammenhänge zwischen den unabhängigen Arzt-, Patienten- und Situationsvariablen wurden jeweils für die auf signifikante Unterschiede hinweisenden Variablen gerechnet und bei der Auswertung berücksichtigt (➤ Tab. 8.40, ➤ Tab. 8.41, ➤ Tab. 8.42, ➤ Tab. 8.43, ➤ Tab. 8.44, ➤ Tab. 8.45).

Tab. 4.7 Unabhängige Situationsvariablen – Einsatzcharakteristika

Zeit	Stunden und Minuten
Jahreszeiten	Frühjahr, Sommer, Herbst oder Winter
Fundort	Haus, Arbeitsplatz, unter freiem Himmel, in öffentlichen Gebäuden, im NAW/RTW/ KTW, sonstige Fundorte
Reanimationsort	am Fundort, nach Umlagerung, später auf Transport

Tab. 4.8 Unabhängige Situationsvariablen – Angehörigenvariablen

Personen anwesend	Anwesenheit, Anzahl
nahe Angehörige anwesend	Anwesenheit, Anzahl
Ehepartner anwesend	Anwesenheit
Kontaktscore Arzt/Angehörige	Summenscore: bis eins genannt oder mehr als eins

4.1.3.4 Messebene (Gottschalk-Gleser Items)

Von Interesse waren die ärztlichen Affekte Aggressivität, Angst und Hoffnung. Nach Gottschalk und Gleser verhalten sich die Häufigkeit und Direktheit des Ausdrucks von Affekten sowie die persönliche Beteiligung des Untersuchten dabei proportional zur Größe des Affektes und lassen sich mit einem Gewichtungssystem quantifizieren.
Folgende Gottschalk Einzel- und Summenscores wurden erhoben:

Angstskalen

Die Angstskalen messen dabei Inhalte über das folgende Quantifizierungssystem. Inhalte, die bei dem Sprechenden, bei anderen Lebewesen, bei unbelebten Objekten oder im Falle von Verneinung oder Verleugnung des Inhaltes erlebt oder aufgetreten sind. Entsprechend der Richtung des Inhaltes wird die nachfolgende Gewichtung vorgenommen:

a. beim Sprechenden (3)
b. bei anderen Lebewesen (2)
c. bei unbelebten Objekten (1)
d. Verneinung und Verleugnung der Inhalte (1)

Die einzelnen Inhalte selbst setzen sich folgendermaßen zusammen:

Aggressionsskalen

Bezüglich der Inhaltskategorien der Aggressivitätsskalen werden folgende Affekte erfasst:

Hoffnungsskalen

Mit der Hoffnungsskala sollten die Intensität von Hoffnung und Optimismus erfasst werden [199]. Den Begriff Hoffnung sehen Gottschalk und Gleser dabei in enger Beziehung zu optimistischer Einstellung, Erwartung von positiven Ergebnissen, Verbesserung der Unterstützung von Unterprivilegierten, Genesung nach schwerer Krankheit oder Anstreben eines geistigen oder religiösen Lebensziels. Dabei wurde die übersetzte und revidierte deutsche Form der Hoffnungsskala zur Auswertung herangezogen. Die Kodierungsregeln unterscheiden sich nicht von denen der anderen Skalen, auf ein differenziertes Gewichtungssystem wurde jedoch verzichtet. Lediglich die Polung, positiv oder negativ, je nach Zugehörigkeit zur Kategorie Hoffnung oder Hoffnungslosigkeit, wurde berücksichtigt [200, 201].
Bei den Inhaltskategorien Hoffnung wird folgende Gewichtung vorgenommen: Hoffnung geht von a) anderen, b) vom Sprechenden aus.

Tab. 4.9 Gottschalk Einzel- und Summenscores der Hauptstudie

Gottschalk-Einzelscores
Angst
Todesangst
Verletzungsangst
Trennungsangst
Schuldangst
Schamangst
diffuse Angst
Aggressivität
nach außen gerichtete offene Aggressivität
nach außen gerichtete verdeckte Aggressivität
nach innen gerichtete Aggressivität
ambivalente Aggressivität
Hoffnung
positive Hoffnung
negative Hoffnung (Hoffnungslosigkeit)
Gottschalk-Summenscores
Gesamtaggressivität
Gesamtangst
Gesamthoffnung

Tab. 4.10 Zusammensetzung der Angstskalen

1. Todesangst: Äußerungen über Tod, Sterben, Zerstörung
2. Verletzungsangst: Äußerungen über Verletzungen, körperliche Schäden
3. Trennungsangst: Äußerungen über Verlassen-werden, Liebesverlust oder Verlust des geliebten Objekts
4. Schuldangst: Äußerungen über Kritik, Verurteilung, Schuld
5. Schamangst: Äußerungen über Spott, Unzulänglichkeit
6. diffuse oder unspezifische Angst: Ängstliche Äußerungen in einzelnen Wörtern oder Sätzen ohne Charakterisierung der Art oder der Ursache der Angst

Tab. 4.11 Zusammensetzung der Aggressionsskalen

1. nach außen gerichtete offene Aggressivität: Andere Menschen oder die Umwelt sind Ziel eines aggressiven Impulses oder Opfer einer Aggression, die vom Subjekt selbst ausgeht (der Untersuchte selbst ist Täter, andere sind Opfer)
2. nach außen gerichtete verdeckte Aggressivität: Andere Menschen oder die Umwelt sind Ziel eines aggressiven Impulses oder Opfer einer Aggression, die von anderen ausgeht (andere sind Täter, andere sind Opfer). Diese Form stellt auch die abgewehrte erste Form dar, indem der eigene Impuls auf andere projiziert wird
3. nach innen gerichtete Aggressivität: Ein aggressiver Impuls wird gegen die eigene Person gerichtet und führt zu selbstkritischen und selbstschädigenden Gedanken und Handlung (der Untersuchte selbst ist Täter, der Untersuchte selbst ist Opfer). Diese Form ist Teil des depressiven Syndroms
4. ambivalente Aggressivität: Ein aggressiver Impuls wird sowohl auf andere projeziert als auch gegen die eigene Person gewandt (der Untersuchte selbst ist Opfer, andere sind Täter). Diese Form ist ein Teil des paranoiden Syndroms

Tab. 4.12 Inhalte der Skala für Hoffnung

1. Der Sprechende oder andere nehmen Hilfe, Rat, Unterstützung, Unterhalt, Vertrauen an oder erhalten sie/es
2. Äußerungen über optimistische Gefühle zur Gegenwart, Vergangenheit oder Zukunft
3. Äußerungen darüber, der Empfänger von günstigem Schicksal, Glück, Gottes Gnade oder Segen zu sein, sein zu wollen oder danach zu suchen
4. Äußerungen jeder Art von Hoffnung, die ein hypothetisches Ziel wie hohe Lebenserwartung, harmonische zwischenmenschliche Beziehungen und Überlebenschancen beinhalten

Tab. 4.13 Inhalte der Skala für Hoffnungslosigkeit

Inhaltskategorien Hoffnungslosigkeit:

1. Äußerungen darüber, nicht der Empfänger von günstigem Schicksal, Glück, Gottes Gnade oder Segen zu sein, es nicht zu wünschen oder nicht danach zu suchen
2. Der Sprechende oder andere erhalten oder empfangen keine Hilfe, Rat, Unterhalt, Unterstützung, Vertrauen, Achtung
3. Äußerungen über Hoffnungslosigkeit, Verlust an Hoffnung, Verzweiflung, Mangel an Zuversicht, Mangel an Interesse, Gefühle von Pessimismus, Entmutigung

Alle transkribierten Texte wurden nach 6 Angstskalen, 4 Aggressivitätsskalen und 2 Hoffnungsskalen ausgewertet. Außerdem wurden Summenscores der Skalen für Angst, Aggressivität und Hoffnung gebildet.

4.2 Durchführung der Hauptstudie

4.2.1 Vorgehen

In vier norddeutschen Städten, Hamburg, Kiel, Lübeck und Rendsburg, wurden über den Zeitraum eines Jahres alle erreichbaren präklinischen Notarzteinsätze dokumentiert, bei denen es zu einer Reanimation und/oder Todesfeststellung kam. Insgesamt waren Ärzte von sechs Krankenhäusern bzw. sechzehn medizinischen, chirurgischen oder anästhesiologischen Abteilungen bereit, an der Untersuchung mitzuwirken. Während in allen Städten ausschließlich Notarztwagenärzte untersucht wurden, konnten in Rendsburg tagsüber auch Rettungshubschrauberärzte in die Studie teilweise einbezogen werden.

Die Strukturen der Bereitschaftsdienste der Notärzte variierte in den Kliniken. In Rendsburg und in der Medizinischen Universität zu Lübeck bestand ein anderes Schichtsystem als in den Krankenhäusern von Hamburg und Kiel. In den erstgenannten Städten hatte jeweils ein Arzt einen Tag lang Bereitschaftsdienst. Am Tage nahm er an der medizinischen Routine seiner Abteilung teil und wurde im Einsatzfall von der Notarztwagen-Besatzung in seiner Klinik oder Abteilung abgeholt. In Hamburg und Kiel bestand ein Zwei-Schicht-System mit einer Befreiung von den medizinischen Routinearbeiten.

Die Länge der Bereitschaftsdienste variierte gleichfalls. In Hamburg hatte der Arzt jeweils eine oder zwei Wochen lang entweder Nacht- oder Tagdienst. Er nahm, ausgenommen das Allgemeine Krankenhaus St. Georg, während dieser Zeit nicht am Routinedienst teil. Nach dem Dienst hatte

er eine Freiwoche und wechselte dann in den komplementären Dienst über (z. B. von der Tag- in die Nachtschicht). Die Gesamtdauer der Zuteilung zum Notarztwagen-Bereitschaftsdienst variierte in Abhängigkeit von der Abteilungszugehörigkeit (Dienst-Freizeit-Gesamtlänge). Die kürzeste Zeit bestand in Lübeck und Rendsburg mit einem Tag, die längste im Hamburger Krankenhaus Wandsbek und im Städtischen Krankenhaus Kiel mit jeweils zwei Monaten.
Durch diese Bedingungen entstanden Schwierigkeiten bei der Vergleichbarkeit der präklinischen Einsätze. Sie mussten aber in Kauf genommen werden, da sonst die Zahl der zu befragenden Ärzte zu klein oder die Zeit der Untersuchung zu lang geworden wäre.
Die Durchführung der Untersuchung gliederte sich in vier Phasen:

- Einführung in die Studie
- Befragung zur Person des Arztes anhand des Arztfragebogens
- Erhebung der Daten über die präklinischen Reanimationen
- Erhebung der Gottschalk-Gleser-Sprachprobe

4.2.1.1 Einführung in die Studie

Die Studie wurde an jeder Abteilung zunächst den leitenden Abteilungsärzten bzw. Ärztinnen vorgestellt, um ihr Einverständnis für die Datenerhebung an der Klinik zu erhalten. Danach konnte bei allen Ärzten der jeweiligen Abteilungen – zumeist in einer Besprechung – für die Untersuchung geworben werden. Neben Informationen über Sinn und Zweck der Studie wurden die Freiwilligkeit der Teilnahme betont und individuelle Besuche aller auf dem Notarztwagen tätigen Ärzte angekündigt. In diesen Besuchen wurden alle am Notarztdienst beteiligten Ärzte einzeln angesprochen, mit Details der Studie vertraut gemacht und zusätzlich motiviert.
Ein Probelauf und eine Durchführungsüberprüfung pro Notarztwagen-Ort und Klinik schloss sich an. Deren Ergebnisse gingen mit in den Pool der später erhobenen Daten ein.

4.2.1.2 Befragung zur Person des Arztes anhand des Arztfragebogens

Jeder zur Teilnahme bereite Arzt wurde hinsichtlich biografischer Variablen im sogenanten „Arztfragebogen“ befragt.

4.2.1.3 Erhebung der Daten über die präklinische Reanimation (Einsatzfragebogen)

Jeder Notarztwagen-Einsatz mit einer Reanimation oder einer Todesfeststellung (ohne Reanimation) wurde in seinem Ablauf durch den Arzt anhand eines Ablauffragebogens protokolliert. Um zu ermöglichen, dass jeden Einsatz erfasst wird, wurden in jedem Notarztwageneinsatzzentrum Fragebögen hinterlegt, sowie ein verschließbarer Briefkasten installiert, in dem die ausgefüllten Einsatzfragebögen deponiert werden konnten. Zur Behebung von möglichen Störungen im Ablauf der Erhebung mussten alle Abteilungen zweimal pro Woche von einem Untersucher aufgesucht werden. Motivationsprobleme bei den Ärzten konnten so frühzeitig in Einzelgesprächen behoben werden.

4.2.1.4 Erhebung der Gottschalk-Gleser-Sprachprobe

Nach dem jeweils letzten Notarztwagen-Turnus des Arztes wurde in einem Interview die Gottschalk-Gleser-Sprachprobe von fünf Minuten Länge erhoben. Dabei kam eine abgewandelte und auf den Notarztdienst focussierende Anweisung zur Anwendung: „Bitte berichten Sie in den

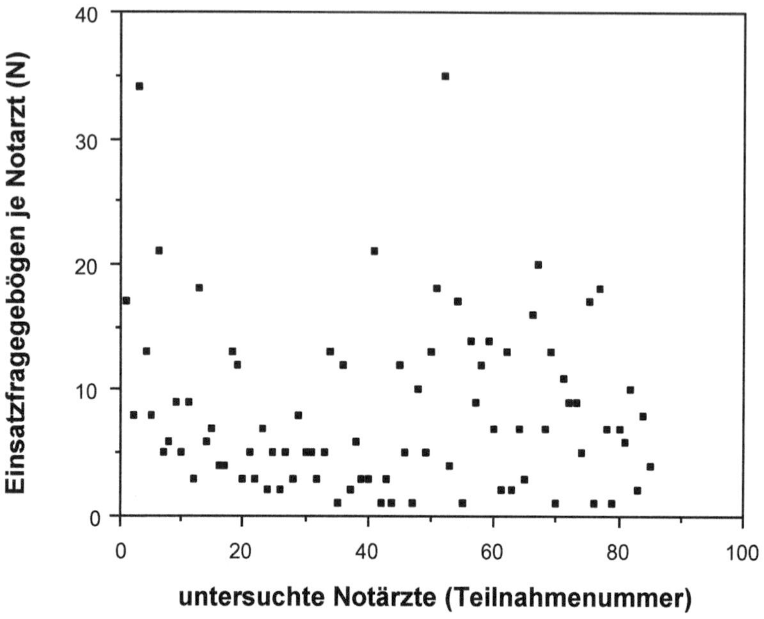

Abb. 4.4 Varianz der abgegebenen Einsatzfragebögen je Notarzt

nächsten fünf Minuten über Ihre Erlebnisse mit Reanimierten, Verstorbenen und deren Angehörigen während Ihres Dienstes auf dem Notarztwagen".

4.2.2 Beschreibung der Datenbasis

Die vorliegende Datenbasis ergibt sich aus dem Teilnahmeverhalten der Ärzte an der Untersuchung. Zwei Datensätze zur Beschreibung der untersuchten Ärzte entstanden:

- Beschreibung der Ärzte durch Einsatzfragebögen

Es wurden hierzu alle Arzt- sowie Einsatzbögen zusammengestellt. Da 10 befragte Ärzte nur Arztfragebögen, jedoch keine Patientenbögen abgegeben hatten, ergab sich eine Gesamtstichprobe von 86 Notärzten mit Angaben über 705 Reanimationen und/oder Todesfeststellungen.

- Beschreibung der Ärzte durch Arztfragebögen und Gottschalk-Interviews

Berücksichtigt werden konnten von den 86 mittels Arztfragebogen erfassten Notärzten die 76 Ärzte, welche ein Gottschalk-Gleser-Interview gegeben hatten.

4.2.3 Stichprobenbildung

Da es sich bei der vorliegenden Untersuchung um eine solche von Ärzten über ihre Behandlungsfälle handelt, mussten vor der Auswertung folgende Besonderheiten bedacht werden:

1. die Anzahl der Behandlungsfälle pro Arzt
2. die Normalverteilung in bezug auf die Behandlungsfälle
3. ein möglicher Messwiederholungseffekt bezüglich der Behandlungsfälle

ad 1: Die Anzahl der pro Arzt maximal abgegebenen Einsatzfragebögen schwankte zwischen 1 und 35 mit einem Median von 13 abgegebenen Bögen pro Arzt. (➤ Abb. 4.4).
Um die durch die unterschiedliche Anzahl der abgegebenen Bögen mögliche Verfälschung der Ergebnisse zu beurteilen, wurde deshalb neben der Gesamtstichprobe von 86 Ärzten mit 705 Behandlungsfällen eine Teilstichprobe von Ärzten mit gleicher Anzahl von Einsatzbögen ausgewählt und zusätzlich untersucht.
Dabei war zu bedenken, dass hierin nur Ärzte mit einer Mindestanzahl von Einsatzfragebögen eingehen konnten, um ausreichende Varianzen der Items zu erhalten. Vorausgewählt wurden so zwei Stichproben, welche ausreichend hohe Arztzahlen erwarten ließen:

1. eine Teilstichprobe aller Ärzte, die jeweils drei Reanimationen protokolliert hatten. Dabei ergaben sich Einsatzbögen von 37 Ärzten über 112 Reanimationen und 74 Todesfeststellungen.
2. eine Teilstichprobe aller Ärzte, die jeweils fünf Reanimationen protokolliert hatten. Dabei ergaben sich Bögen von 41 Ärzten über 205 Reanimationen.

ad 2.: Zur Normalverteilung
In der Gesamtstichprobe ergaben sich Normalverteilungen der hierzu herangezogenen Reanimationszeiten. In der Teilstichprobe mit jeweils 3 Reanimationen und 2 Todesfeststellungen hingegen stellen sich Ungleichverteilungen dar. In der Teilstichprobe mit 5 Reanimationen zeigten sich keine signifikanten Bartlett-Test-Ergebnisse, d. h. keine Abweichungen von der Normalverteilung.
ad 3.: Zum Messwiederholungseffekt
Bei der Prüfung dieser Voraussetzungen für die Varianzanalyse fanden sich in der Teilstichprobe 5 Reanimationen zwischen den Situationen keine signifikanten Reihenfolgeeffekte. Diese Teilstichprobe ist somit normalverteilt und frei von Verfälschungen durch die Anzahl der abgegebenen Bögen oder einen Messwiederholungseffekt.
Es ergaben sich neben der Gesamtstichprobe

- alle untersuchten Ärzte (86 Ärzte, 705 Behandlungsfälle) und der Stichprobe
- mit Gottschalk-Gleser-Interview untersuchte Ärzte (76 Ärzte) eine Teilstichprobe
- Ärzte mit 5 Reanimationen und alle während dieser Zeit durchgeführten Todesfeststellungen (41 Ärzte, 315 Behandlungsfälle)

4.2.4 Beschreibung der Stichproben

In allen Stichproben waren mehr männliche als weibliche Ärzte, überwiegend Anästhesisten oder Internisten, vertreten. Das durchschnittliche Alter betrug etwas über 30 Jahre. Die Ärzte waren im Mittel fast vier Jahre ärztlich und fast 10 Monate in der präklinischen Notfallmedizin tätig. Die meisten waren verheiratet, zumeist kinderlos. Der überwiegende Teil gab an, keiner Religion anzugehören, die zweitstärkste Gruppe war evangelisch (➤ Tab. 8.1).
Das Patientenalter betrug in allen Stichproben im Mittel etwas über 60 Jahre. 66 % der Patienten waren männlich, der Rest weiblich, Rentner überwogen. In den Proportionen stimmten die Gesamtstichprobe und die gezogen Teilstichproben überein (➤ Tab. 8.2, Tab. 8.3).
Zu den einzelnen Arztstichproben kann Folgendes gesagt werden:
1. Gesamtstichprobe aller untersuchten Ärzte (86 Ärzte mit insgesamt 705 Einsätzen)
Es gingen Fragebögen aus 17 Abteilungen der Kliniken Städtisches Krankenhaus Kiel, Allgemeines Krankenhaus Harburg in Hamburg, Allgemeines Krankenhaus Wandsbek in Hamburg, Allge-

Tab. 4.14 Häufigkeitsverteilung der Diagnosen in der Gesamtstichprobe (in %) nach Überleben/Nicht Überleben. Linke Spalte: Verstorbene Patienten. Rechte Spalte: Überlebende Patienten.

plötzlicher Kindstod	1.2	plötzl. Kindstod m. Überleben	0.1
Unfall mit Eingeklemmten	2.0	Unfall mit Eingeklemmten	0.3
Unfall ohne Eingeklemmte	2.6	Unfall ohne Eingeklemmte	0.1
Gewaltsuizid	3.5	Gewaltsuizidversuch.	0.3
Suizid ohne Gewalt	1.9	Suizidversuch ohne Gewalt	0.1
Schuss/Stichverletzung	0.4	Schuss/Stichverletzung	0.1
Ertrinken	0.7	Fastertrinken	0.3
Brandverletzung	0.3	Brandverletzung	–
Bolustod	0.3	Aspiration b. Erwachsenen.	0.4
Verbluten aus Magendarmkanal	1.2	Blutung aus Magendarmkanal	–
Sekundenherztod	13.4	Cardiogener Schock	3.8
Herzatemstillstand	35.3	Herzatemstillstand	8.3
Tod vor Eintreffen	15.7	–	
kachektische Patienten	0.9	kachektische Patienten	–
sonstige Patienten	5.2	sonstige Patienten	1.5

meines Krankenhaus St. Georg in Hamburg, Medizinische Universität zu Lübeck sowie des Kreiskrankenhauses Rendsburg ein (➤ Tab. 8.1).

Bei den angegebenen Diagnosen dominierte der Herz-Atem-Stillstand ohne sichere Todeszeichen mit 35,3 %, gefolgt vom Tod vor Eintreffen mit 15,7 % sowie dem Sekundenherztod mit 13,4 % (➤ Tab. 4.14).

Die höchsten Prozentzahlen bei den Diagnosen der Überlebenden fanden sich mit 8,3 % beim Herz-Atem-Stillstand sowie mit 3,8 % beim cardiogenen Schock.

2. Stichprobe: mit Gottschalk-Interviews untersuchte Ärzte (76 Notärzte)

Die Abteilungsverteilung der interviewten 76 Ärzte und Ärztinnen aus 16 Abteilungen ergab: 12 Interviews aus dem Städtischen Krankenhauses Kiel, 23 aus dem Allgemeinen Krankenhauses Harburg, 17 aus dem Allgemeinen Krankenhaus Wandsbek, 19 aus dem Allgemeinen Krankenhaus St. Georg, 16 aus der Medizinischen Universität zu Lübeck und 9 aus dem Kreiskrankenhaus Rendsburg (➤ Tab. 8.1).

3. Stichprobe: Ärzte mit 5 Reanimationen (42 Notärzte) und aller während dieser Zeit durchgeführten Todesfeststellungen

Vertreten waren mit Ausnahme der chirurgischen Abteilung des Kreiskrankenhauses Rendsburg dieselben Abteilungen und Kliniken wie in der Gesamtstichprobe (➤ Tab. 8.1)

4.3 Methodik der statistischen Auswertung

Das Rating der transkribierten Texte der Gottschalk-Gleser-Interviews erfolgte durch eine Gottschalk-Gleser Raterin des ehemaligen SFB 115 der Universität Hamburg, in dem die Deutsche Version des Verfahrens entwickelt wurde (Frau Ingrid Riemann).

Der gesamte Datensatz wurde nach der Eingabe durch Plausiblitätsrechnungen auf Fehler überprüft.

Alle statischen Auswertungen erfolgten mit dem Programmpaket SPSS auf einem Personal Computer. Die metrischen und ordinalskalierten abhängigen Variablen wurden auf Normalverteilung überprüft. Die Variablen Reanimationsdauer (unter Ausschluss der Zeiten über 70 Minuten),

Patientenalter, Dauer der ärztlichen Tätigkeit und Aufenthaltsdauer nach Todesfeststellung waren normalverteilt. Alle Gottschalk-Gleser-Summenscores sowie die meisten Einzelscores waren normalverteilt. Alle übrigen metrischen Variablen wurden auf ordinales Messniveau reduziert. Die Summenscores für „Anwendung von Therapie", „Aktivität des Arztes" und „Kontaktverhalten zu den Angehörigen" wurden auf ihre Reliabilität überprüft.
Für die normalverteilten und/oder intervallskalierten abhängigen Variablen wurden als multivariate Verfahren mit Messwiederholung die SPSS-Prozedur „Manova" mit dem Unterbefehl „repeated" genutzt. Ohne Messwiederholung kamen für Daten dieses Niveaus T-Teste oder Varianzanalysen zur Anwendung.
Für die nicht-normalverteilten und/oder ordinalskalierten Variablen bot sich kein nonparametrisches Verfahren im repeated design an, da die zur Auswertung benötigten unabhängigen Variablen in ein Verfahren wie z. B. die Rangvarianzanalyse nach Friedmann nicht eingeführt werden können. Hier wurden ebenso wie bei den Daten ohne Messwiederholung Verfahren wie der Chi-Quadrat-Test für nominalskalierte Variablen und der Mann-Whitney-U-Test resp. die Kruskal-Wallis-Ranganalyse für ordinalskalierte Variablen angewandt.

5 Ergebnisse

5.1 Entscheidung der Ärzte bei Beginn, Verlauf und Abbruch einer präklinischen Reanimation

In diesem ersten Ergebnisabschnitt werden Reanimationsbeginn sowie -abbruch, der Reanimationsverlauf und die Reanimationsdauer beschrieben, um die Fragen nach den Entscheidungen der Ärzte im Rahmen der Reanimation zu beantworten.

Entscheidungsfindung bei präklinischen Reanimationen Begutachtung somatoformer und funktioneller Störungen 3.A.
http://dx.doi.org/10.1016/B978-3-437-31616-6.00008-9

Die beschriebenen Variablen sind die Entscheidung für oder gegen eine Reanimation (= Reanimationsentscheidung), ergänzt um diejenigen der Todesfeststellung, des Reanimationsabbruchs und des Reanimationsüberlebens (Reanimationsquote).
Der Reanimationsverlauf wird durch die Entscheidungen anläßlich der therapeutischen Reanimationshandlungen (= therapeutischer Anwendungsscore des Arztes) und der Selbstbeteiligung des Arztes daran (= Aktivitätsscore des Arztes) dargestellt.
Die Reanimationsdauer in Minuten wird als Entscheidungsvariable beim Reanimationsabbruch oder Überleben untersucht. Eine kürzere Dauer steht für eine frühere Entscheidung, eine längere für ein spätere Entscheidung bis zum Reanimationsabbruch, resp. beim Überleben des Patienten.

5.1.1 Entscheidungen beim Reanimationsbeginn/-abbruch und Reanimationsüberleben (Reanimationsquote)

Bei 60,7 % der 705 Patienten wurde von den Ärzten ein Reanimationsversuch unternommen (Reanimationsentscheidung), bei 39,3 % wurde auf eine Reanimation verzichtet (Todesfeststellung), bei 45,5 % die Reanimation abgebrochen (Reanimation + Abbruch). 15,1 % aller 705 Patienten überlebten eine Reanimation primär (Reanimation + Überleben). Dies entspricht 25,1 % derjenigen Patienten, die einem Reanimationsversuch unterzogen wurden (➤ Abb. 5.1, ➤ Tab. 8.3).

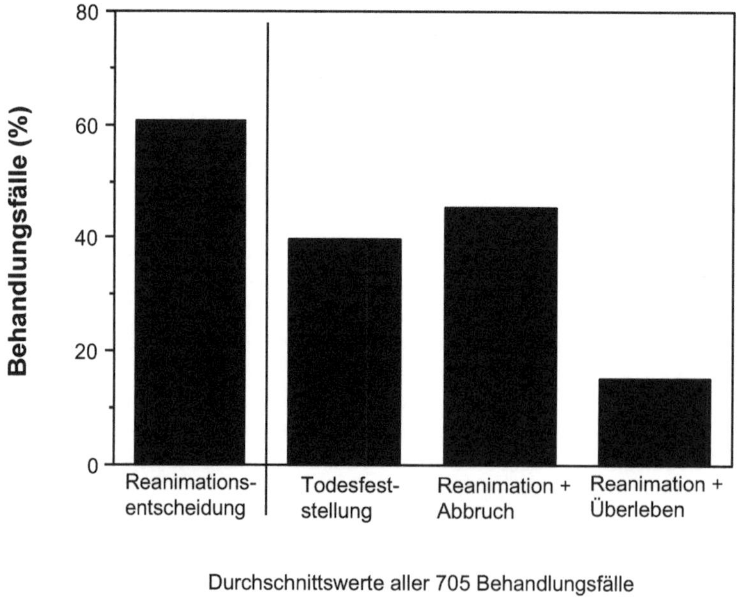

Abb. 5.1 Reanimationsentscheidungen und -ausgang

5.1.2 Entscheidungen beim Reanimationsverlauf (Anwendungs- und Aktivitätsscore der Ärzte)

Der therapeutische Anwendungsscore der Ärzte als Summe der Items Medikamentengabe, EKG-Ableitung, Defibrillator-Therapie und Schrittmacher-Anlage war in 43,5 % der Fälle niedrig, in 56,5 % hoch. Der Aktivitätsscore als Summe der Arztselbstbeteiligung an der Herzdruckmassage, der Beatmung, der Medikamentengabe und Umlagerung des Patienten war in 55 % der Fälle niedrig, in 45 % hoch. Beide Items weisen keine signifikanten Unterschiede zwischen niedrigen und hohen Scores auf (➤ Abb. 5.2, ➤ Abb. 5.3, ➤ Tab. 8.3). Allerdings waren der therapeutische Anwendungscore sowie der Aktivitätsscore im Falle des Überlebens der Patienten signifikant, respektive hochsignifikant öfter hoch als beim Versterben der Patienten (➤ Tab. 8.13). Näheres dazu im Absatz Entscheidungen beim Reanimationsverlauf und Patientenvariablen weiter unten im Kapitel.

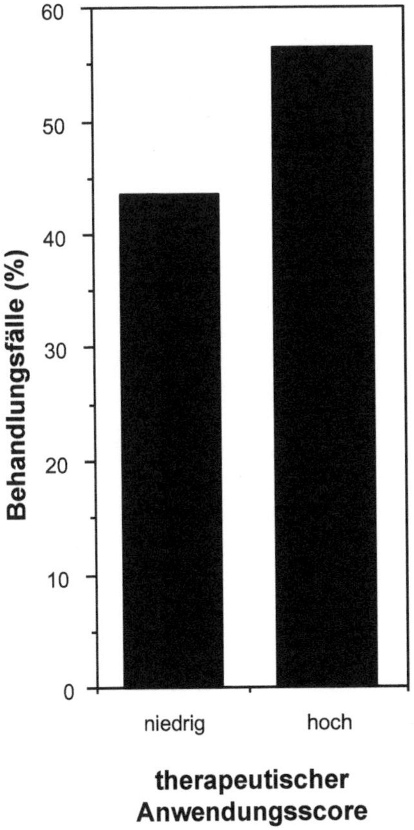

Abb. 5.2 Häufigkeitsverteilung der Anwendungsscores der Ärzte (links)

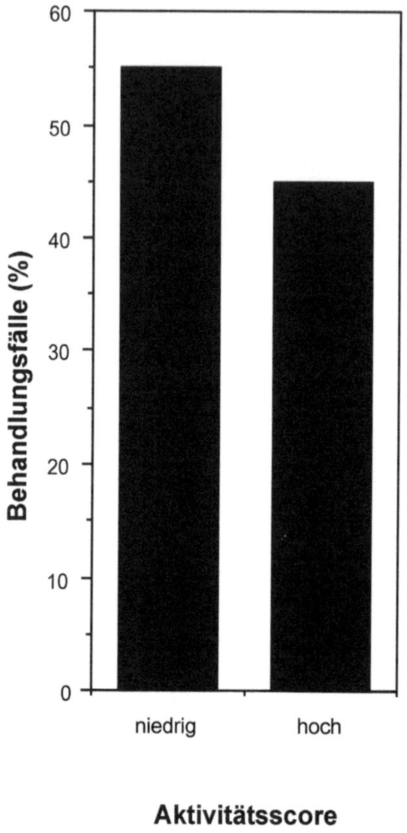

Abb. 5.3 Häufigkeitsverteilung der Aktivitätsscores der Ärzte (rechts)

5.1.3 Entscheidungen bezüglich der Reanimationsdauer

Dichotomisiert lag der Median der Reanimationsdauer bei 20 Minuten. Die mittlere Reanimationsdauer betrug 24,4 Minuten. (➤ Tab. 8.2).
Aufgezeichnet sind in der folgenden Grafik die dokumentierten Reanimationszeiten in Minuten gegenüber der Anzahl der durchgeführten Reanimationen.
Es fällt auf, dass die Ärzte im Zeitraum von 10–50 Minuten zum größten Teil nur in 5-Minuten-Schritten die Zeiten dokumentierten. Dies spiegelt das Studiendesign wider, in dem die Reanimationsvariablen nach Rückkehr an den Standort erfragt wurden. Eine höhere Differenzierung der Zeiten wäre dabei nicht zu erhalten gewesen. Die befragten Ärzte brachten hier also keine scheinbare Präzision in die Beantwortung, indem sie nicht erinnerliche Minutenintervalle dokumentierten, sondern füllten die Bögen im Rahmen der Möglichkeiten des retrospektiven Designs aus (➤ Abb. 5.4).

5.1.3.1 Reanimationsdauer und Überleben der Patienten

Die folgende Grafik zeigt die dokumentierten Reanimationszeiten in Minuten entlang einer intervallskalierten Achse. Zusätzlich sind die Reanimationsfälle nach solchen, bei denen der Patient verstirbt und bei denen der Patient überlebt, aufgeteilt.

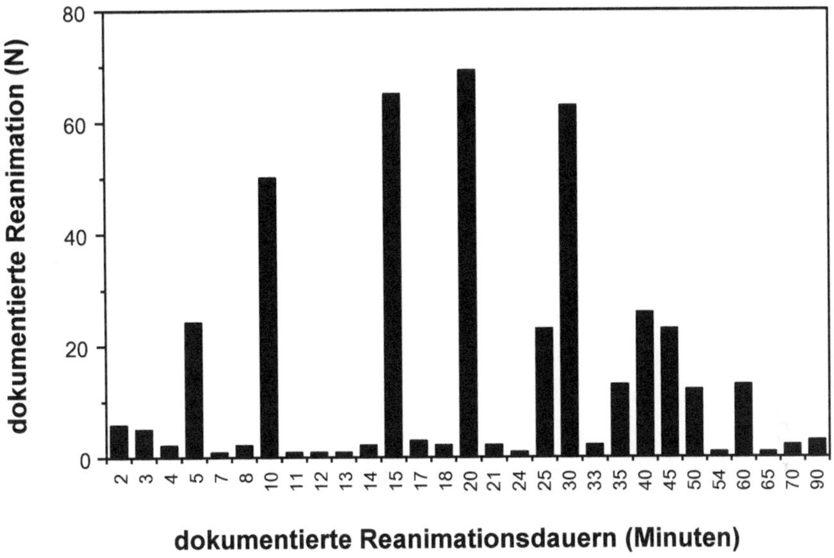

Abb. 5.4 Reanimationsdauer in Minuten bezogen auf die Anzahl der dokumentierten Reanimationen

Sowohl bei Überlebenden wie bei versterbenden Patienten finden sich vergleichbare mittlere Reanimationszeiten. 24,6 Minuten bei Versterben, 21,7 Minuten bei Überleben; der Unterschied ist nicht signifikant. Zugleich wird deutlich, dass die Anzahl der verstorbenen Patienten deutlich über der die Reanimation Überlebenden liegt (➤ Abb. 5.5, ➤ Tab. 8.28).
Die folgende Graphik (➤ Abb. 5.6) zeigt den Zusammenhang zwischen der Reanimationsdauer in Minuten und der Überlebensrate der Patienten (Prozentsatz erfolgreicher Reanimationen bei Reanimationsversuchen). Zur Verdeutlichung desselben wurde eine polynominale Regression gerechnet. Die genutzte Funktion lautet:

$$Y_i = a_1 x_i + a_2 x_i^2 + a_3 x_i^3 + \text{(Fehlerkonstante)}$$

Als beste Annäherung der Darstellung des Zusammenhanges fand sich die folgende Regressionsgleichung:

$$\text{Überlebensrate (\%)} = 0{,}946 * \text{Reanimationsdauer} - 0{,}041 * \text{Reanimationdauer}^2 + 0{,}0003 * \text{Reanimationsdauer}^3 + 31{,}935$$

In bezug auf die Variable „Überleben des Patienten" findet sich eine günstige Reanimationszeit von 15 Minuten. Es zeigt sich eine Diskrepanz zwischen der mittleren Reanimationszeit von 24 Minuten sowie der mit einem maximalen Reanimationsüberleben verbundenen Zeit von 15 Minuten (➤ Abb. 5.6).

- Die Reanimationsentscheidungen und primären Überlebensraten entsprechen denen in der Literatur. Ohne Gefährdung der Patienten könnten Ärzte präklinische Reanimationen in 15 % der Behandlungsfälle öfter beenden.
- Die dabei festgestellten Reanimationszeiten folgen einer Normalverteilung, auch entsprechen sie weitgehend den in der Literatur gegebenen Empfehlungen. Zwischen der mittleren Reanimationsdauer und der mit dem maximalen Überleben verbundenen liegen fast 10 Minuten.

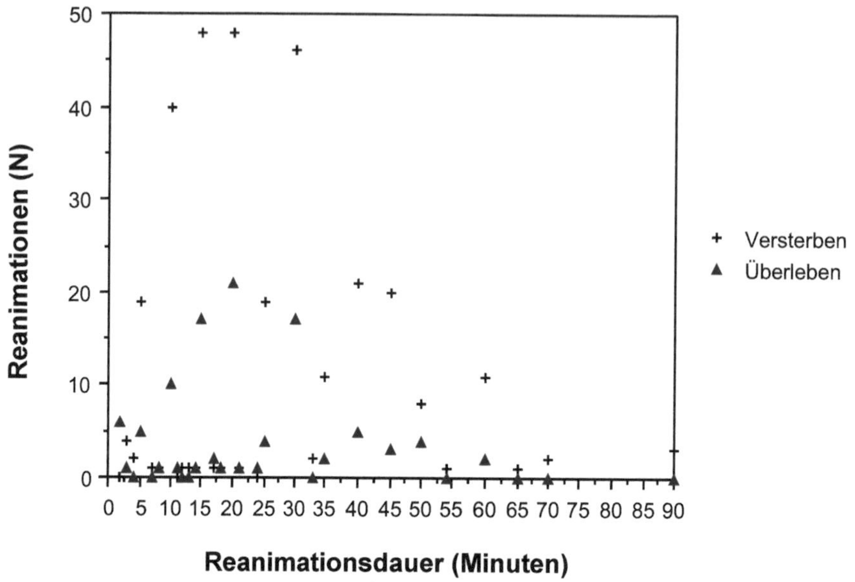

Abb. 5.5 Reanimationsdauer und Reanimationsfälle (absolut) Überleben/Versterben (Gesamtstichprobe 705 Behandlungen)

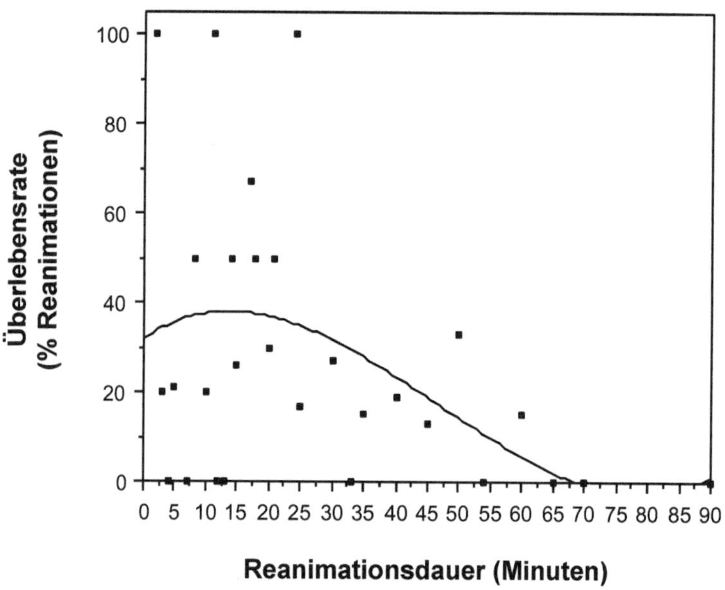

Abb. 5.6 Reanimationsdauer und Überleben der Patienten (Gesamtstichprobe 705 Behandlungen)

Ohne Gefährdung der Patienten könnten die Reanimationen – unter Berücksichtigung bekannter Ausnahmefälle – regelmäßig nach einer Dauer von 30 Minuten abgebrochen werden.

- Der Verlauf einer Reanimation selbst gestaltet sich – zumindest was eingesetzte medizinische und technische Mittel sowie die ärztliche Beteiligung daran betrifft – ohne signifikante Unterschiede zwischen niedrigen und hohen Scores; auf Details wird in späteren Kapiteln eingegangen.

5.2 Faktoren im Zusammenhang mit präklinischen Reanimationsentscheidungen

In den nächsten drei Abschnitten (5.2.1, 5.2.2 und 5.2.3) werden zunächst Einflussfaktoren auf die Entscheidungen beim Reanimationsbeginn bzw. -abbruch (Reanimationsentscheidung/Reanimationsquote), beim Reanimationsverlauf und der Reanimationsdauer behandelt. Diese drei Reanimationsaspekte werden dazu jeweils mit den Patienten-, Arzt- und Situationsvariablen in Zusammenhang gebracht.
Auf wichtige mögliche Zusammenhänge wird im folgenden jeweils detailliert eingegangen. Nicht-Zusammenhänge bleiben im Ergebnisteil überwiegend unerwähnt, werden aber in der Diskussion berücksichtigt.
Wie zuvor erwähnt, wurden mögliche wechselseitige Zusammenhänge zwischen den unabhängigen Arzt-, Patienten- und Situationsvariablen ausgeschlossen (➤ Tab. 8.40, ➤ Tab. 8.41, ➤ Tab. 8.42, ➤ Tab. 8.43, ➤ Tab. 8.44, ➤ Tab. 8.45). Hinweise hierzu finden sich jeweils im Text.

5.2.1 Faktoren im Zusammenhang mit der Entscheidung beim Reanimationsbeginn/-abbruch (Reanimationsentscheidung/Reanimationsquote)

5.2.1.1 Reanimationsentscheidung/Reanimationsquote und Patientenvariablen

Von den Patientenvariablen können die Diagnose (klinische Variable) und das Patientengeschlecht (nicht-klinische Variable) als in Zusammenhang mit der Reanimationsentscheidung/Reanimationsquote der Ärzte stehend beschrieben werden.
Bei Betrachtung der Einzeldiagnosen lassen sich Bereiche erkennen, in denen Ärzte eher zur Entscheidung für oder gegen eine Reanimation neigen: In den Diagnosegruppen „Suizid", „Verbluten aus dem Magendarmkanal", „Tod vor Eintreffen", „Kachektische" kommt es überwiegend zu Entscheidungen gegen eine Reanimation. In den Diagnosegruppen „Verunfallte", „Sekundenherztod", „Herzatemstillstand" hingegen finden sich eher die Entscheidungen für eine Reanimation (➤ Tab. 8.4, ➤ Tab. 8.5).
Bei einem Vergleich der nach Gruppen zusammengefassten 6 Diagnosegruppen – Tod vor Eintreffen, Suizidpatienten, Verunfallte, Sekundenherztod/cardiogener Schock, Herzatemstillstand, selten genannte Diagnosen – finden sich hochsignifikante Unterschiede in den ärztlichen Entscheidungen bezüglich der Reanimation sowie der Reanimationsquote. Dies bezieht sich auf die Gesamtstichprobe mit 705 Behandlungsfällen sowie auf die bezüglich Patientenanzahl und Meßwiederholung kontrollierte Teilstichprobe mit 315 Behandlungsfällen (➤ Abb. 5.7, ➤ Tab. 8.4, ➤ Tab. 8.5).

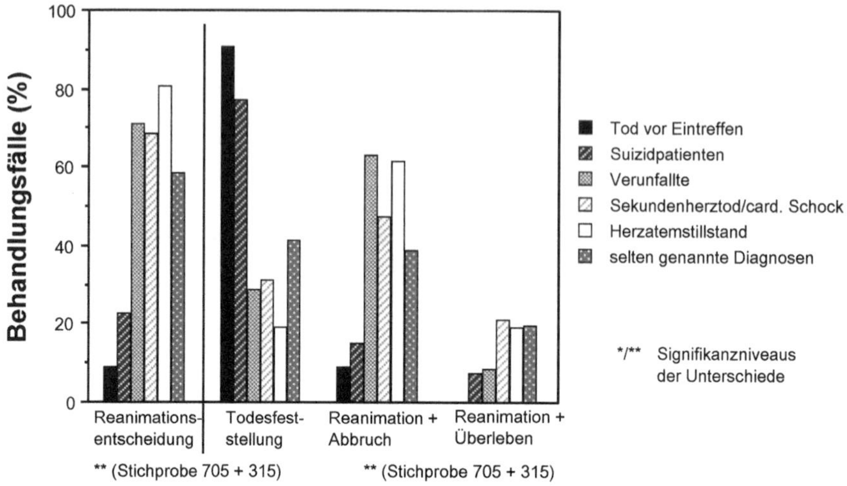

Abb. 5.7 Reanimationsentscheidung/Reanimationsquote und Diagnosegruppen I

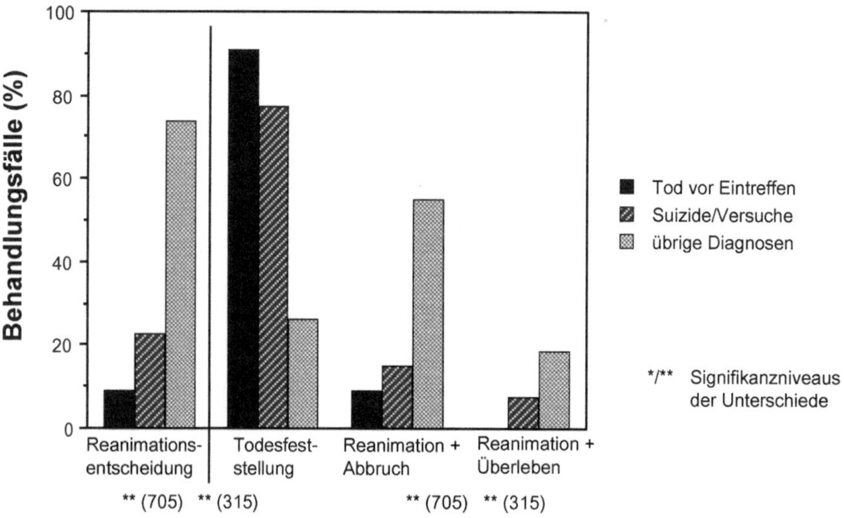

Abb. 5.8 Reanimationsentscheidung/Reanimationsquote und Diagnosegruppen II

Betrachtet man die Reanimationsentscheidungen, so wird bei den Diagnosegruppen Tod vor Eintreffen und Suizidpatienten mit 9,3 resp. 22,5 % seltener reanimiert als bei den übrigen 4 Diagnosegruppen, bei denen sich die Entscheidungen für eine Reanimation zwischen 58,6 und 80,7 % bewegen.

Auch bei der Reanimationsquote finden sich insofern hochsignifikante Unterschiede, als sich bei den Diagnosegruppen Tod vor Eintreffen und Suizidpatienten mit 90,7, resp. 77,5 % hohe Todesfeststellungsraten, mit 9,3, resp. 15,9 niedrige Reanimationsabbruchraten sowie mit 0 resp. 7,5 % niedrige Reanimationsüberlebensraten finden.

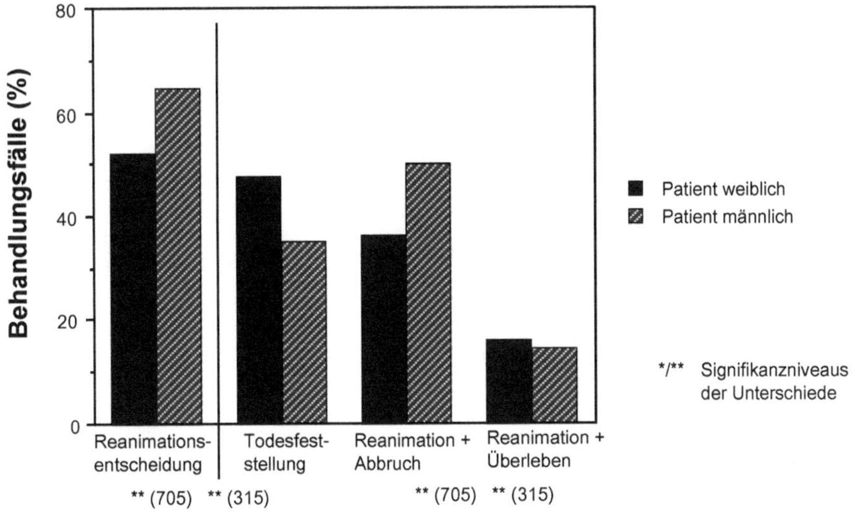

Abb. 5.9 Reanimationsentscheidung/Reanimationsquote und Patientengeschlecht

Bei den Diagnosen Tod vor Eintreffen und Suizidpatienten ergeben sich die niedrigen Reanimationsentscheidungsquoten daraus, dass im Gegensatz zu den restlichen Diagnosen hochsignifikant häufiger der Tod festgestellt wird. Zugleich werden die selten begonnenen Reanimationen jedoch unterdurchschnittlich seltener abgebrochen (➤ Abb. 5.8, Tab. 8.4, ➤ Tab. 8.5).

Bei Einteilung nach den Patientenkategorien „kardiologische/verunfallte Patienten" finden sich weder in der Stichprobe mit 705 noch mit 315 Behandlungen signifikante Unterschiede in den Reanimationsentscheidungen oder Reanimationsquoten. Bei Einteilung nach den Behandlungskategorien „internistische/chirurgische Notfälle" sind die Unterschiede zwar in der Gesamtstichprobe signifikant, allerdings lassen sich diese Unterschiede in der auf Patientenanzahl und Messwiederholung kontrollierten Stichprobe nicht mehr finden (➤ Tab. 8.4, ➤ Tab. 8.5).

Männliche Patienten werden mit 64,8 % Ja-Entscheidungen hochsignifikant häufiger reanimiert als Patientinnen (52,3 % Ja-Entscheidungen). Bei Betrachtung der Reanimationsquote wird deutlich, dass dieser Unterschied mit einer hochsignifikant häufigeren Reanimationsabbruchrate einhergeht und so zu gleichen primären Überlebensraten wie bei Frauen führt (➤ Abb. 5.9, ➤ Tab. 8.4, ➤ Tab. 8.5).

Differenziert man diesen Patientengeschlechtsunterschied zusätzlich nach dem Arztgeschlecht, so ergibt sich folgendes: Ärzte und Ärztinnen reanimieren männliche Patienten mit 64,8, resp. 64,0 % zwar häufiger als Patientinnen (51,2, resp. 55,1 %), jedoch machen nur Ärzte in bezug auf das Patientengeschlecht einen hochsignifikanten Unterschied, während dieser bei den Ärztinnen nicht signifikant ist.

Betrachtet man den gesamten Reanimationszyklus (Reanimationsquote), so machen sowohl Ärztinnen als auch Ärzte einen signifikanten Unterschied in Entscheidung, Abbruch sowie dem Patientenüberleben. Die beschriebene Reanimationsentscheidung wird durch eine nach Patientengeschlecht unterschiedliche Reanimationsabbruchentscheidung konterkariert. So wird sowohl von Ärzten als auch von Ärztinnen bei Patientinnen seltener die Reanimation abgebrochen als bei Männern. Ärzte und Ärztinnen machen hierbei allerdings noch einen Unterschied, indem Ärztinnen bei Patientinnen mit 29,0 % die Reanimation deutlich seltener abbrechen als ein Arzt bei einer

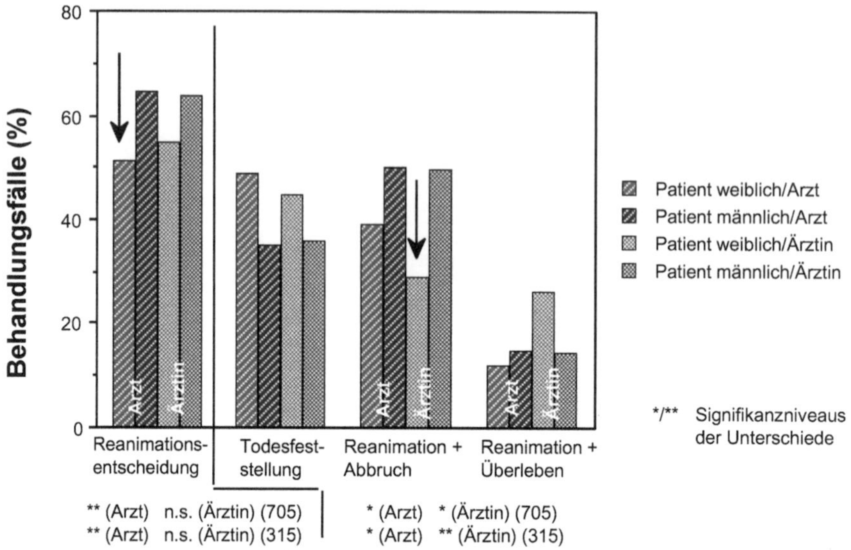

Abb. 5.10 Reanimationsentscheidung/Reanimationsquote und Patientengeschlecht/kontrolliert nach Arztgeschlecht

Patientin (39,2 %). Es resultiert so, wenn eine Ärztin auf eine Patientin trifft, eine bemerkenswert hohe primäre Überlebensrate mit 26,1 % gegenüber den anderen Überlebensraten, die zwischen 12,0 und 14,8 % schwanken (➤ Abb. 5.10, ➤ Tab. 8.4, ➤ Tab. 8.5).

In bezug auf mögliche wechselseitige Zusammenhänge zwischen den unabhängigen Variablen ist besonders das Patientengeschlecht von Interesse. Es finden sich hier jedoch keine signifikanten Unterschiede zwischen den unabhängigen Variablen. Damit ist diese geschlechtsspezifische Reanimationsentscheidung und Reanimationsquote unabhängig von anderen Faktoren zu sehen (➤ Tab. 8.40, ➤ Tab. 8.41, ➤ Tab. 8.44, ➤ Tab. 8.45).

Das Patientenalter lässt zwar in bezug auf die Reanimationsentscheidung Unterschiede erkennen, jedoch handelt es sich dabei um einen Effekt einer untersuchten Klinik; in der kontrollierten Stichprobe mit 315 Behandlungsfällen finden sich keine signifikanten Unterschiede (➤ Tab. 8.4).

5.2.1.2 Reanimationsentscheidung/Reanimationsquote und Arztvariablen

Die nicht-klinischen Arztvariablen Arztalter, ärztliche Weiterbildung, Dauer notärztlicher Tätigkeit, Klinikzugehörigkeit, persönliche Verluste in der Vorgeschichte sowie Anzahl der abgegebenen Fragebögen stehen mit der Entscheidungsalternative Reanimation/Todesfeststellung sowie der Reanimationsquote in Zusammenhang.

Es zeigt sich – nach Arztalter differenziert – in beiden Stichproben ein signifikanter/hochsignifikanter Anstieg der Reanimationsentscheidungen bei älteren Ärzten. In bezug auf die Reanimationsquote finden sich keine einheitlichen Unterschiede zwischen den Stichproben (➤ Abb. 5.11, ➤ Tab. 8.6, Tab. 8.7).

Die Dauer der Notarzterfahrung der Ärzte steht in einem Zusammenhang mit den Entscheidungen anlässlich einer Reanimation: Notärzte mit Erfahrung unter einem Monat entscheiden sich mit 38,8 %, bis zu einem Monat mit 52,0 % hochsignifikant seltener für eine Reanimation als ihre erfah-

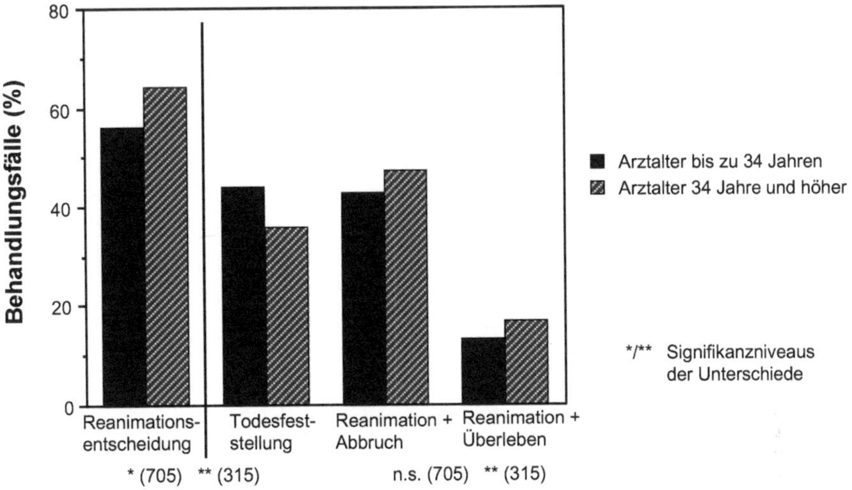

Abb. 5.11 Reanimationsentscheidung/Reanimationsquote und Arztaltersgruppen

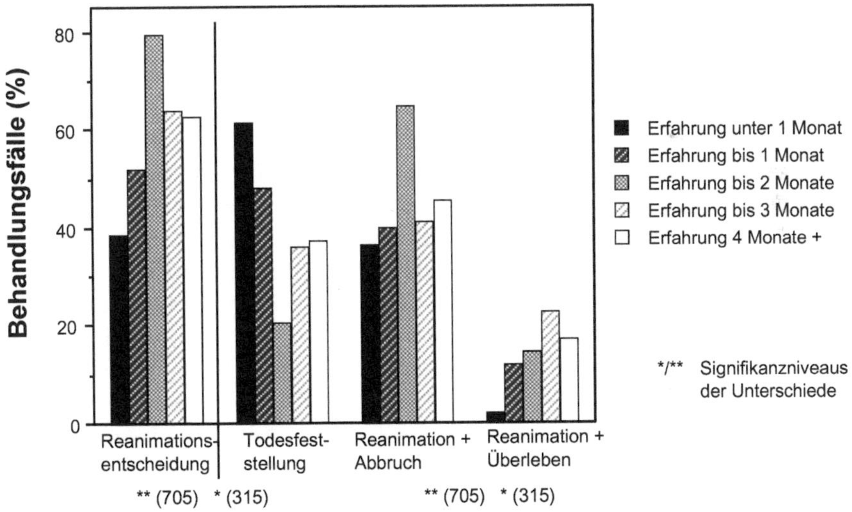

Abb. 5.12 Reanimationsentscheidung/Reanimationsquote und Notarztwagenerfahrung der Ärzte

reneren Kollegen. Auffällig ist, dass die Ärzte mit 2 Monaten NAW-Erfahrung mit 97,6 % Reanimationsentscheidungen deutlich über dem Durchschnitt der untersuchten Stichprobe liegen (60,7 %). Bei Betrachtung der Reanimationsquote fällt auf, dass letztgenannte Gruppe deutlich mehr begonnene Reanimationen abbricht (64,8 %) als die anderen Kollegen (36,7 bis 45,8 %). Ärzte mit Erfahrungen zwischen einem und 4 Monaten Notarztwagenzeit weisen mit Reanimationsüberlebensraten zwischen 12,2 und 22,7 % vergleichbare Werte aus. Hingegen fällt die Gruppe der unter einem Monat Erfahrenen mit Reanimationsüberlebensraten von 2,0 % deutlich ab: Unterdurchschnittliche Reanimationsentscheidungsraten bei mit der übrigen Gruppe vergleichbaren Abbruchraten führen zu dieser geringen primären Überlebensquote der Patienten (➤ Abb. 5.12, ➤ Tab. 8.6, ➤ Tab. 8.7).

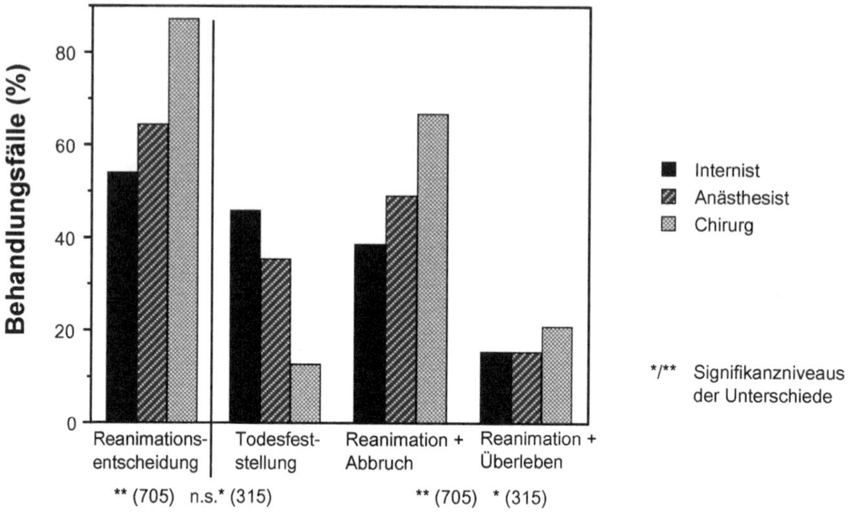

Abb. 5.13 Reanimationsentscheidung/Reanimationsquote und ärztliche Weiterbildung

Ärzte in chirurgischer Weiterbildung reanimieren mit 87,5 % Ja-Entscheidungen hochsignifikant häufiger als ihre anästhesiologischen mit 64,4 % oder internistischen Kollegen mit 54,0 %. Die Reanimationsquote zeigt, dass diese Unterschiede durch hochsignifikant/signifikant höhere Reanimationsabbruchraten bei den Chirurgen und zugleich höhere primäre Überlebensraten (20.8 gegenüber 15,3 resp. 15,4 %) zustande kommen (➤ Abb. 5.13, ➤ Tab. 8.6, ➤ Tab. 8.7).
Die Klinikzugehörigkeit der Ärzte scheint als Variable mit der Entscheidung Reanimation/Todesfeststellung sowie der Reanimationsquote in Zusammenhang zu stehen. Zieht man willkürlich eine Grenze bei 55 % Entscheidungen für eine Reanimation und lässt die Klinik in der Kreisstadt Rendsburg unberücksichtigt, so unterscheiden sich die Kliniken in den mittelgroßen Städten Kiel (46,8 % Ja-Entscheidungen) und Lübeck (54,3 %) von den Kliniken (Krankenhaus Harburg, Wandsbek und St. Georg) in der Großstadt Hamburg (59,0 bis 68,9 %) hochsignifikant. Bei der Betrachtung der Reanimationsquote wird deutlich, dass Ärzten der großstädtischen Kliniken die häufiger begonnenen Reanimationen eher abgebrochen werden (46,2 % bis 50,3 % Abbruchentscheidungen) als in den Städten Kiel und Lübeck (34,9 % bis 41,3 % Abbruchentscheidungen). Die primäre Überlebensrate nach Reanimationen liegt im großstädtischen Bereich zwischen 12,8 und 18,9 %, im Bereich der Städte Kiel und Lübeck zwischen 11,9 und 13 % (➤ Abb. 5.14, ➤ Tab. 8.6, ➤ Tab. 8.7).
Persönliche Verluste der Ärzte in den letzten 12 Monaten vor der Begegnung mit dem Patienten stehen in Zusammenhang mit der Entscheidung zur Reanimation: Für das Item „Erleben des Todes eines nahen Angehörigen" ist in der Stichprobe 705 Behandlung ein signifikanter Zusammenhang auszumachen (70,4 % Ja-Entscheidungen bei Tod zuvor gegenüber 59,1 % ohne diese Vorerlebnisse) (➤ Tab. 8.6, ➤ Tab. 8.7).
Ärztinnen und Ärzte mit Aborten bei sich selbst oder in der Partnerschaft reanimieren hochsignifikant häufiger (84,1 % Ja-Entscheidungen) als ihre Kolleginnen und Kollegen ohne diesen Verlust (59,4 %). Diese häufigere Entscheidung für eine Reanimation ist gefolgt von einer hochsignifikant häufigeren Reanimationsabbruchentscheidung (68,4 %) bei Ärztinnen und Ärzten mit Abort gegenüber solchen ohne diese Vorerlebnisse (44,1 %). Beide Ärztegruppen unterscheiden sich nicht in den Reanimationsüberlebensraten (15,8 resp. 15,3 %) (➤ Abb. 5.15, ➤ Tab. 8.6, ➤ Tab. 8.7).

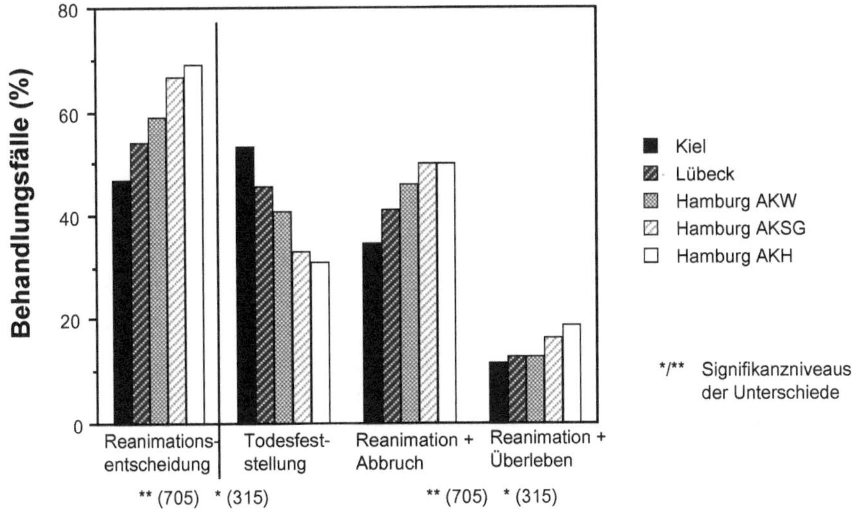

Abb. 5.14 Reanimationsentscheidung/Reanimationsquote und Klinikzugehörigkeit der Ärzte

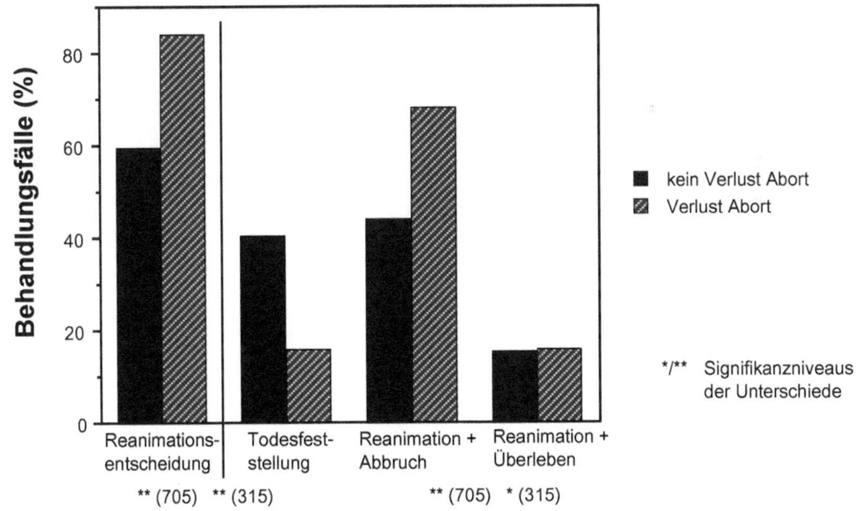

Abb. 5.15 Reanimationsentscheidung/Reanimationsquote und persönliche Verluste der Ärzte (Abort)

Ärzte, die in der vorliegenden Studie weniger Patientenfragebögen ausgefüllt hatten, reanimierten mit 69 % Ja-Entscheidungen signifikant häufiger als solche, die weniger Fragebögen zur Studie beigetragen hatten (58,5 % Ja-Entscheidungen). Bei gleicher Reanimationsüberlebensquote werden die häufigeren Ja-Entscheidungen der Arztgruppe „mehr Fragebögen" durch häufigeren Reanimationsabbruch (54,2 % gegenüber 43,3 %) kompensiert (➤ Abb. 5.16, ➤ Tab. 8.6, ➤ Tab. 8.7).

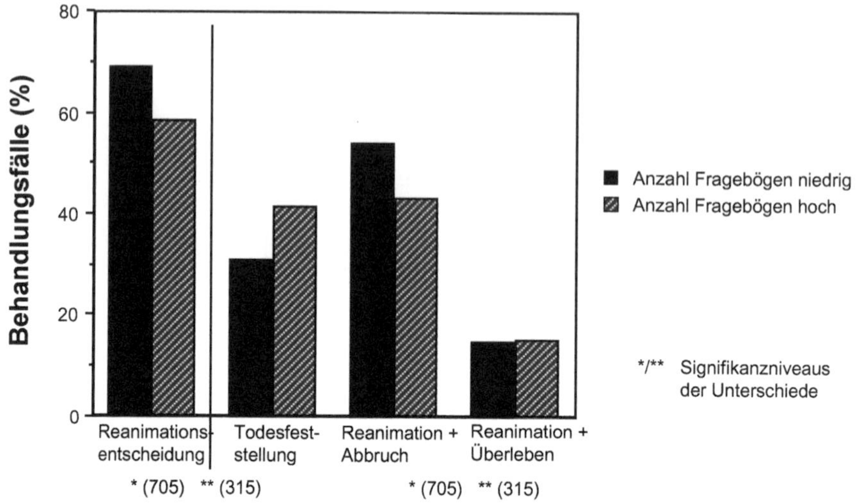

Abb. 5.16 Reanimationsentscheidung/Reanimationsquote und Anzahl der abgegebenen Fragebögen pro Arzt

5.2.1.3 Reanimationsentscheidung/Reanimationsquote und Gottschalk-Gleser Variablen

Die Gottschalk-Gleser Items – als unabhängige Arztvariablen betrachtet – lassen bei Gruppenbildung keine Unterschiede bezüglich Reanimationsentscheidung oder Reanimationsquote zu. Bei dem einzig fassbaren signifikanten Ergebnis handelt es sich um einen Interaktionseffekt mit der Variable Diagnose. Auch in der kontrollierten Stichprobe finden sich keine signifikanten Hinweise auf Unterschiede in bezug auf Reanimationsentscheidung oder Reanimationsquote (➤ Tab. 8.8, ➤ Tab. 8.9).

5.2.1.4 Reanimationsentscheidung/Reanimationsquote und Situationsvariablen

Die nicht-klinischen Situationsvariablen Fundort, Ausrückzeit, Vorstellungen des Arztes über das Notfallereignis und Anwesenheit von Personen vor Ort stehen mit der Reanimationsentscheidung und Reanimationsquote in Zusammenhang.

Bei Zusammenfassung der Einzelfundorte in „Haus des Patienten" und „Öffentlichkeit" finden sich in beiden Stichproben hochsignifikante Unterschiede, allerdings muss das Ergebnis durch Interaktion mit anderen unabhängigen Variablen eingeschränkt werden und kann somit nur als gültig für internistische Notfälle, ältere Ärzte und einige der untersuchten Kliniken gelten.

Die Arbeit in der Öffentlichkeit scheint Ärzte dazu zu bewegt, sich häufiger (69,6 %) für eine Reanimation als dagegen (56,2 %) zu entscheiden. Bei vergleichbaren Reanimationsüberlebensraten (14,4 resp. 17,0 %) werden die häufigeren Ja-Entscheidungen in der Öffentlichkeit durch hochsignifikant häufigere Abbruchraten in der Öffentlichkeit (52,7 %) als im Hause des Patienten (41,8 %) kompensiert, die primäre Überlebensrate der Patienten bleibt also gleich (➤ Abb. 5.17, ➤ Tab. 8.10, ➤ Tab. 8.11).

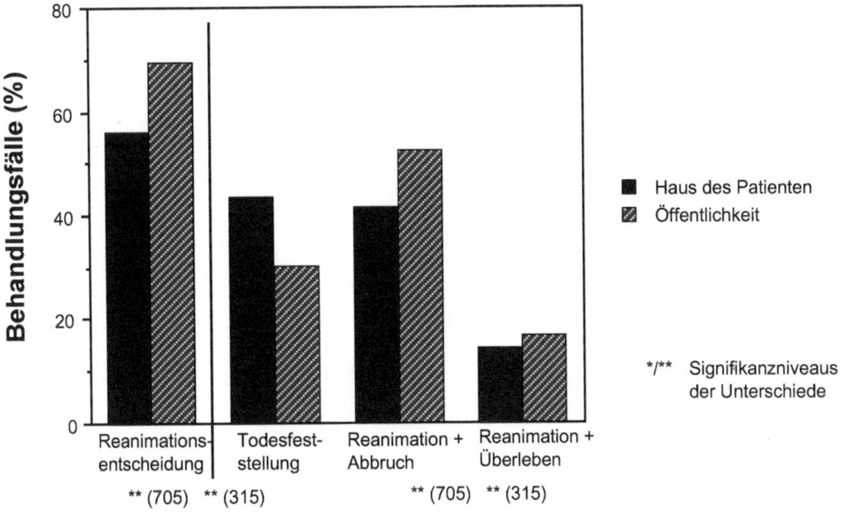

Abb. 5.17 Reanimationsentscheidung/Reanimationsquote und Fundort I

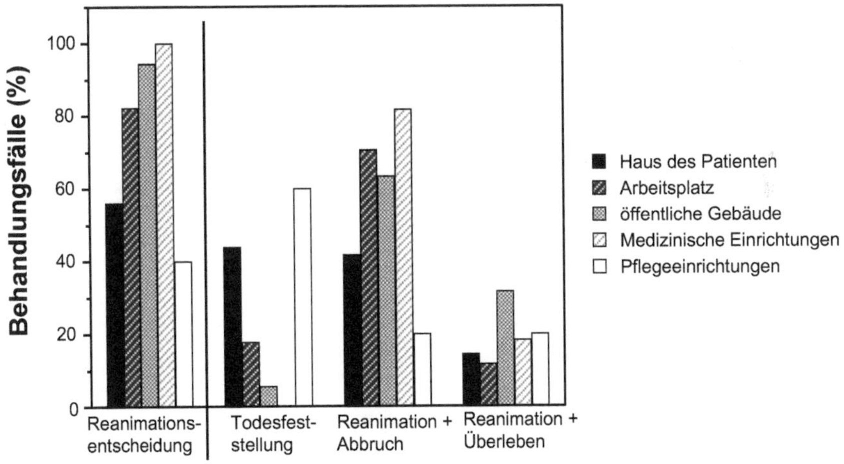

Abb. 5.18 Reanimationsentscheidung/Reanimationsquote und Fundort II

Der Fundort des Patienten kann insofern mit der Reanimationsentscheidung als in Zusammenhang stehend gesehen werden, als sich Notärzte am Arbeitsplatz des Patienten in öffentlichen Gebäuden oder medizinischen Einrichtungen eher für eine Reanimation, hingegen im Haus des Patienten oder in Pflegeeinrichtungen eher dagegen entscheiden. Diese unterschiedlichen Reanimationsentscheidungsraten werden – bei vergleichbaren Überlebensquoten – durch entsprechend unterschiedliche Abbruchraten kompensiert, wenngleich diejenige in öffentlichen Gebäuden mit 31,6 % deutlich höher ausfällt als an anderen Orten (➤ Abb. 5.18, ➤ Tab. 8.10, ➤ Tab. 8.11).

Es finden sich hochsignifikante Unterschiede in der Reanimationsentscheidung, betrachtet man die Ausrückzeit. Vor 12:30 h wird mit 55,8 % hochsignifikant seltener reanimiert als nach

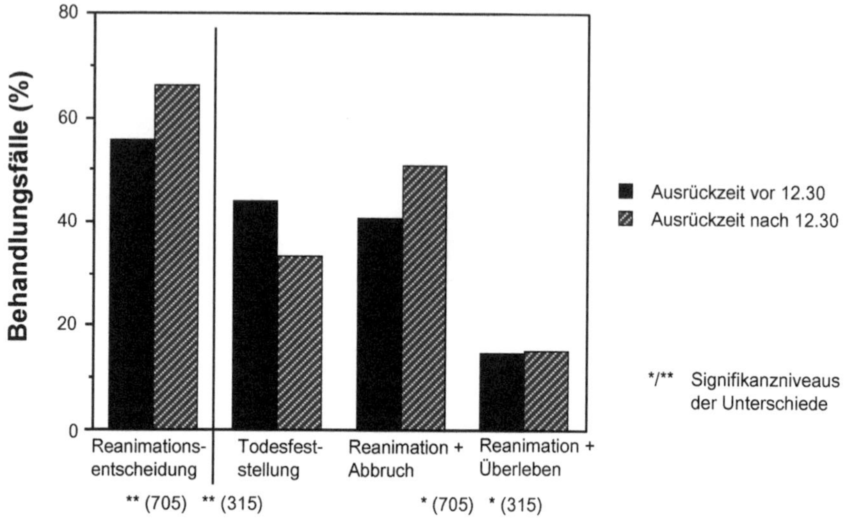

Abb. 5.19 Reanimationsentscheidung/Reanimationsquote und Ausrückzeit

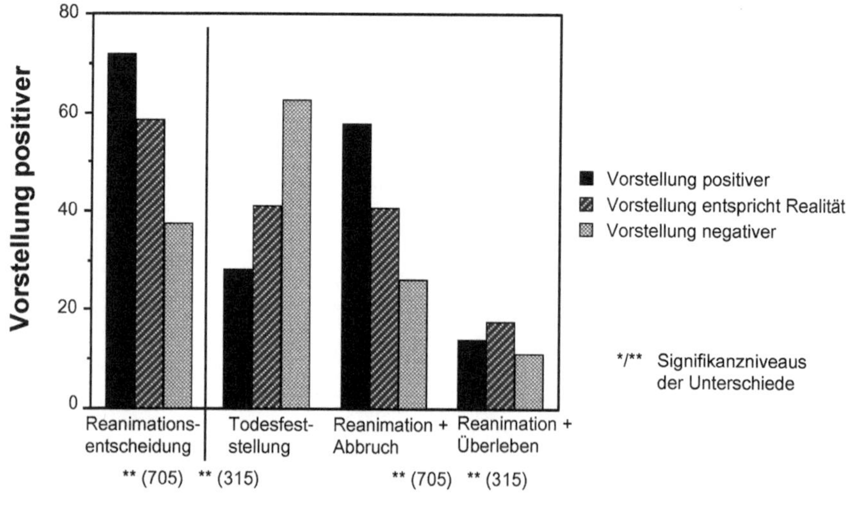

Abb. 5.20 Reanimationsentscheidung/Reanimationsquote und Vorstellung des Arztes über den Notfall bei der Anfahrt

12:30 h (66,3 %). Bei gleicher Überlebensrate der Patienten (15,0 resp. 15,2 %) werden diese unterschiedlichen Reanimationsentscheidungen durch signifikant unterschiedliche Abbruchentscheidungen (40,8 % vor 12:30 h, 51,8 % nach 12:30 h) ausgeglichen (➤ Abb. 5.19, ➤ Tab. 8.10, ➤ Tab. 8.11).

Die Vorstellung des Arztes während der Anfahrt über den zu erwartenden Notfall steht in hochsignifikantem Zusammenhang mit der Reanimationsentscheidung und Reanimationsquote: Unterschätzt der Arzt in seiner Vorstellung die Schwere des Notfalles, so reanimiert er mit 71,8 % Ja-Entscheidungen hochsignifikant häufiger, als wenn er die Situation in seiner Vorstellung negati-

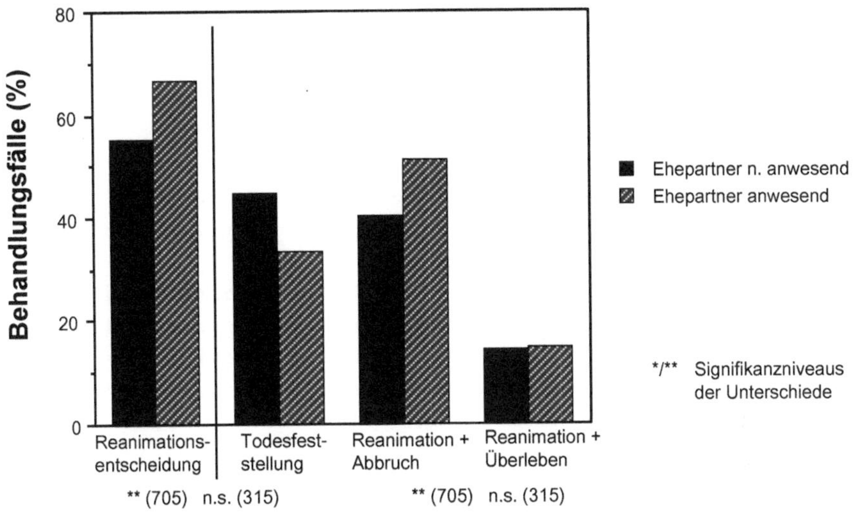

Abb. 5.21 Reanimationsentscheidung/Reanimationsquote und Anwesenheit des Ehepartners

ver eingeschätzt hat (37,4 % Ja-Entscheidungen). Bei unterschiedlichem primären Überleben (11,2 resp. 17,8 %) gleichen die Ärzte ihre Reanimationsentscheidungen nur teilweise durch unterschiedliche Abbruchraten (57,6 % bei positiverer Vorstellung als in der Realität, 26,2 % bei negativerer Vorstellung) aus (➤ Abb. 5.20, ➤ Tab. 8.10, ➤ Tab. 8.11).

Bei Anwesenheit eines Ehepartners wird mit 66,6 % hochsignifikant häufiger als bei Abwesenheit (55,2 %) reanimiert. Die Reanimationsquote weist bei gleichen Überlebensraten (15,7, resp. 15,1 %) hochsignifikant unterschiedliche Reanimationsabbruchraten auf (40,5 % bei Nichtanwesenheit des Ehepartners, 51,5 % bei Anwesenheit des Ehepartners). Diese Ergebnisse sind nur signifikant für die große Stichprobe und auch hier nur für männliche Patienten, d. h. für die Anwesenheit von Ehefrauen (➤ Abb. 5.21, ➤ Tab. 8.10, ➤ Tab. 8.11).

- Es wird ersichtlich, dass zwischen den ärztlichen Reanimationsentscheidungen und über die Diagnosegruppierung fassbaren klinischen Patientenfaktoren ein Zusammenhang besteht. Die Hypothesen zu den Bereichen Diagnose und Prognose werden also bestätigt. Dies trifft nicht für das Patientenalter zu, während die Ergebnisse zur Patientengeschlechtsabhängigkeit bestätigt und differenziert werden.
- Bei den nicht-klinischen Arztvariablen können hohes Arztalter, größere Notarztwagenerfahrung, persönliche Verluste in der Vorgeschichte, Zugehörigkeit zur Berufsgruppe der Chirurgen und Tätigkeit in Kliniken eines großstädtischen Einzugsbereichs in Zusammenhang mit einer Entscheidung für eine Reanimation gesehen werden. Die Hypothesen werden – mit Ausnahme derjenigen zum Arztgeschlechts – bestätigt.
- Zusammenhänge zwischen Reanimationsentscheidungen und Gottschalk-Gleser Scores finden sich nicht. Affekte bezüglich der Reanimation stehen nicht mit Entscheidungen in Zusammenhang.
- Von den nicht-klinischen Situationsvariablen stehen der Fundort, die Ausrückzeit, Angehörigenvariablen und die ärztlichen Vorstellungen über den Notfall mit der Reanimationsentscheidung in Zusammenhang. Die vorliegenden Hypothesen werden bestätigt.

5.2.2 Faktoren im Zusammenhang mit den Entscheidungen beim Reanimationsverlauf

Die Variablen der Reanimationshandlung sind dazu im folgenden in 8 Einzelitems (Medikamentengabe, EKG-Ableitung, Schrittmacheranlage, Defibrillationstherapie, Selbstbeteiligung des Arztes an der Herzdruckmassage, an der Beatmung, an der Medikamentengabe und an der Umlagerung des Patienten) sowie 2 Summenscores aus diesen Items (therapeutischer Anwendungsscore und Aktivitätsscore des Arztes) unterteilt. Die Einzelitems haben nominales, die Scores ordinales Niveau und sind dichotomisiert.
Im folgenden wird der Frage nachgegangen, wie der Reanimationsverlauf mit klinischen und nicht-klinischen Patienten-, Arzt- und Situationsvariablen in Zusammenhang steht. Untersucht ist die Gesamtstichprobe 705 sowie die Teilstichprobe 315 Behandlungsfälle. Die Grafiken beziehen sich auf die Gesamtstichprobe, Signifikanzen sind hierin für beide Stichproben angegeben; im Tabellenwerk sind die Ergebnisse für beide Stichproben dargestellt

5.2.2.1 Entscheidungen beim Reanimationsverlauf und Patientenvariablen

Leider lassen sich bei den Einzeldiagnosen, einem Teil der zusammengefaßten Diagnosen und dem Patientenberuf infolge zu kleiner Häufigkeiten in den Zellen nur beschreibende Aussagen machen. Für die Handlungsvariablen EKG-Ableitung, Schrittmacheranlage und Selbstbeteiligung an der Herzdruckmassage und an der Beatmung lassen sich keine signifikanten Unterschiede bei Gruppierung nach Patientenvariablen erkennen (➤ Tab. 8.12, ➤ Tab. 8.13, ➤ Tab. 8.14, ➤ Tab. 8.15).
Die Variablen Diagnosegruppierung, Patientenalter und Patientengeschlecht hingegen stehen mit einzelnen Items und Summenscores der Handlungsvariablen in Zusammenhang:

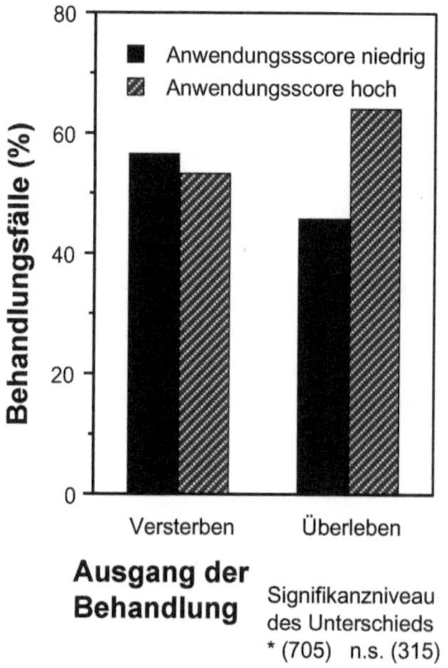

Abb. 5.22 Anwendungsscore und Ausgang der Behandlung (links)

Die Variable „Ausgang der Reanimation" lässt einen signifikanten Zusammenhang mit dem Ausmaß der Anwendung medizinischer Techniken sowie der ärztlichen Selbstbeteiligung daran erkennen: Überlebt der Patient, so reanimierten die Ärzte signifikant häufiger mit höherer Aktivität (62,4 % gegenüber 53,2 %) und waren daran hochsignifikant häufiger mit höherer Aktivität selbst beteiligt (58,1 % gegenüber 40,6 %) als beim Tod des Patienten. Bezüglich der Einzelvariablen finden sich in beiden Stichproben diese Zusammenhänge mit den Einzelvariablen Medikation, der

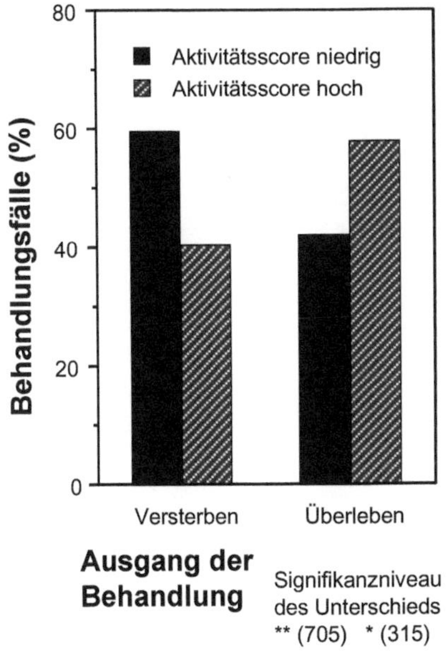

Abb. 5.23 Aktivitätsscore und Ausgang der Behandlung (rechts)

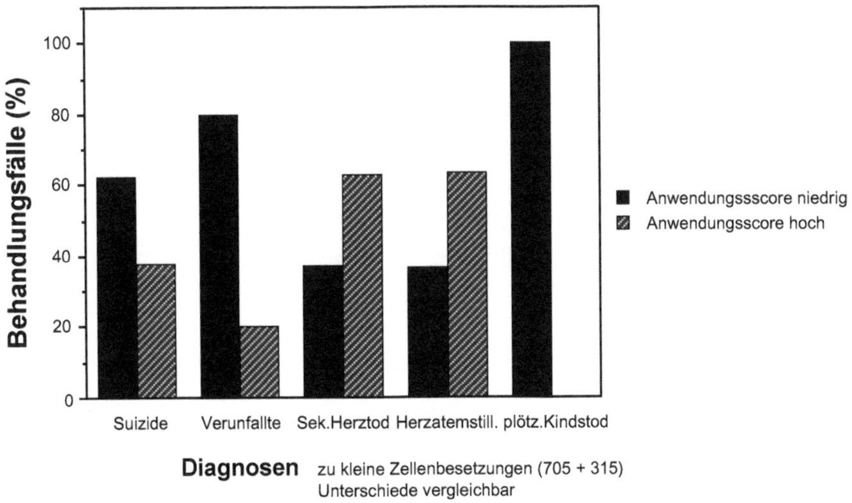

Abb. 5.24 Therapeutischer Anwendungsscore des Arztes und Diagnosen

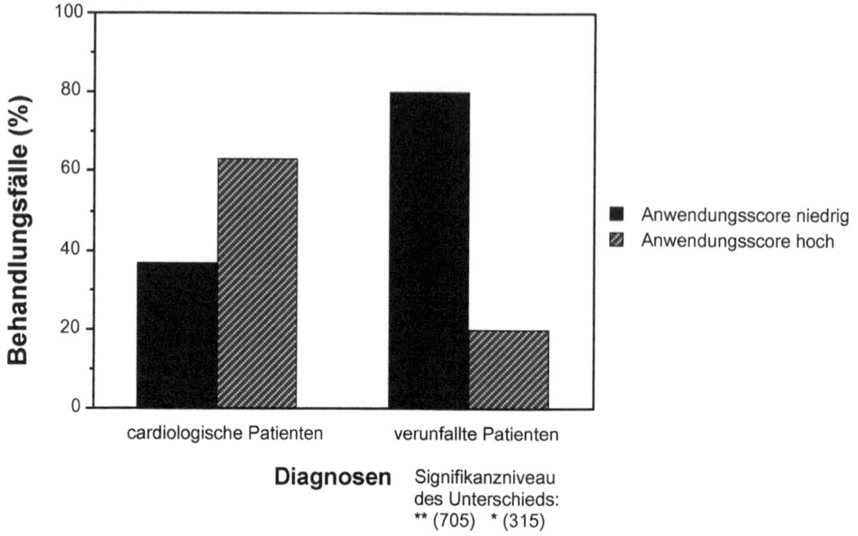

Abb. 5.25 Therapeutischer Anwendungsscore des Arztes und Diagnosen internistische Notfälle/chirurgische Notfälle

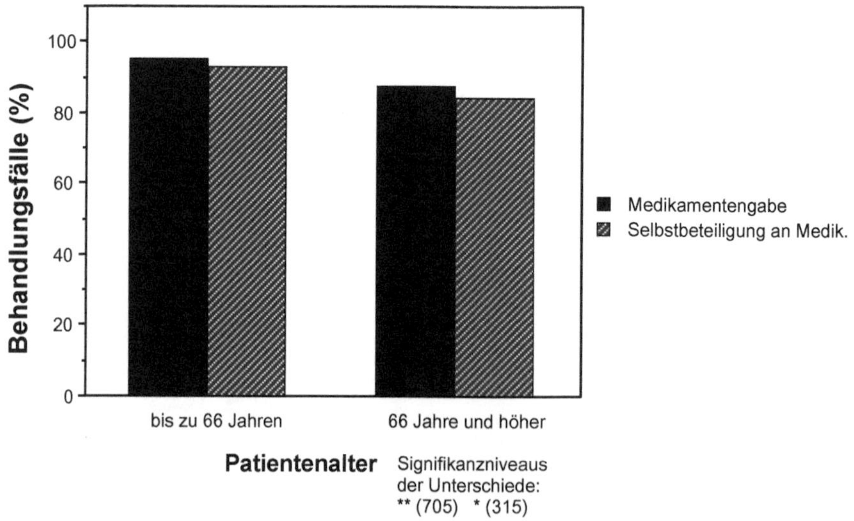

Abb. 5.26 Medikamentengabe, Selbstbeteiligung des Arztes an der Medikation und Patientenalter

Selbstbeteiligung an der Medikation und der Umlagerung des Patienten. Beim Überleben des Patienten sind die Ärzte signfikant bzw., hochsignifikant häufiger aktiv bzw. daran beteiligt als beim Tod des Patienten (➤ Abb. 5.22, ➤ Abb. 5.23, ➤ Tab. 8.13, ➤ Tab. 8.15).

Ein hoher Score für die Anwendung von medizinischen Handlungen ist bei Suizidalen mit 37,5 % der Fälle niedriger als bei Patienten mit Sekundenherztod (63,0 %) bzw. solchen mit Herzatemstillstand (63,3 %). Noch niedrigere Werte für hohe Anwendungsscores finden sich bei verunfall-

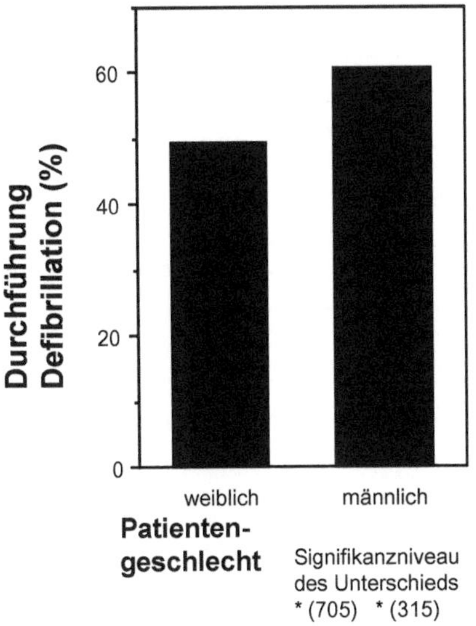

Abb. 5.27 Defibrillation und Patientengeschlecht (links)

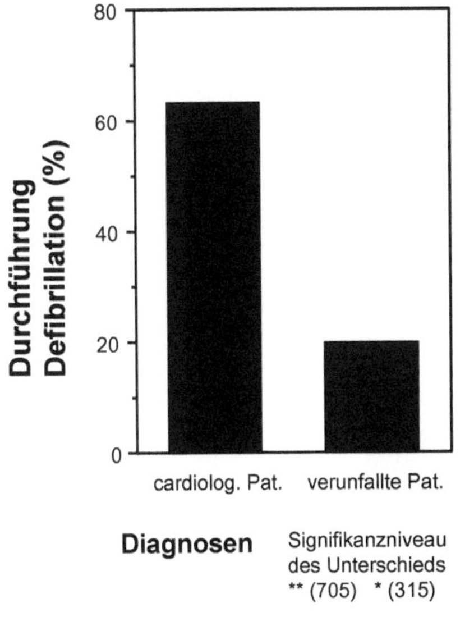

Abb. 5.28 Defibrillation und Diagnosen (rechts)

ten Patienten mit 20,0 % oder der Diagnosegruppe plötzlicher Kindstod, die ausschließlich niedrige Anwendungsscores zeigen (➤ Abb. 5.24, ➤ Tab. 8.13, ➤ Tab. 8.15).
Patienten, die cardiologische Erkrankungen erlitten hatten, werden hochsignifikant häufiger (63,2 %) mit hoher Anwendung von medizinischen Maßnahmen behandelt als Patienten, die chirurgische Notfälle erlitten haben (20,0 %) (➤ Abb. 5.25, ➤ Tab. 8.13, ➤ Tab. 8.15).
Jüngere Patienten werden hochsignifikant häufiger mit Medikamenten behandelt (95,2 % Medikamentengabe gegenüber 87,5 % bei äteren), der Arzt ist hochsignifikant häufiger daran selbst beteiligt (92,8 % Selbstbeteiligung gegenüber 84,5 % bei älteren) (➤ Abb. 5.26, ➤ Tab. 8.12, ➤ Tab. 8.14).

Männliche Patienten werden signifikant häufiger defibriliert als Patientinnen (61,0 % der Fälle mit Männern gegenüber 49,6 % der Fälle mit Frauen). Die Diagnosegruppierung zeigt hochsignifikante Unterschiede bei der Defibrilation: Werden Patienten nach chirurgischen Notfällen nur in 27,8 % aller Fälle defibriliert, so geschieht dies bei der Diagnosegruppierung internistischer Notfälle in 61,2 % der Fälle (➤ Abb. 5.27, ➤ Abb. 5.28, Tab. 8.12, ➤ Tab. 8.14).
Insgesamt jedoch finden sich wenig signifikante Zusammenhänge zwischen den Handlungsvariablen der Reanimation und Patientenvariablen. Es lassen sich – außer bei den Unterschieden in bezug auf die Diagnosegruppierungen – beim Reanimationsverlauf kaum Bereiche erkennen, in denen die Ärzte sich in bezug auf die Patientenvariablen unterschiedlich entscheiden (➤ Tab. 8.12, ➤ Tab. 8.13, ➤ Tab. 8.14, ➤ Tab. 8.15).

5.2.2.2 Entscheidungen beim Reanimationsverlauf und Arztvariablen

In beiden untersuchten Stichproben lassen die Handlungsvariablen EKG-Ableitung, Schrittmacheranlage, Defibrillation kaum signifikante Zusammenhänge mit den Arztvariablen erkennen. Diese Tätigkeiten scheinen in bezug auf die Arztvariablen immer gleich häufig oder selten (EKG-Ableitung in 95–100 %, Schrittmacheranlage in 0–10 %, Defibrillation in 40–60 %) durchgeführt zu werden (➤ Tab. 8.16, ➤ Tab. 8.18).
Die nicht-klinischen Variablen „ärztliche Weiterbildung", „Dauer ärztliche Tätigkeit", „Klinikzugehörigkeit" sowie einige Variablen „persönliche Verluste" lassen Zusammenhänge mit den Handlungsvariablen erkennen. Beim Vergleich der Gesamtstichprobe mit 705 Behandlungen und der kontrollierten Stichprobe (315 Behandlungen) fällt jedoch auf, dass in letzterer deutlich weniger signifikante Zusammenhänge zwischen Arzt und Reanimationshandlungsvariablen zu verzeichnen sind (➤ Tab. 8.16, ➤ Tab. 8.17, ➤ Tab. 8.18, ➤ Tab. 8.19).
Ärztlich erfahrenere Notärzte sind in der Gesamtstichprobe hochsignifikant, in der kontrollierten Teilstichprobe signifikant seltener an der medizinischen Therapie selbst beteiligt (38,7 %) als ihre

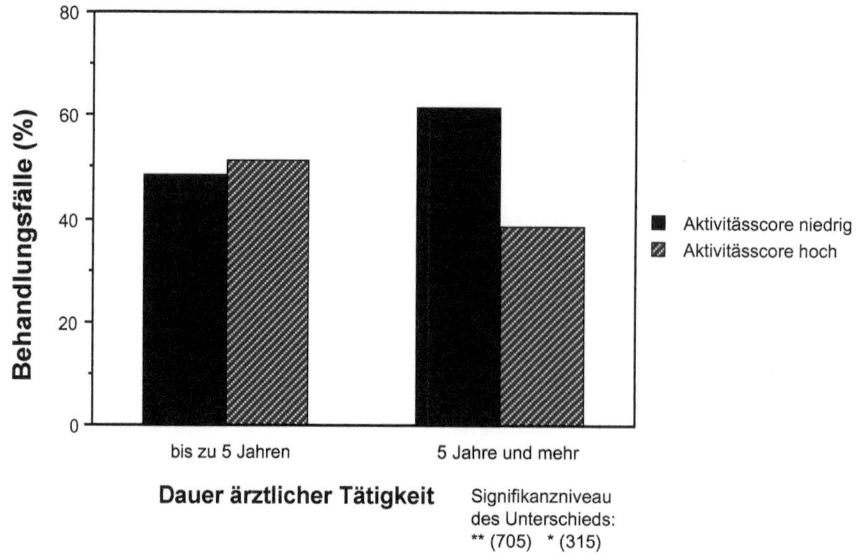

Abb. 5.29 Aktivitätsscore und Dauer ärztlicher Tätigkeit

unerfahreneren Kollegen (51,3 %) (➤ Abb. 5.29, ➤ Tab. 8.17, ➤ Tab. 8.19). Die Einzelitems der ärztlichen Selbstbeteiligung an der medizinischen Therapie weisen zwar in der Gesamtstichprobe in bezug auf die Selbstbeteiligung an der Beatmung, an der Medikation und an der Umlagerung in die gleiche Richtung, jedoch findet sich ein solcher Zusammenhang nur noch für das letztgenannte Item in der kontrollierten Stichprobe. Ärztlich erfahrenere Notärzte sind signifikant seltener an der Umlagerung (19,8 % gegenüber 29,4 %) beteiligt als ihre unerfahreneren Kollegen.
In beiden Stichproben finden sich in bezug auf die Einzelitems der therapeutischen Aktivitäten nur Zusammenhänge bei der Medikamentengabe. Ärztlich erfahrenere Notärzte geben hochsignifikant seltener Medikamente (87,4 %) als ihre unerfahreneren Kollegen (96,4 %) (➤ Tab. 8.17, ➤ Tab. 8.19).
Chirurgen haben mit 76,2 % einen signifikant häufiger hohen Score für therapeutische Anwendungen als ihre anästhesistischen Kollegen (58,8 %) und internistischen Kollegen (50,0 %). Diese Aussage gilt für die Gesamt- und kontrollierte Teilstichprobe. Fast alle Einzellitems der ärztlichen Handlungen hingegen lassen sich nur in der Gesamtstichprobe signifikant unterscheiden. (➤ Abb. 5.30, ➤ Tab. 8.17, ➤ Tab. 8.19).
Auch der zwischen den Facharztdisziplinen hochsignifikante Unterschied in bezug auf die ärztliche Selbstbeteiligung an der medizinischen Therapie der Reanimation findet sich nur in der Gesamtstichprobe: Chirurgen zeigten in ihr hochsignifikant häufiger einen hohen Aktivitätsscore (76,2 %) als Internisten (52,1 %) und als Anästhesisten (36,6 %), während die kontrollierte Teilstichprobe zwar noch Unterschiede aufweist, diese jedoch auf keinem signifikanten Niveau sind (➤ Abb. 5.31, ➤ Tab. 8.17, ➤ Tab. ➤ 8.19).
In bezug auf die ärztliche Selbstbeteiligung an den therapeutischen Maßnahmen finden sich in beiden Stichproben hochsignifikante Unterschiede zwischen den untersuchten Kliniken. Sind die Prozentsätze der hohen therapeutischen Aktivitäten zwischen den Kliniken Kiel (49,2%), Lübeck (49,3%), AK Wandsbek (45,7%) und AK Harburg (58,0 %) vergleichbar, so ergeben sich im Krankenhaus AK St. Georg mit 23,0 % deutlich weniger hohe ärztliche Selbstbeteiligungen an den therapeutischen Items. Die Einzelitems der ärztlichen Selbstbeteiligung deuten in beiden Stichproben mit signifikanten Unterschieden in die gleiche Richtung (➤ Abb. 5.32, ➤ Tab. 8.17, ➤ Tab. 8.19).

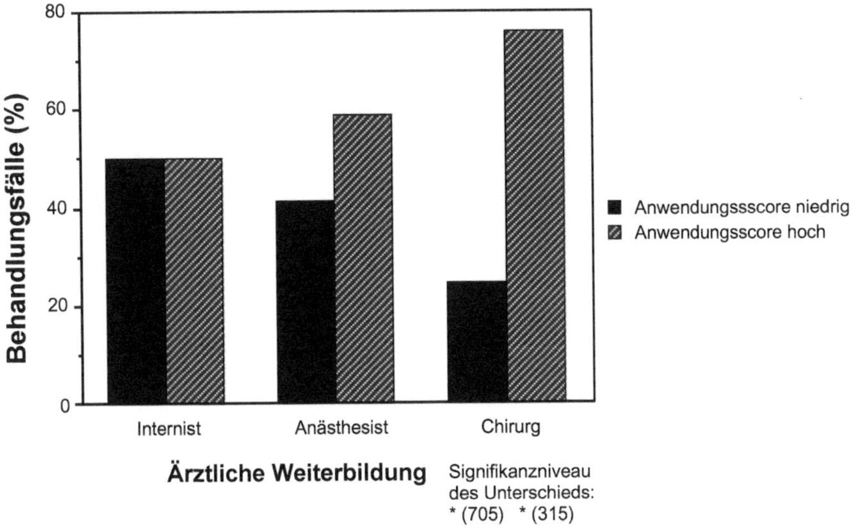

Abb. 5.30 Anwendungsscore und ärztliche Weiterbildung

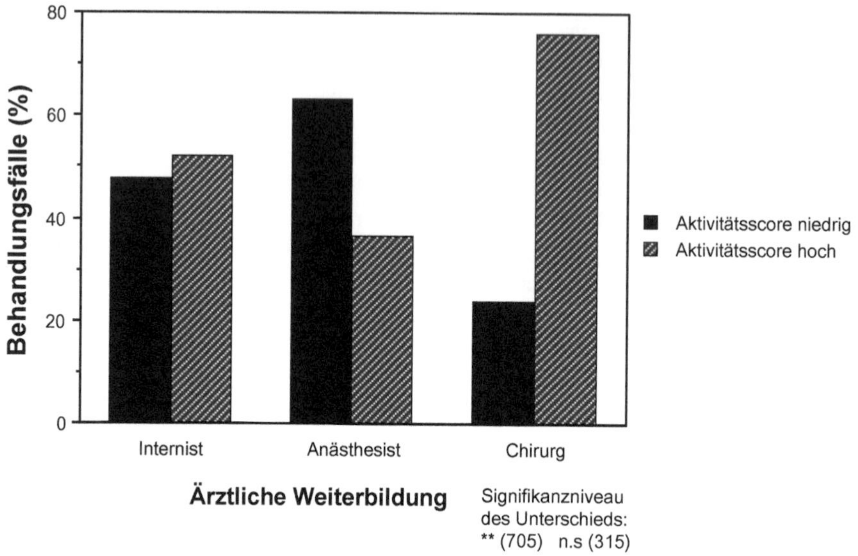

Abb. 5.31 Aktivitätsscore und ärztliche Weiterbildung

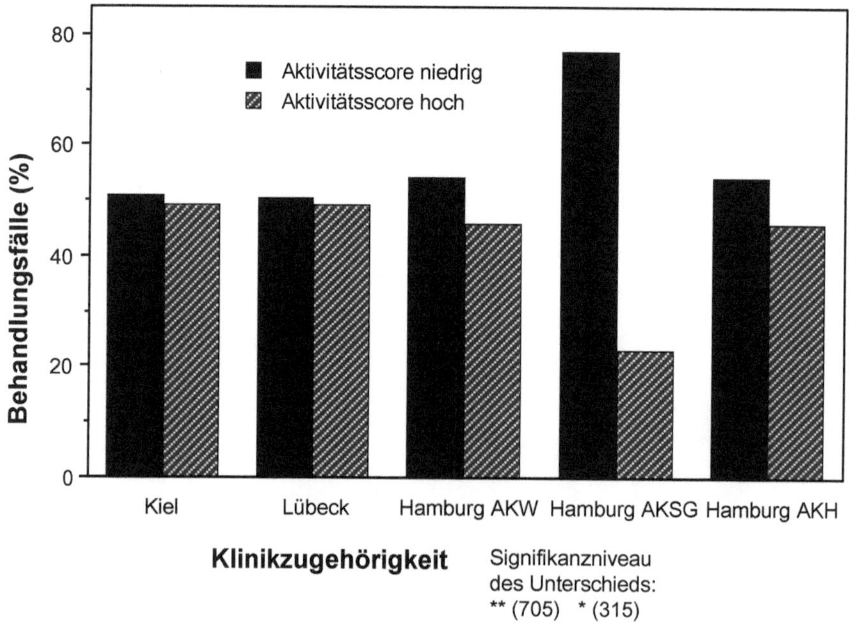

Abb. 5.32 Aktivitätsscore und Klinikzugehörigkeit

Bezüglich persönlicher Verluste in der Vorgeschichte unterscheiden sich Ärzte mit einer Ehescheidung bei der Selbstbeteiligung an den therapeutischen Aktivitäten von solchen ohne diese Erfahrung (19,4 % hohe Aktivität gegenüber 46,6 %). Dieses Ergebnis gilt in signifikantem Ausmaß für beide Stichproben (➤ Tab. 8.17, ➤ Tab. 8.19).

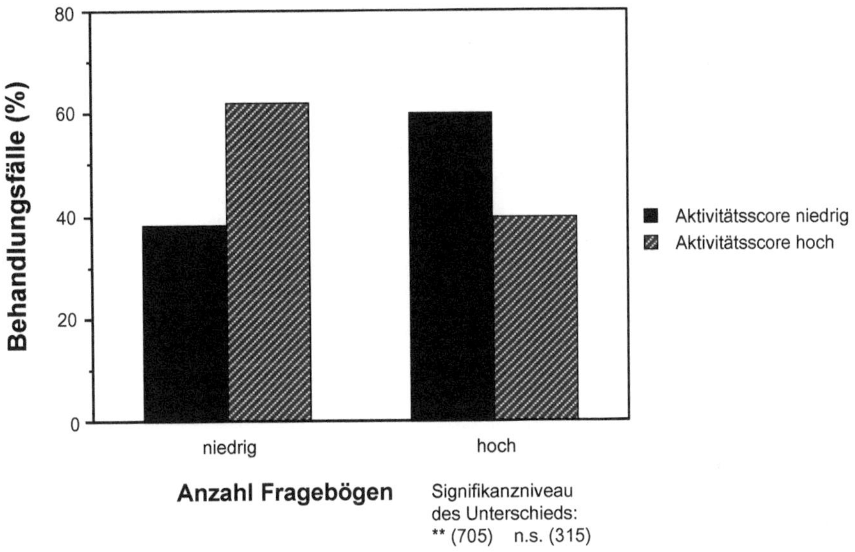

Abb. 5.33 Aktivitätsscore und Anzahl der abgegebenen Fragebögen

Bezüglich der ärztlichen Selbstbeteiligung an den therapeutischen Aktivitäten finden sich hochsignifikante Unterschiede zwischen Ärzten mit geringer und hoher Anzahl abgegebener Fragebögen für die Gesamtstichprobe: Ärzte mit einer eher niedrigen Anzahl abgegebener Fragebögen beteiligen sich mit 61,9 % hochsignifikant häufiger mit hoher Aktivität an der Therapie als solche Ärzte, die eher mehr Bögen für die Studie abgaben (39,9 %). Für die kontrollierte Teilstichprobe sind diese Unterschiede nicht mehr signifikant (➤ Abb. 5.33, ➤ Abb. 5.32, ➤ Tab. 8.17, ➤ Tab. 8.19).

5.2.2.3 Entscheidungen beim Reanimationsverlauf und Gottschalk-Gleser Variablen

Bei den Handlungsvariablen „EKG-Ableitung", „Schrittmacheranlage" und „Defibrillation" und „Anwendungsscore" als Summenscore der therapeutischen Handlungen sind keine signifikanten Unterschiede bei Gruppierung nach Gottschalk-Gleser Variablen zu erkennen. Hingegen finden sich solche in bezug auf das ärztliche Handlungsitem Medikamentengabe.

Auch in bezug auf die ärztlichen Selbstbeteiligungen finden sich Unterschiede bei den Gruppierungen nach der Selbstbeteiligung an der Herzdruckmassage, Beatmung, Medikamentengabe sowie Umlagerung des Patienten. Dies betrifft auch den Summenscore der ärztlichen Selbstbeteiligung (Aktivitätsscore). Auffälligerweise sind es die Hoffnungsscores, die durchgehend Zusammenhänge zeigen (➤ Tab. 8.20, ➤ Tab. 21, ➤ Tab. 8.22, ➤ Tab. 8.23).

Zunächst soll auf die Zusammenhängen mit den Einzelitems Medikamentengabe und Selbstbeteiligung an therapeutischen Handlungen eingegangen werden.

Ärzte mit hohen Scores für Gesamthoffnung geben signifikant seltener Medikamente (87,9 % der Fälle gegenüber 94,2 % der Fälle mit niedrigem Score). Auch sind diese Ärzte hochsignifikant seltener an der Herzdruckmassage (32,5 % gegenüber 54,3 %) und der Umlagerung (17,0 %) als bei solchen Ärzten mit niedrigen Scores für Gesamthoffnung (30,4 %) beteiligt. Dies gilt für beide Stichproben. Die hochsignifikant seltenere Beteiligung an der Beatmung hingegen findet sich nur

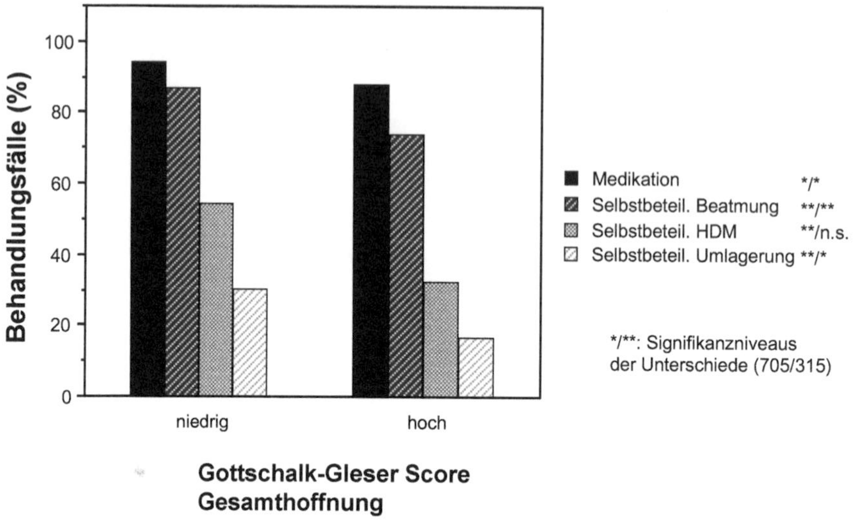

Abb. 5.34 Medikamentengabe, Selbstbeteiligung an der Beatmung, der Herzdruckmassage/Umlagerung des Patienten und Gottschalk-Gleser-Score „Gesamthoffnung"

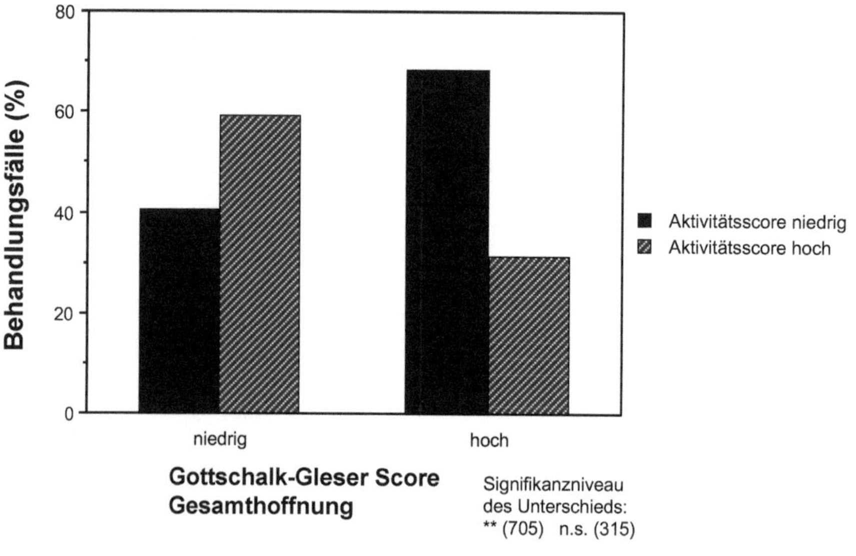

Abb. 5.35 Aktivitätsscore und Gottschalk-Gleser-Score „Gesamthoffnung"

in der Gesamtstichprobe (74,3 % der Fälle gegenüber 87,0 % der Fälle) (➤ Abb. 5.34, ➤ Tab. 8.20, ➤ Tab. 8.21, ➤ Tab. 8.22, ➤ Tab. 8.23).

Für die Gesamtstichprobe scheinen sich diese Verhältnisse in den Summenscores der ärztlichen Selbstbeteiligungen an den therapeutischen Handlungen (Aktivitätsscore) widerzuspiegeln. Das Ergebnis, dass Ärzte mit hohen Scores für Gesamthoffnung mit 31,6 % hochsignifikant seltener aktiv als solche Ärzte sind, die niedrige Hoffnungsscores aufweisen (45,4 % der Fälle), findet sich

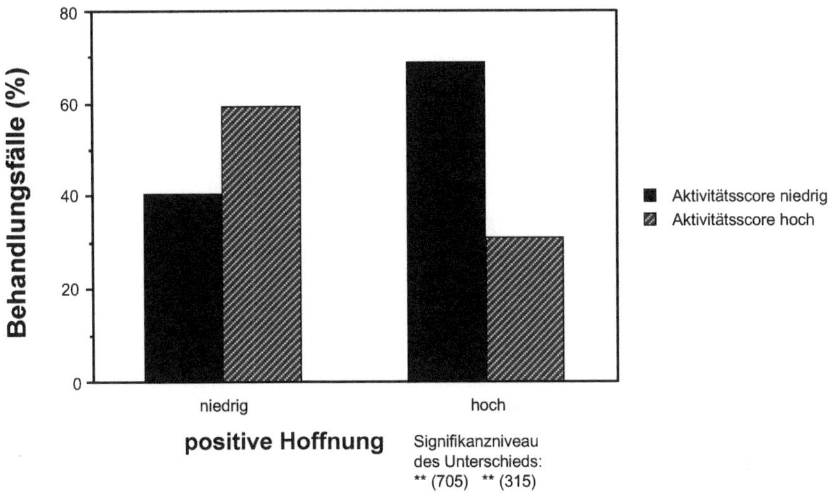

Abb. 5.36 Aktivitätsscore und Gottschalk-Gleser-Score „positive Hoffnung"

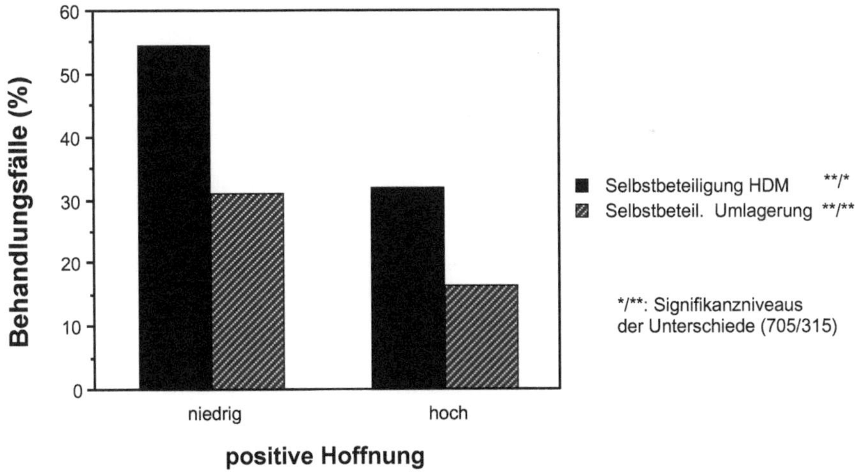

Abb. 5.37 Selbstbeteiligung an der Herzdruckmassage/Umlagerung des Patienten und Gottschalk-Gleser-Score „positive Hoffnung"

nur in der Gesamtstichprobe und auch dies nur mit der Einschränkung für solche Behandlungsfälle, in denen erfolglose Reanimationen zuvor auftraten (➤ Abb. 5.35, ➤ Tab. 8.21).

Bemerkenswert ist, dass sich der Aktivitätsscore als Summenscore der ärztlichen Selbstbeteiligung an den therapeutischen Handlungen zwar für die Gesamtstichprobe in bezug auf die Gottschalk-Gleser-Scores Verletzungsangst, Schuldangst sowie diffuse Angst und nach außen offene Aggressivität unterscheidet, in der kontrollierten Teilstichprobe lassen sich jedoch keine signifikanten Unterschiede finden (➤ Tab. 8.23).

Lediglich das Item „positive Hoffnung" kann für beide Stichproben als in hochsignifikantem Zusammenhang mit dem Aktivitätsscore stehend angesehen werden: Der Aktivitätsscore des Arztes

ist hochsignifikant häufiger hoch bei niedriger im Interview geäußerter Hoffnung (31,0 % der Fälle mit hohem Score gegenüber 59,6 % der Fälle mit niedrigerem Score). D. h. Ärzte mit mehr positiver Hoffnung sind in beiden Stichproben seltener mit hohen Aktivitätsscores an der Therapie beteiligt als solche Ärzte, die im Interview niedrigere Hoffnungsscores erzielten (➤ Abb. 5.36, ➤ Tab. 8.21, ➤ Tab. 8.23).
In bezug auf die Einzelscores sind Ärzte mit hohen Scores für positive Hoffnung in beiden Stichproben hochsignifikant, resp. signifikant seltener an der Herzdruckmassage (32,0 % gegenüber solchen Ärzten mit niedrigerer im Interwiev geäußerter Hoffnung mit 54,6 %) und seltener an der Umlagerung des Patienten (16,3 %) gegenüber Ärzten mit niedrigerer positiver Hoffnung 31,2 % beteiligt (➤ Abb. 5.37, ➤ Tab. 8.20, ➤ Tab. 8.21, ➤ Tab. 8.22, ➤ Tab. 8.23).
In bezug auf beide Stichproben ist die Handlungsvariable Medikamentengabe signifikant vermehrt bei höherer im Interview geäußerter Todesangst (94,6 % Medikamentengabe gegenüber 76,7 %), bei hoher Trennungsangst (86,2 % gegenüber 94,1 %), niedrigerer diffuser Angst (94,9 % gegenüber 87,4 %), höherer ambivalenter Aggressivität (93,5 % gegenüber 86,2 %) sowie hochsignifikant vermehrt bei höherer nach außen verschlossener Aggressivität (95,6 % gegenüber 84,7 %) als bei den jeweils entgegengesetzten Äußerungen im Gottschalk-Interview. Ähnliches gilt für die Ergebnisse in bezug auf die Handlungsvariable Selbstbeteiligung an der Beatmung, deren signifikante Zusammenhänge mit Gottschalk Gleser-Einzel- und Summenscores in der kontrollierten Stichprobe keine Signifikanzen mehr bezeichnen (➤ Tab. 8.20, ➤ Tab. 8.21, ➤ Tab. 8.22, ➤ Tab. 8.23).
Zur Herzdruckmassage: In der Gesamtstichprobe ist die ärztliche Selbstbeteiligung an der Herzdruckmassage hochsignifikant vermehrt bei höherer im Interview geäußerter Verletzungsangst (55,1 % ärztliche Beteiligung an der Herzdruckmassage gegenüber 31,0 %), bei höherer Schuldangst (51,0 % gegenüber 34,0 %), niedrigerer diffuser Angst (53,3 % gegenüber 33,0 %), niedrigerer geäußerter positiver Hoffnung (54,6 % gegenüber 32,0 %), signifikant vermehrt bei niedrigerer nach außen offener Aggressivität (47,9 % gegenüber 36,5 %) sowie niedrigerer im Interview geäußerter Gesamtangst. Diese Unterschiede lassen sich in Folge zu geringer Zahlen in der kontrollierten Teilstichprobe allerdings nur für die Gottschalk Gleser-Summenscores „positive Hoffnung" sowie „Gesamthoffnung" nachvollziehen (48,3 % gegenüber 35,8 %) (➤ Tab. 8.20, ➤ Tab. 8.22).

5.2.2.4 Entscheidungen beim Reanimationsverlauf und Situationsvariablen

Bei den meisten Einzelitems der therapeutischen Behandlungen sowie bei einigen der ärztlichen Beteiligungen daran lassen sich infolge zu kleiner Häufigkeiten in den Zellen nur beschreibende Aussagen machen (➤ Tab. 8.24, ➤ Tab. 8.25, ➤ Tab. 8.26, ➤ Tab. 8.27). Des weiteren finden sich in bezug auf die ausreichend gefüllten Zellen nur wenig signifikante Zusammenhänge zwischen Situations- und Reanimationshandlungsvariablen, die für beide Stichproben gelten: So beteiligen sich die Ärzte in den Jahreszeiten Frühjahr bis Herbst mit 89,4 % bis 95,5 % hochsignifikant häufiger an der Medikamentengabe als in der Jahreszeit Winter (79,8 %) (➤ Abb. 5.38, ➤ Tab. 8.25, ➤ Tab. 8.27).
Auch scheinen Konfronationen mit Vorerlebnissen in Form von Fehlfahrten in der Schicht zuvor mit dem Selbstbeteiligungsmuster der Ärzte an der Medikamentengabe in Zusammenhang zu stehen: Ärzte, die zwei und mehr Fehlfahrten in der Schicht zuvor erlebt hatten, sind mit 90,7 % signifikant häufiger an der Medikamentengabe selbst beteiligt als solche Ärzte, die weniger Fehlfahrten zuvor erlebt hatten (83,6 %) (➤ Abb. 5.39, ➤ Tab. 8.25, ➤ Tab. 8.27).

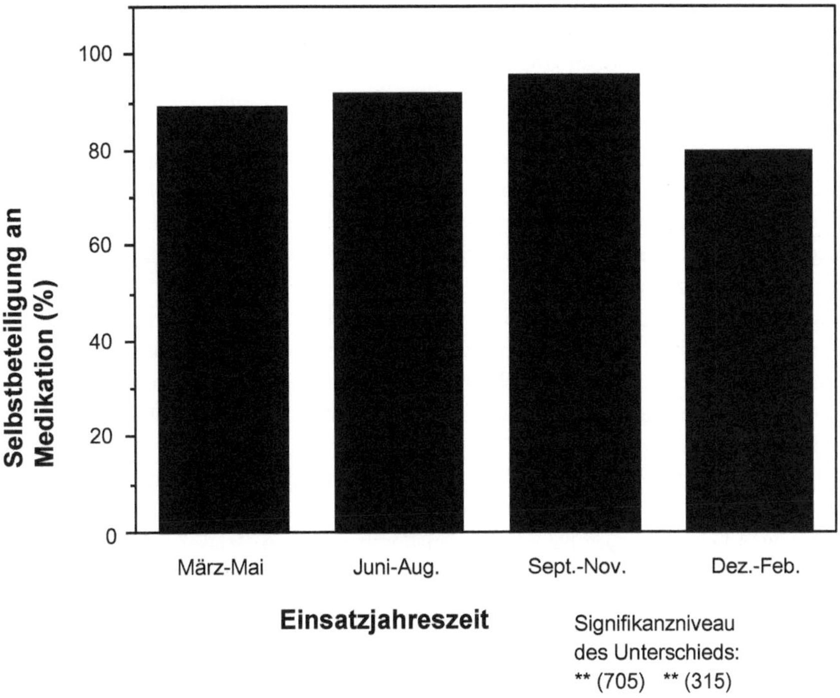

Abb. 5.38 Selbstbeteiligung an der Medikation und Einsatzjahreszeit

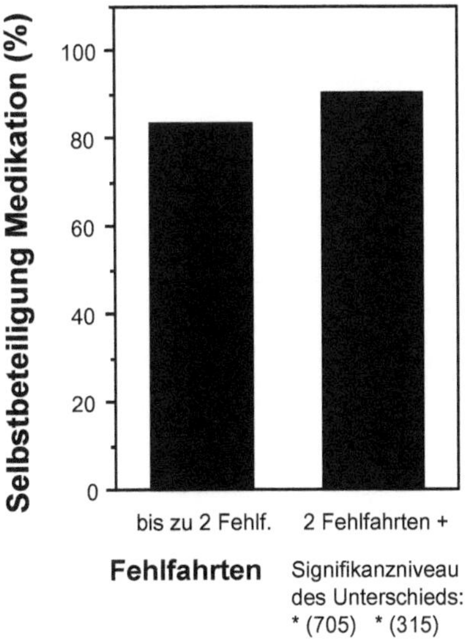

Abb. 5.39 Selbstbeteiligung an der Medikation und Konfrontation mit Fehlfahrten in der Schicht zuvor (links)

Mit der Selbstbeteiligung an der Beatmung scheint ein anderes Vorerlebnis der Ärzte, nämlich die Anzahl der Toten in der Schicht zuvor in Zusammenhang zu stehen: Solche Ärzte, die ein und mehr Tote in der Schicht zuvor erlebt hatten, beteiligten sich mit 86,9 % signifikant häufiger an der Beatmung als Ärzte, die keine Toten in der Schicht zuvor erlebt hatten (76,7 %) (➤ Abb. 5.40, ➤ Tab. 8.25, ➤ Tab. 8.27).

Der Aktivitätsscores der Ärzte zeigen zwar signifikante Unterschiede in bezug auf die Einteilung auf Fundort des Patienten sowie erfolglose Reanimation in der Schicht zuvor, diese Effekte sind jedoch Klinikeffekten zu subsummieren. Damit finden sich keine verwertbaren Zusammenhänge zwischen therapeutischer Aktivität bzw. ärztlicher Selbstbeteiligung daran und Situationsvariablen (➤ Tab. 8.25, ➤ Tab. 8.27).

- Aus all dem wird ersichtlich, dass die ärztlichen Entscheidungen bei der Reanimationshandlung vornehmlich mit den klinischen Patientenvariablen Diagnose und Ausgang der Behandlung in Zusammenhang zu stehen scheinen. Lediglich mit wenigen Items der Behandlung steht als klinische Variable das Patientenalter und als nicht-klinische Variable das Patientengeschlecht in Zusammenhang.
- Bis auf wenige nicht-klinische Variablen ärztlicher Erfahrung und persönlicher Verluste diskriminieren nur die Variablen „Dauer ärztlicher Tätigkeit" und „ärztliche Weiterbildung" die Ärzte in ihren Entscheidungen bei den Reanimationshandlungen. Ärztlich erfahrenere Notärzte sind weniger selbst aktiv an therapeutischen Handlungen beteiligt und geben seltener Medikamente. Chirurgen sind hingegen aktiver bei den therapeutschen Handlungen und auch mehr daran selbst beteiligt als Internisten und Anästhesisten.
- Es finden sich niedrigere Aktivitätsummen- sowie entsprechende Einzelscores bei höherer ärztlicher Gesamthoffnung.
- Die nicht-klinischen Situationsvariablen stehen mit Einzel- und Summenscores für medizinische Handlungen nicht in Zusammenhang. Lediglich einzelne Scores zeigen Zusammenhänge mit der Einsatzjahreszeit und den Vorereignissen des Einsatzes.

Die Hypothese bezüglich ärztlicher Entscheidungen beim präklinischen Reanimationsverlauf – es handelt sich um ein relativ standardisiertes Verfahren – kann bestätigt werden.

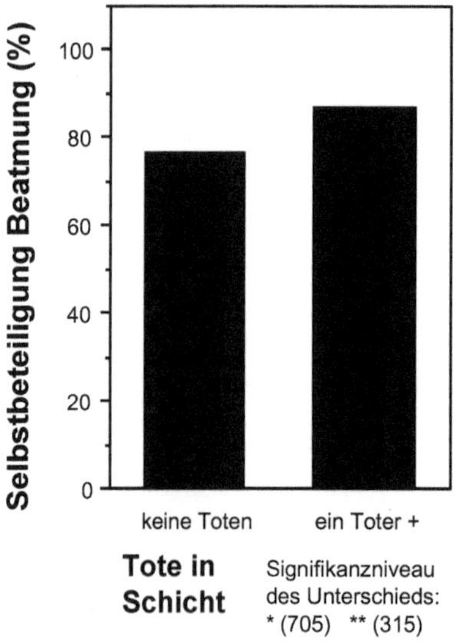

Abb. 5.40 Selbstbeteiligung an der Beatmung und Konfrontation mit Toten in der Schicht zuvor (rechts)

5.2.3 Faktoren im Zusammenhang mit Entscheidungen bezüglich der Reanimationsdauer

Im folgenden wird gefragt, wie die Reanimationsdauer durch klinische oder nicht-klinische Patienten-, Arzt- und Situationsvariablen beeinflusst wird. Die Hypothese ist, dass die Reanimationsdauer von klinisch prognostischen Faktoren, einigen klinischen und nicht-klinischen Patientenvariablen (Alter, Geschlecht), nicht-klinischen Arztvariablen (Berufserfahrung, Spezialisierung der Ärzte), jedoch keinen Situationsfaktoren abhängen.
Mittels zweifaktorieller Varianzanalyse wurden die Patienten-, Arzt- und Situationsvariablen als erster Faktor und das Arztgeschlecht als zweiter Faktor in ihrer Wirkung auf die Reanimationsdauer einschließlich der Wechselwirkung zwischen beiden Faktoren für die Gesamtstichprobe 705 und kontrollierte Teilstichprobe 315 Behandlungsfälle berechnet. Die Grafiken beziehen sich auf die Gesamtstichprobe, Signifikanzen sind hierin für beide Stichproben angegeben; im Tabellenwerk sind die Ergebnisse für beide Stichproben dargestellt (➤ Tab. 8.28, ➤ Tab. 8.29).

5.2.3.1 Reanimationsdauer und Patientenvariablen

Patientenvariablen haben – einschließlich der klinischen Diagnosevariablen – keinen signifikanten Einfluss auf die Reanimationsdauer. Es ergeben sich zwar bei den Beschreibungen nach den Diagnosegruppen – Suizidale, Verunfallte, Sekundenherztod, Herzatemstillstand, plötzlicher Kindstod – signifikante Unterschiede in der Stichprobe 705 Behandlungsfälle, jedoch sind diese Unterschiede in der kontrollierten Stichprobe mit 315 Behandlungsfällen nicht signifikant (➤ Abb. 5.41, ➤ Tab. 8.28, ➤ Tab. 8.29).

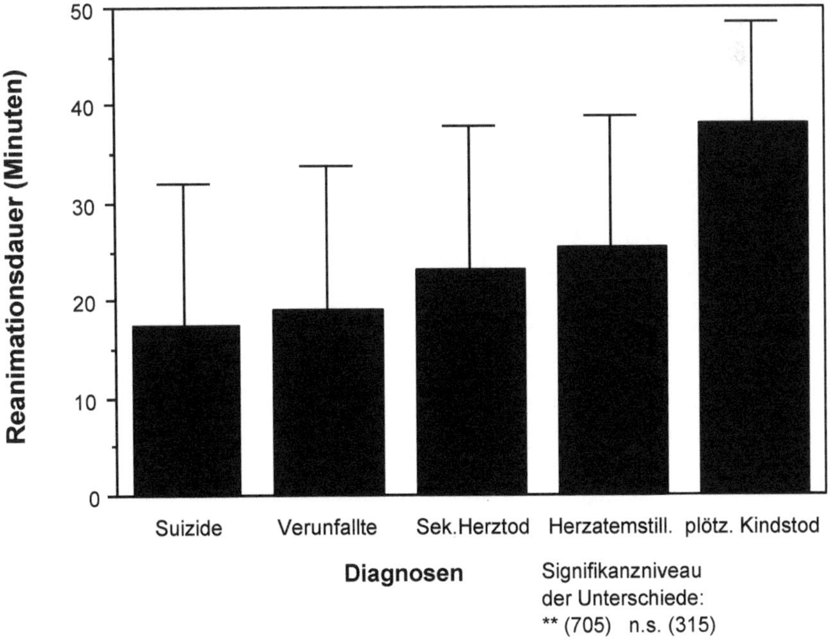

Abb. 5.41 Reanimationsdauer und Diagnosen

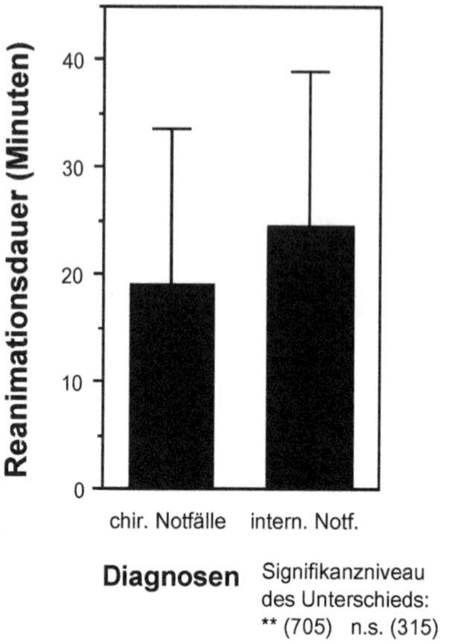

Abb. 5.42 Reanimationsdauer und Diagnosen II (links)

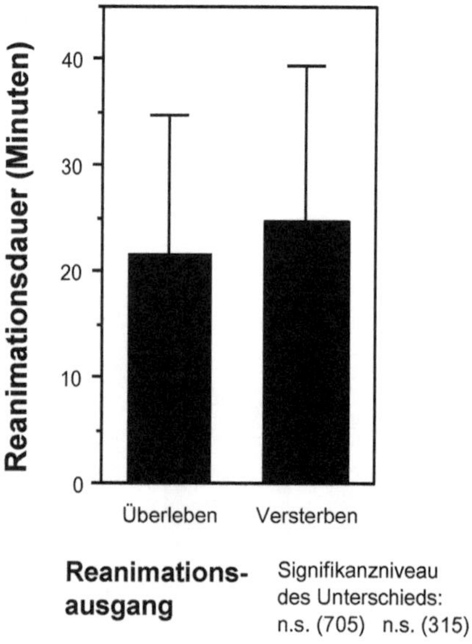

Abb. 5.43 Reanimationsdauer und Reanimationsausgang (rechts)

Ähnliche Verhältnisse in bezug auf die Unterschiede zwischen beiden Stichproben finden sich bei der Beschreibung nach Diagnoseeinteilung in chirurgische Notfälle und internistische Notfälle (➤ Abb. 5.42, ➤ Tab. 8.28, ➤ Tab. 8.29).

In beiden Stichproben findet sich kein signifikanter Zusammenhang zwischen Reanimationsdauer und Ausgang der Reanimation (➤ Abb. 5.43, ➤ Tab. 8.28, ➤ Tab. 8.29).

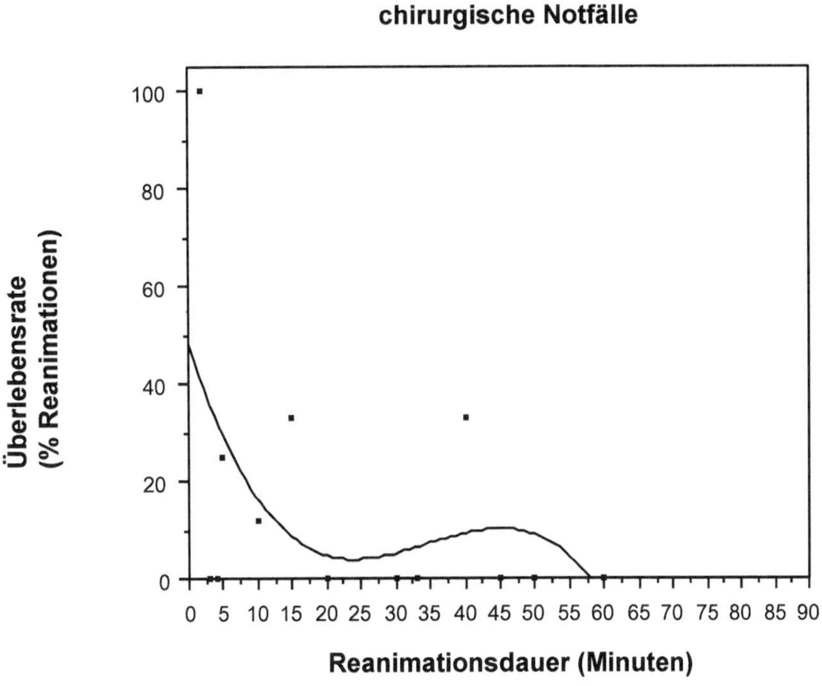

Abb. 5.44 Reanimationsausgang (sekundäre Überlebensrate) und Diagnosen (chirurgische Notfälle)

Im folgenden ist für die untersuchte Gesamtstichprobe 705 Behandlungen – wie zuvor schon bei der Beschreibung der Reanimationsdauer – die Überlebensrate der Patienten, getrennt für chirurgisch und internistisch zu behandelnde Notfälle sowie für Unfälle aufgetragen.

Die Kurve des sekundären Überlebens verläuft bei chirurgisch zu behandelnden Notfällen, betrachtet man sie im Verhalten zur Reanimationsdauer, initial von hohen Werten von ca. 50 % Überleben auf ein Tiefpunkt bei ca. 20 Minuten mit 4 % Überlebenden mit nachfolgendem Ansteigen auf 10 % Überlebende bei 45 Minuten und dann mit einem Abfall auf gar kein Überleben bei 60 Minuten (➤ Abb. 5.44)

Betrachtet man diesen Zusammenhang nur für die Diagnosegruppe Unfälle, d. h. ausschließlich solche Diagnosen, die aufgrund eines Unfallereignisses chirurgisch zu behandeln sind, so ergibt sich folgendes: Die initiale primäre Überlebensrate bei sehr kurzen Reanimationszeiten liegt bei 70 % und endet nach sehr steilem Abfall bei 20 Minuten mit der Reanimationsüberlebensrate von 0 %. Dennoch finden sich bei unveränderter Überlebensrate Reanimationszeiten bis zu 60 Minuten (➤ Abb. 5.45).

Im Gegensatz dazu verläuft die Kurve der sekundären Überlebensraten bei internistischen Notfällen ähnlich derjenigen der untersuchten Gesamtstichprobe von 705 Behandlungen: Einem initialen Anstieg bis auf 40 % maximalem sekundären Überleben bei ca. 15 Minuten folgt ein Abfall bis 0 % Überleben bei 70 Minuten (➤ Abb. 5.46).

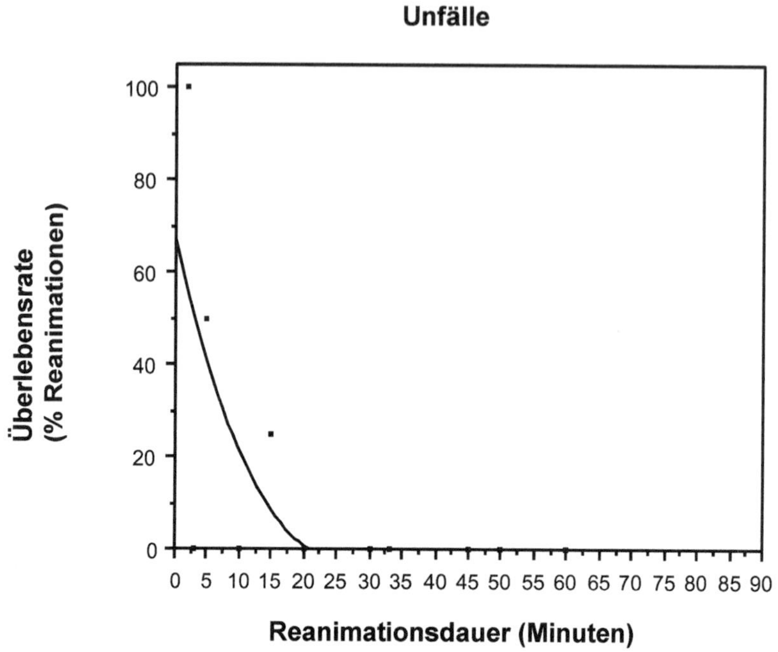

Abb. 5.45 Reanimationsausgang (sekundäre Überlebensrate) und Diagnosen (Unfälle)

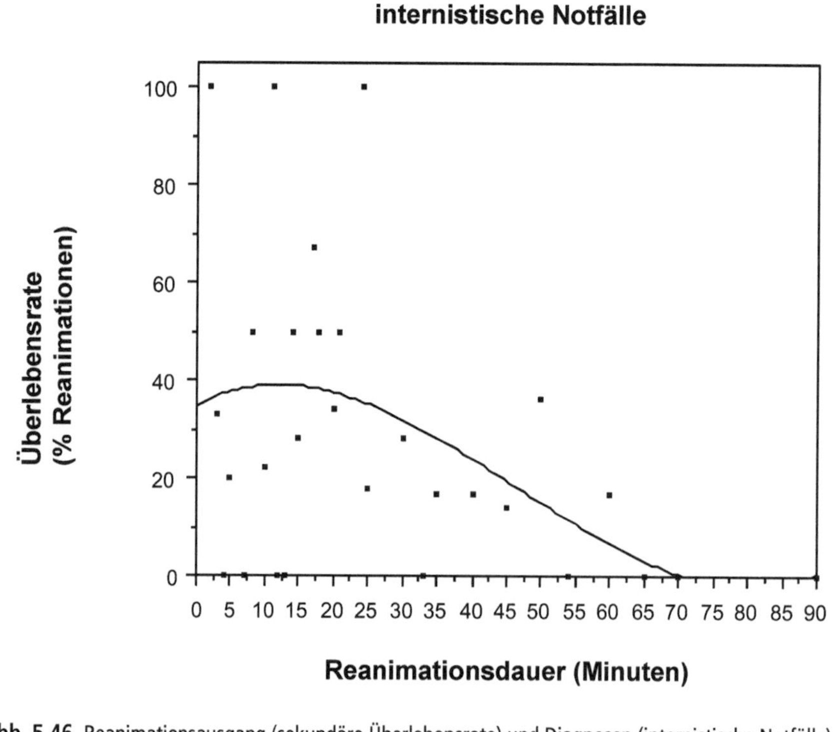

Abb. 5.46 Reanimationsausgang (sekundäre Überlebensrate) und Diagnosen (internistische Notfälle)

5.2.3.2 Reanimationsdauer und Arztvariablen

Männliche Notärzte reanimieren signifikant länger als ihre weiblichen Kolleginnen (25,5 Minuten gegenüber 19,8 Minuten im Mittel) (➤ Abb. 5.47, ➤ Tab. 8.30, ➤ Tab. 8.31). Auch zeigt sich, dass dieser Effekt in der Reanimationszeit zwischen Ärzten und Ärztinnen in fast allen Fällen durchschlagend war, wobei in bezug auf die Patientenvariablen keine Wechselwirkung zwischen dem ersten und dem zweiten Faktor sowie mit anderen Arzt- oder Situationsvariablen auftrat. Dies gilt auch bis auf 2 Ausnahmen für Wechselwirkungen zwischen 1. und 2. Faktor in bezug auf die Situationsvariablen (➤ Tab. 8.30, ➤ Tab. 8.31).

Hingegen finden sich in der Gesamtstichprobe 705 Behandlungen Wechselwirkungen zwischen einigen unabhängigen Variablen sowie dem 2. Faktor Arztgeschlecht. In der kontrollierten Teilstichprobe 315 Behandlungen bleiben diese Wechselwirkungen lediglich für die unabhängigen Faktoren „Problemlösungen Reanimation" sowie „Dauer notärztlicher Tätigkeit" auf signifikantem Niveau bestehen. Im folgenden werden diese für beide Stichproben signifikanten Wechselwirkungen dargestellt:

In bezug auf die Variable „Dauer notärztlicher Tätigkeit" fällt auf, dass Ärzte und Ärztinnen mit einer geringeren notärztlichen Erfahrung als 4,5 Monate sich in der Reanimationsdauer unterscheiden, während sich dieser Unterschied bei einern längeren Dauer notärztlicher Tätigkeit zwischen Ärzten und Ärztinnen verringert (➤ Abb. 5.48, ➤ Tab. 8.30).

Diese Annäherung der Reanimationszeiten ist auch in bezug auf die unabhängige Variable „Problemlösungen Reanimation" zu verzeichnen. Ärztinnen und Ärzte, die sich Problemlösungen in bezug auf Reanimation vorstellen konnten und auch solche angaben, lagen mit den Re-

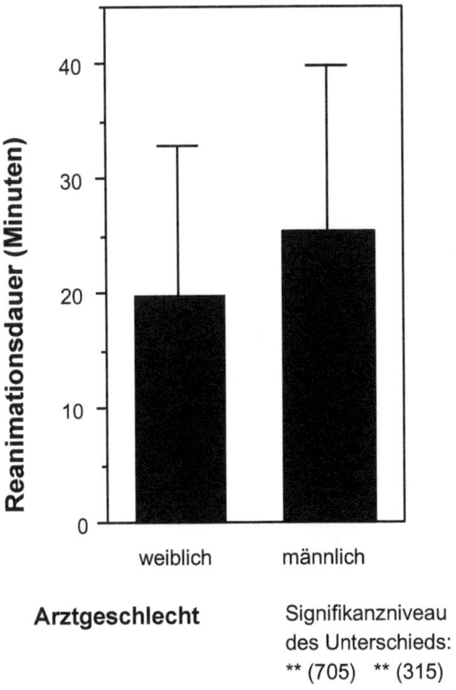

Abb. 5.47 Reanimationsdauer und Arztgeschlecht

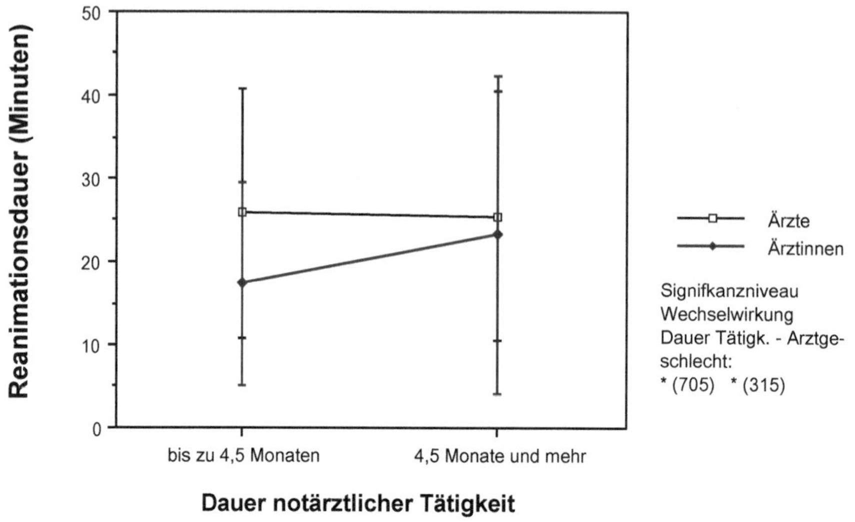

Abb. 5.48 Dauer notärztlicher Tätigkeit (differenziert nach Arztgeschlecht) und Reanimationsdauer

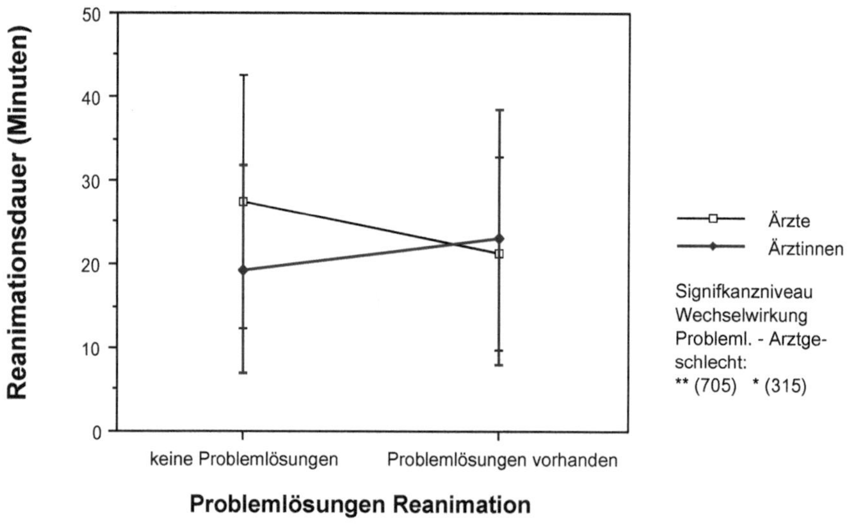

Abb. 5.49 Problemlösungen Reanimation (differenziert nach Arztgeschlecht) und Reanimationsdauer

animationszeiten viel dichter zusammen als solche, die keine Problemlösungen vorschlugen (➤ Abb. 5.49, ➤ Tab. 8.30).

In diesem Zusammenhang soll eine für die große Stichprobe hochsignifikante Wechselwirkung zwischen ärztlicher Weiterbildung und Arztgeschlecht nicht unerwähnt bleiben: Liegen – zumindest für die Gesamtstichprobe auf hochsignifikantem Niveau – die Reanimationszeiten für Internistinnen und Internisten dicht beieinander (auf 21,3 resp. 22,5 Minuten), so unterscheiden sie sich zwischen Anästhesistinnen und Anästhesisten schon deutlicher (19,8 resp. 27 Minuten), und weisen zwischen Chirurginnen und Chirurgen mit 15,8 resp. 40,0 Minuten den höchsten Unter-

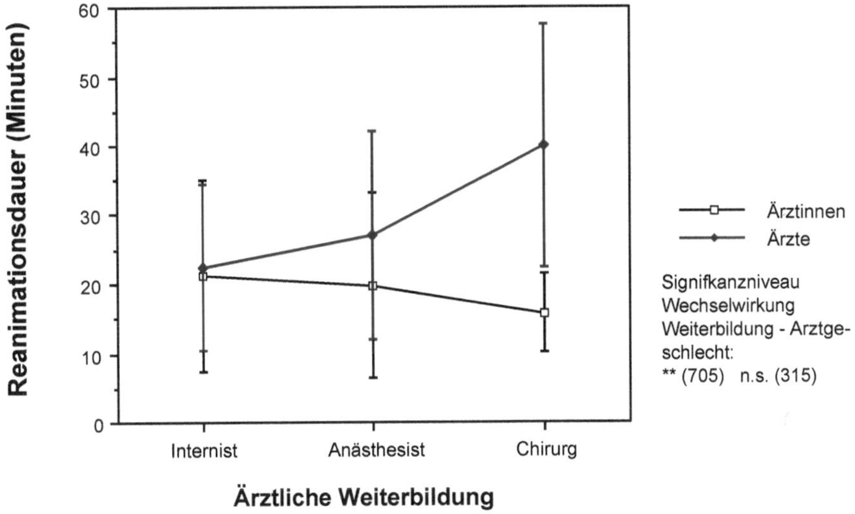

Abb. 5.50 Ärztliche Weiterbildung (differenziert nach Arztgeschlecht) und Reanimationsdauer

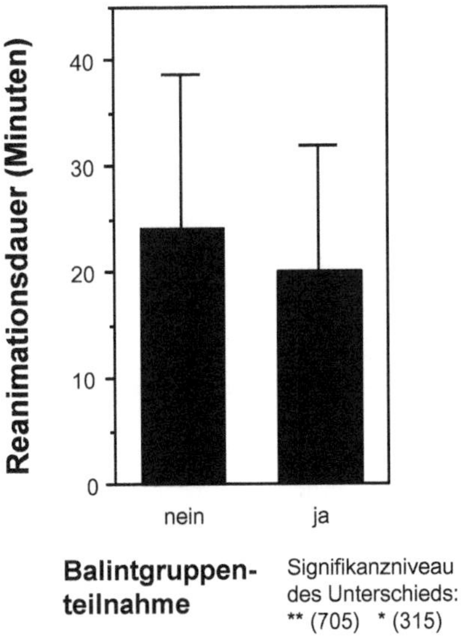

Abb. 5.51 Reanimationsdauer und Balintgruppenteilnahme (links)

schied auf. Diese Wechselwirkung ist für die kontrollierte Stichprobe allerdings nicht mehr signifikant (➤ Abb. 5.50, ➤ Tab. 8.30).

Ärzte ohne Balintgruppenerfahrung liegen mit einer mittleren Reanimationsdauer von 24,5 Minuten signifikant höher als solche mit dieser Selbsterfahrungskomponente (20,1 Minuten im Mittel) (➤ Abb. 5.41, ➤ Tab. 8.30, ➤ Tab. 8.31). Die Variable „Problembewusstsein bezüglich Reanimation" diskriminiert ebenfalls signifikant bzw. hochsignifikant in der kontrollierten Stichprobe: 31,1 Minuten wurde im Mittel in den Fällen reanimiert, in denen Behandler meinten,

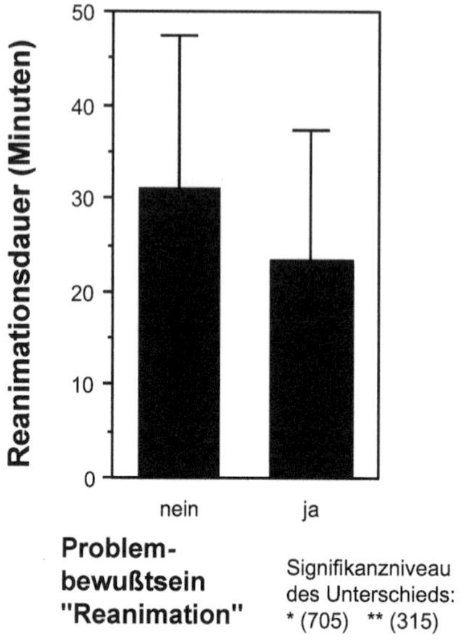

Abb. 5.52 Reanimationsdauer und ärztliches Problembewusstsein „Reanimation" (rechts)

keine Probleme mit der Reanimation zu haben, während die Mehrzahl der Notärzte mit Problembewusstsein im Mittel nur 23,3 Minuten lang reanimierte (➤ Abb. 5.52, ➤ Tab. 8.30, ➤ Tab. 8.31).

In der Gesamtstichprobe finden sich darüber hinaus signifikant längere Reanimationszeiten bei Chirurgen im Vergleich zu Anästhesisten und Internisten; jedoch sind diese Effekte in der kontrollierten Stickprobe nicht mehr signifikant. Auch die Anzahl der abgegebenen Fragebögen diskriminiert die Reanimationsdauer in der Gesamtstichprobe (27,8 Minuten bei niedriger Anzahl gegenüber 22,7 Minuten bei hoher Anzahl bei abgegebenen Bögen). Dieser Effekt in der Meßwiederholung und der Anzahl der Patientenbegegnung ist in der kontrollierten Stichprobe nicht signifikant (➤ Tab. 8.30, ➤ Tab. 8.31).

5.2.3.3 Reanimationsdauer und Überleben der Patienten

Im folgenden ist für die untersuchte Gesamtstichprobe 705 Behandlungen – wie zuvor schon bei der Beschreibung der Reanimationsdauer die Überlebensrate der Patienten – getrennt für Ärztinnen und Ärzte aufgetragen.

Ähnelt die Kurve der Ärztinnen (➤ Abb. 5.53) in bezug auf den Zusammenhang Reanimationsdauer – Überlebensrate derjenigen der Gesamtstichprobe (➤ Abb. 5.6), so finden sich für die Kurve der Ärzte andere Verhältnisse.

Die Kurve der Ärzte ist initial mit Werten von 50–60 % Reanimationsüberleben deutlich höher als diejenige der Ärztinnen mit initialen Werten von ca. 30 %. Der Kurvenverlauf gestaltet sich bei den Ärzten dann abfallend, ohne die für die Gesamt- oder Stichprobe der Ärztinnen deutliche Erhebung bei ca. 15 Minuten (➤ Abb. 5.54).

5.2.3.4 Reanimationsdauer und Gottschalk-Gleser Variablen

Es finden sich keine signifikanten Effekte der Gottschalk-Gleser-Scores auf die Reanimationsdauer (➤ Tab. 8.32, ➤ Tab. 8.33).

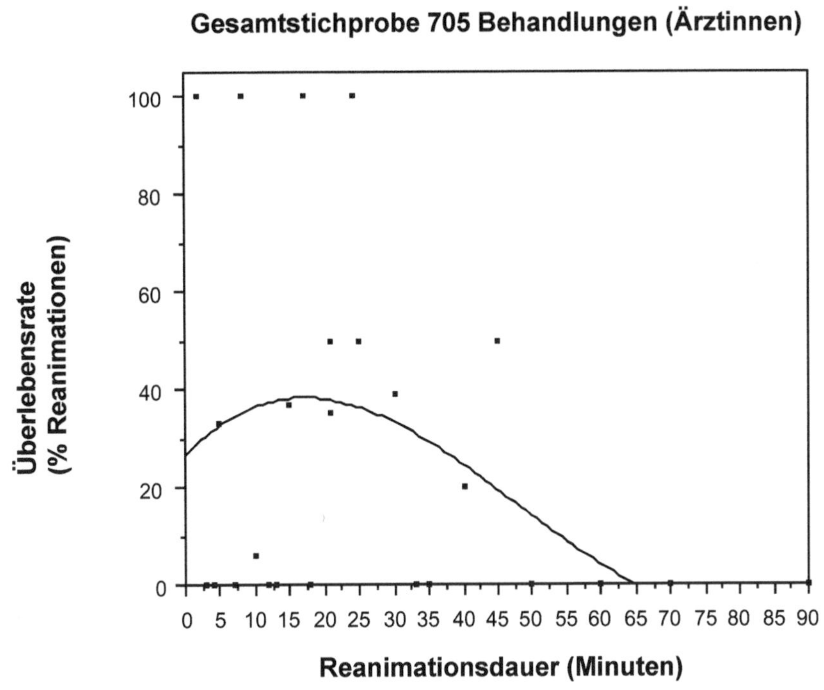

Abb. 5.53 Reanimationsdauer und Überleben der Patienten (Gesamtstichprobe 705 Behandlungen – Ärztinnen)

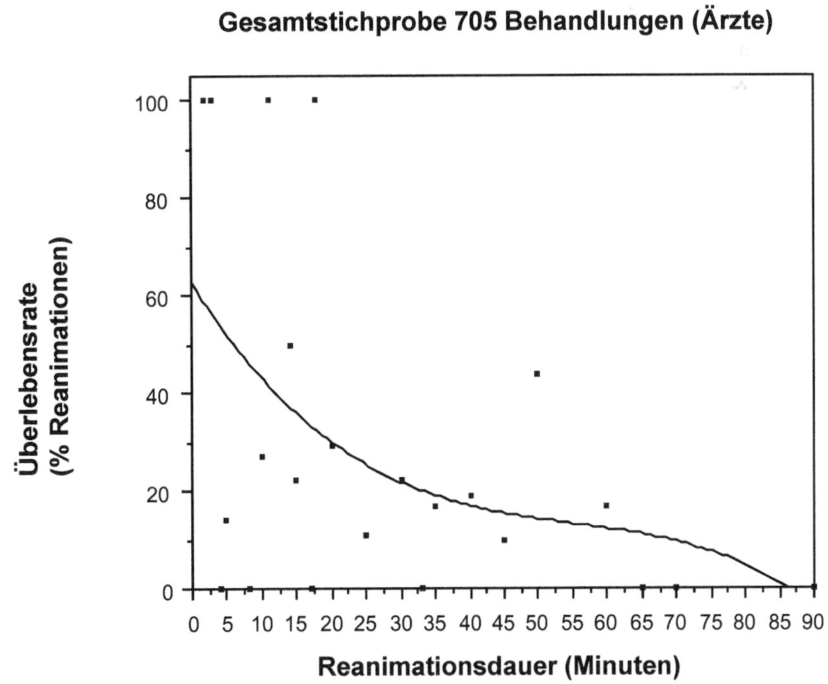

Abb. 5.54 Reanimationsdauer und Überleben der Patienten (Gesamtstichprobe 705 Behandlungen – Ärzte)

5.2.3.5 Reanimationsdauer und Situationsvariablen

Bezüglich der Situationsvariablen finden sich zwar Einflüsse auf die Reanimationsdauer von Seiten der Schicht, des Reanimationsortes sowie der Anwesenheit anderer Personen, diese sind jedoch in der kontrollierten Stichprobe sämtlich nicht signifikant (➤ Tab. 8.34, ➤ Tab. 8.35).

- Die Ergebnisse machen deutlich, dass von den Patientenvariablen die Diagnose einen – wenn auch nicht signifikanten – Einfluss auf die Reanimationsdauer hat. Die Hypothesen zur Prognose können bestätigt, diejenigen zum Patientenalter- und Geschlecht hingegen nicht bestätigt werden. Die Reanimationszeiten unterscheiden sich diagnosenabhängig in bezug auf das Überleben.
- Ärztliche Berufs- und Balintgruppenerfahrung sowie Zugehörigkeit des Arztes zum weiblichen Geschlecht sind mit kürzeren Reanimationszeiten verbunden. Die Hypothesen zur ärztlichen Berufserfahrung können bestätigt werden. Ein neuer Zusammenhang ergibt sich in bezug auf das Arztgeschlecht. Die Reanimationszeiten unterscheiden sich abhängig vom Geschlecht des Arztes in bezug auf das Überleben.
- Gottschalk-Gleser Items haben keinen Einfluss auf die Reanimationszeiten.
- Situationsvariablen haben keinen Einfluss auf die Reanimationszeiten.

5.3 Affektive Reaktionen der Ärzte in bezug auf die präklinische Reanimation (Gottschalk-Gleser-Interviews)

5.3.1 Affektive Reaktionen der Ärzte im Vergleich zur Normalbevölkerung

Im folgenden wird der Frage nachgegangen, inwieweit sich Reaktionen der Ärzte von denen einer Normalbevölkerung unterscheiden.
Dazu wurden die Mittelwerte der Gottschalk-Gleser-Summen- und Einzelscores mit denen einer Normalbevölkerungsstichprobe von insgesamt 406 Personen für Angst, Aggressivität sowie Hoffnung verglichen. Für die Gottschalk-Items-Angst und Aggressivität wurden diejenigen Werte der Oberschicht zum Vergleich herangezogen, für die Hoffnungs-Items diejenigen aus der vorliegenden Stichprobe, die am ehesten mit denen der untersuchten Notärzte zu vergleichen waren (jung, höchste mögliche Schichtzugehörigkeit, keine signifikanten Unterschiede bezüglich der Hoffnungskategorien zwischen den Geschlechtern).
Die Mittelwerte für die Summenscores für Angst und Aggressivität sind bei den reanimierenden Ärzten hochsignifikant höher als diejenigen der Normalbevölkerungsstichprobe. Bei den Summenscores für Hoffnung findet sich kein signifikanter Unterschied (➤ Abb. 5.55, ➤ Tab. 8.36).
Die Mittelwerte für Todes-, Trennungs- sowie Schamangst sind hochsignifikant respektive signifikant höher in der untersuchten Arztstichprobe als diejenigen der Normalbevölkerungsstichprobe. Die Ärzte haben jedoch hochsignifikant niedrigere Scores in ihren Äußerungen über Verletzungsangst und diffuse Angst. Die Werte für Schuldangst sind in beiden Stichproben ohne signifikanten Unterschied (➤ Abb. 5.56, ➤ Tab. 8.36).

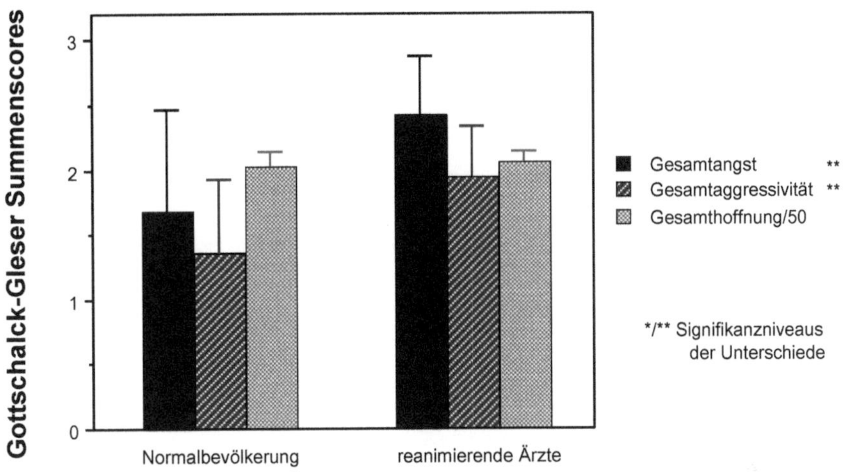

Abb. 5.55 Gottschalk-Gleser-Gesamtscores (Angst, Gesamtaggressivität, Gesamthoffnung) im Vergleich zwischen einer Normalbevölkerungsstichprobe von 406 Personen und derjenigen der untersuchten Ärzte

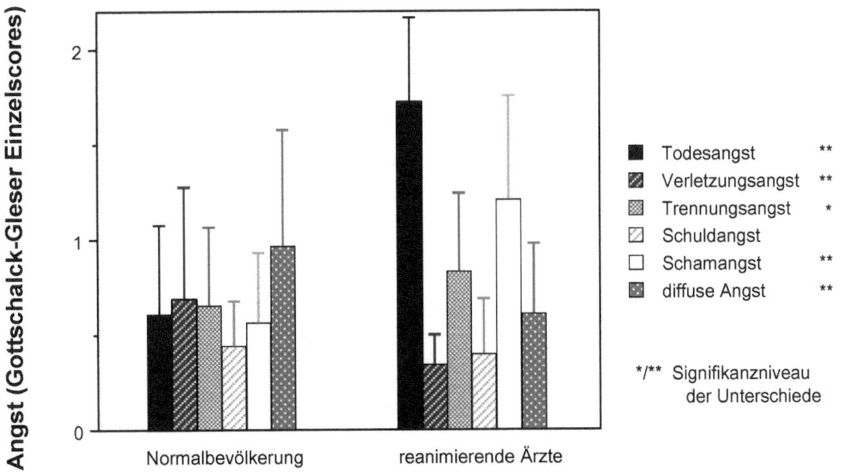

Abb. 5.56 Gottschalk-Gleser-Angst-Einzelscores im Vergleich einer Gesamtstichprobe von 406 Normalpersonen mit der untersuchten Ärztestichprobe

Die untersuchten Notärzte zeigen in ihren Äußerungen hochsignifikant mehr Inhalte mit nach außen verschlossener sowie nach innen gerichteter Aggressivität. Die Mittelwerte für nach außen offene Aggressivität und ambivalente Aggressivität unterscheiden sich in beiden Stichproben nicht signifikant (➤ Abb. 5.57, ➤ Tab. 8.36).

Die untersuchten Notärzte haben hochsignifikant niedrigere Scores in ihren Äußerungen über positive Hoffnung als die Normalbevölkerungsstichprobe, während sie sich in ihren Äußerungen über negative Hoffnung nicht signifikant von der Normalbevölkerungsstichprobe unterscheiden (➤ Abb. 5.58, ➤ Tab. 8.36).

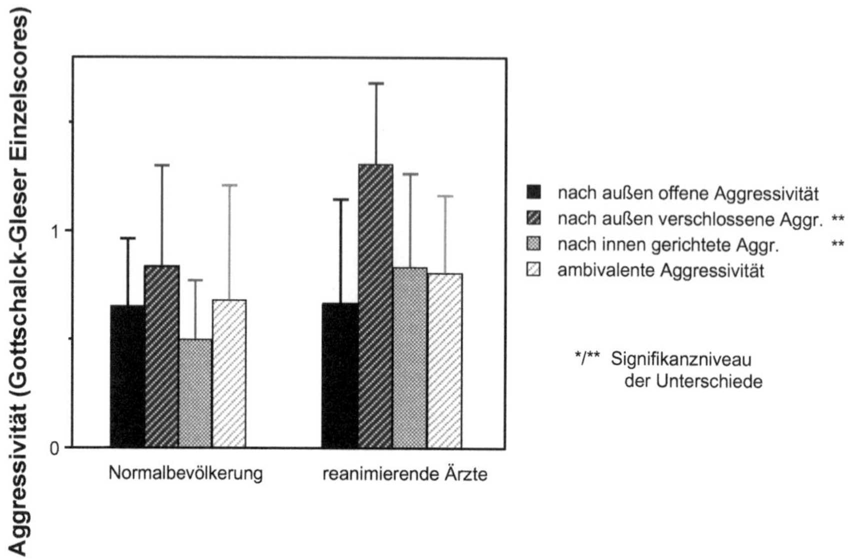

Abb. 5.57 Gottschalk-Gleser-Aggressivitäts-Einzelscores im Vergleich einer Normalbevölkerungsstichprobe von 406 Personen mit den untersuchten Notärzten

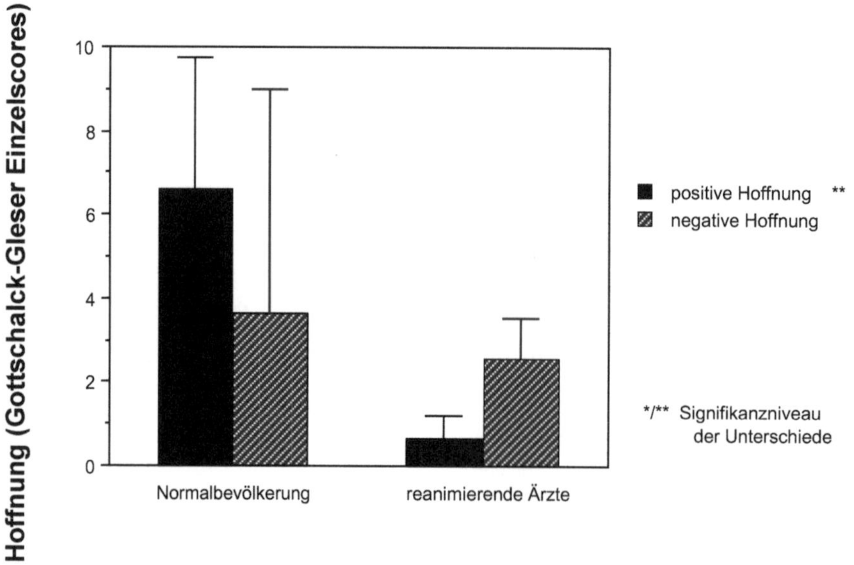

Abb. 5.58 Gottschalk-Gleser-Hoffnungs-Einzelscores im Vergleich einer Normalbevölkerungsstichprobe von 406 Personen mit den untersuchten Ärzten

5.3.2 Affektive Reaktionen der Ärzte und Arztvariablen

Im folgenden wird dann der Frage nachgegangen, wie die Affekte Angst, Aggressivität und Hoffnung nach Abschluss des Notarztwagenturnus mit Arztvariablen in Zusammenhang stehen.
Bei den Gottschalk-Gleser-Summenscores für Hoffnung, Angst und Aggressivität finden sich zwischen den Ärzteuntergruppen in bezug auf die zentralen Variablen Arztalter, Arztgeschlecht, ärztliche Weiterbildung, Dauer notärztlicher Tätigkeit, Dauer ärztlicher Erfahrung sowie Klinikzugehörigkeit keine Unterschiede.
Das gleiche gilt für die Gottschalk-Gleser-Einzelscores in bezug auf Angst, Aggressivität und Hoffnung. Lediglich Arztvariablen aus den Bereichen „Verluste in den letzten 12 Monaten", „Balintgruppenteilnahme" sowie „Problembewusstsein" bzw. „Problemlösungen bezüglich Reanimation" lassen Unterschiede bezüglich einiger Gottschalk-Gleser-Summen- und Einzelscores erkennen.

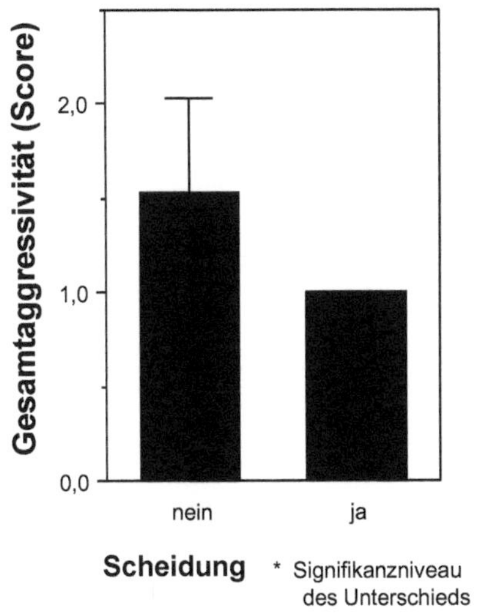

Abb. 5.59 Gesamtaggressivität und Scheidung (links)

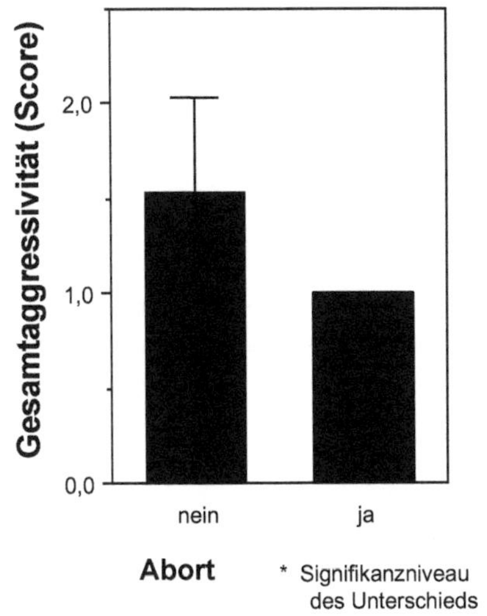

Abb. 5.60 Gesamtaggressivität und Abort (rechts)

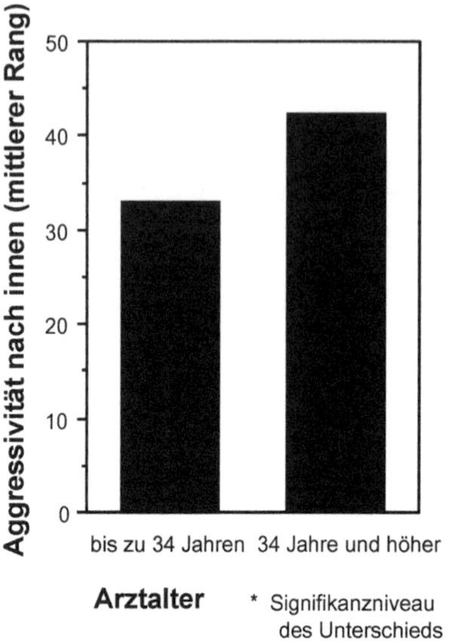

Abb. 5.61 Aggressivität nach innen und Arztalter (links)

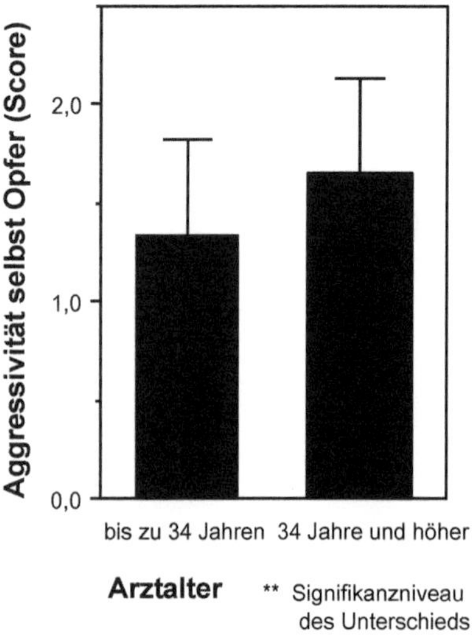

Abb. 5.62 Aggressivität selbst Opfer und Arztalter (rechts)

Geschiedene Ärzte (Score 1,0 gegenüber 1,53) ebenso wie solche, die einen Abort erlitten hatten (Score 1,0 gegen 1,53) äußern signifikant weniger Gesamtaggressivität im Interview. Für geschiedene Notärzte gilt dies auch in bezug auf das Item „ambivalante Aggressivität" (➤ Abb. 5.59, ➤ Abb. 5.60, ➤ Tab. 8.39).

Bei den Einzelscores sind Differenzierungen bezüglich Angst und Aggressivität möglich: Jüngere Ärzte äußern im Vergleich zu älteren Kollegen signifikant weniger nach innen gerichtete Aggressivität (mittlerer Rang des Scores 30,7 gegenüber 44,3 bei älteren) (➤ Abb. 5.61, ➤ Tab. 8.38), hochsignifikant weniger Aggressivität, die sich gegen sie selbst als Opfer (Scores 1,34 gegenüber 1,65) richtet (➤ Abb. 5.62).

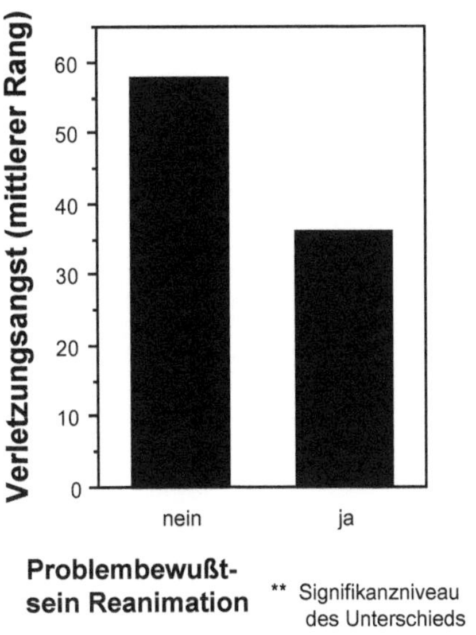

Abb. 5.63 Verletzungsangst und notärztliches Problembewusstsein „Reanimation"

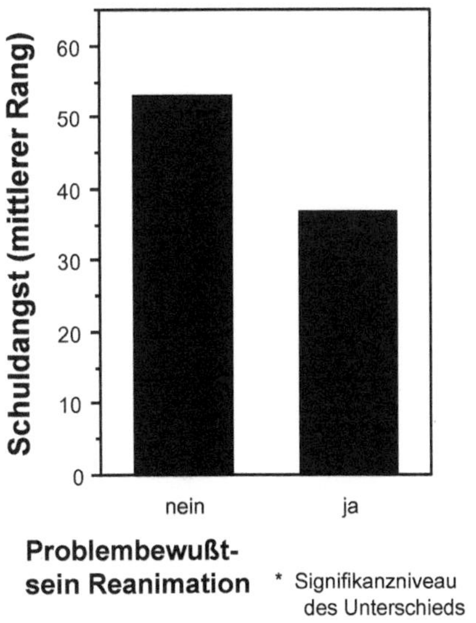

Abb. 5.64 Schuldangst und notärztliches Problembewusstsein „Reanimation"

In bezug auf Reanimationen weniger problembewusste Ärzte äußern mehr Verletzungsangst (mittlerer Rang des Scores 58,0 gegenüber 36,2) umd mehr Schuldangst (mittlerer Rang des Scores 53,3 gegenüber 36,8), d. h. sie sprechen mehr über Verletzungen und körperliche Schäden sowie vermeintliche Schuld als Ärzte, die Reanimationen eher problembeladen erleben (➤ Abb. 5.63, ➤ Abb. 5.64, ➤ Tab. 8.37).

Balintgruppen erfahrene Ärzte äußern mehr Trennungsangst (Score 1,89 gegenüber 1,45) und weniger Schuldangst (mittlerer Rang des Scores 20,0 gegenüber 40,9), d. h. sie machen weniger Bemerkungen über Kritik, Missbilligung, Verurteilung etc., als auf diesem Gebiet nicht erfahrene Kollegen (➤ Abb. 5.65, ➤ Abb. 5.66, ➤ Tab. 8.37).

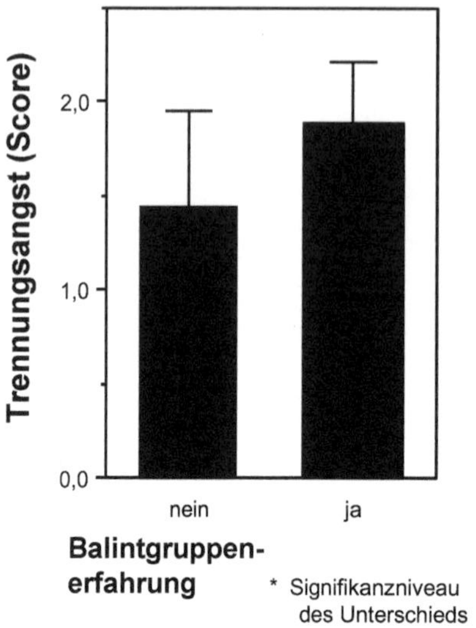

Abb. 5.65 Trennungsangst und Balintgruppenerfahrung

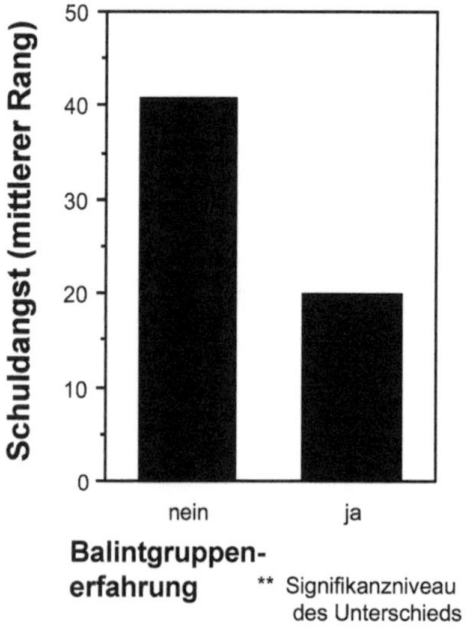

Abb. 5.66 Schuldangst und Balintgruppenerfahrung

Zu den emotionalen Reaktionen nach Beendigung des Notarztwagenturnus kann folgendes gesagt werden:

- Jüngere Ärzte äußern weniger nach innen gerichtete Aggressivität (depressiver Aspekt)
- Ärzte, die Verluste (Scheidung, Abort) erlitten hatten, äußern weniger Gesamtaggressivität
- In bezug auf Reanimationen weniger problembewusste Ärzte sprechen mehr über Verletzungen und körperliche Schäden sowie vermeintliche Schuld als solche Ärzte, die Reanimationen eher problembeladen erleben
- Balintgruppen erfahrene Ärzte äußern mehr Trennungsangst und weniger Schuldangst als auf diesem Gebiet nicht erfahrene Kollegen
- Als Fazit kann gezogen werden, dass die emotionalen Reaktionen der Ärzte eher mit ihren persönlichen Situationen zu tun haben, als mit der Reanimationssituation

6 Diskussion

Die vorliegende Untersuchung zu ärztlichen Entscheidungen im Rahmen präklinischer Reanimationen betritt inhaltlich und methodisch Neuland.
Inhaltlich waren ärztliche Entscheidungen bei Reanimationen bis auf wenige Ausnahmen [122 143] fast nie anlässlich realer Reanimationssituationen, sondern lediglich über die Konfrontation von Ärzten mit fiktiven Wiederbelebungssituationen untersucht worden. Trotz einer kaum mehr

Entscheidungsfindung bei präklinischen Reanimationen Begutachtung somatoformer und funktioneller Störungen 3.A.
http://dx.doi.org/10.1016/B978-3-437-31616-6.00008-9

überschaubaren Anzahl von Studien zu Reanimationsergebnissen, prognostischen Faktoren und Prädiktoren fällt ins Auge, dass nie gefragt wurde, wie sich Ärzte in realen Reanimationssituationen verhalten. Alles, was bislang hierzu bekannt wurde, bezieht sich auf den klinischen Faktor Patient. Nicht-klinische patientenbezogene Faktoren wie Alter, Geschlecht, sozioökonomischer Status wurden nicht untersucht. Ähnliches betrifft arztbezogene nicht-klinische Faktoren wie Alter, Geschlecht, persönliche Situation, Klinikzugehörigkeit oder Verluste. Auch situative Faktoren, wie z. B. Einflüsse von Angehörigen, blieben bislang unbeachtet [1].

6.1 Stand der Diskussion um Entscheidungen bei der präklinischen Reanimation

Sowohl für den ärztlichen Bereich der erweiterten Wiederbelebungsmaßnahmen (ACLS) [22, 23, 100], als auch die für Laien und ausgebildete Helfer anwendbaren Basis Life-support Maßnahmen (BLS) [20, 21, 99, 100] gibt es eine Vielzahl sogenannter Guidelines zur Reanimation. Zunächst auf die Durchführung abgestimmt, beschäftigen sich die ACLS-Guidelines in letzter Zeit immer häufiger mit den Fragen zum Beginn und Abbruch einer Reanimationsmaßnahme.

Dabei werden Guidelines z. T. umstritten und heftig diskutiert. In einem Statement fasste die European Society of Intensive Care Medicine schon im Oktober 1995 zusammen: „Die Situation in Europa ist in bezug auf die Fragen des Einleitens und des Abbruchs einer Reanimation außerordentlich konfus und von Land zu Land wechselnd, wobei sich die Konfusion weiterentwickelt". Für präklinische Notfallmediziner scheint es sogar so, als seien Guidelines in ihrer Komplexität und in Anbetracht der stagnierenden primären und sekundären Überlebensraten zu komplex. Lance Becker sprach so auf der 3. Konferenz des European Resuscitation Council (ERC) in Sevilla 1996 von einem „Mythos des Überlebens von 15 bis 30 %". Die Realität eines sekundären Überlebens von 2 bis 4 %, in einigen Fällen vielleicht bis zu 10 % sei ernüchternd, und dieser könne auch nicht durch eine „CPR-Gestapo" abgeholfen werden [202].

Zeitgleich mit dieser zunehmend kritischen Betrachtung der Guidelines kommt in den Fachgesellschaften eine Diskussion über ethische Aspekte der Reanimation in Gang. So werden Workshops und Kongresssymposien zu diesen Themen veranstaltet, vereinzelt wird auch von Notfallmedizinern hierzu etwas publiziert [203]. Auffällig ist dabei jedoch, dass diese Aktivitäten von der notfallmedizinischen Seite oft noch in Anweisungen in Form der Guidelines münden [97]. Ethikern und Philosophen hingegen [164, 165] scheinen Guidelines und das Denken in diesen Kategorien so fremd zu sein, dass sie sich fast ausschließlich auf den ethischen Diskurs beschränken, ohne auf konkrete Handlungsanweisungen für Notfallmediziner einzugehen. Dies gilt im übertragenen Sinne auch für die Einbeziehung von Juristen in das Thema.

Gilt das oben Gesagte für die Reanimationen im Krankenhaus sowie außerhalb desselben, so müssen für die Situation der präklinischen Reanimation zusätzliche Besonderheiten bedacht werden, die die Entscheidungen ungleich schwieriger gestalten: Der Arzt ist in einer nicht vertrauten Umgebung, Entscheidungen müssen schnell und meist ohne vorherige Information getroffen werden [132]. Deshalb lassen sich viele prädiktive Faktoren und Guidelines in der präklinischen Reanimation nur eingeschränkt anwenden. Das führt z. T. dazu, dass Anweisungen im präklinischen Bereich so drastisch verkürzt werden, dass sie als solche kaum mehr erkennbar sind: „Beginne eine Reanimation, außer es ist der Tod eingetreten oder es liegt eine Kontraindikation vor. Beende sie bei Hirntod oder Aussichtslosigkeit" [204].

Selbst die in den letzten Jahren erwiesenen Zusammenhänge zwischen dem Überleben und der Frühdefibrillation bei Kammerflimmern sowie einem günstigen Ausgang bei schnellem Beginn der BLS-Maß-

nahmen sind in der präklinischen Situation nur eingeschränkt anwendbar. Diese Kriterien können nämlich vom präklinisch reanimierenden Arzt weder sicher kontrolliert noch ausreichend beurteilt werden. Da sich die Ärzte kaum auf die Unwägbarkeiten einer solchen Situation einstellen können, werden sie entweder verunsichert oder mit der Einstellung „im Zweifel für die Reanimation" zurückbleiben.
Ähnliches gilt im präklinischen Bereich für statistisch und mathematisch überzeugende Studien zu Kostenmodellen, die den Ärzten nachweisen, wieviel Geld oder Pflegetage sie bei zurückhaltender Reanimation einsparen könnten [83]. Es werden gar „Aussichtslosigkeits-Guidelines" apostrophiert, schließlich die betroffenen Ärzte aber zwischen der Anregung, frühestmöglich viel zu unternehmen und einer – eher undefinierten – Abbruchempfehlung zurückgelassen.

6.2 Stellung reanimierender Ärzte bezüglich des Entscheidungsdilemmas

Es soll auf zwei Faktoren möglicher Verunsicherung der Ärzte eingegangen werden. War das Verfahren der präklinischen Reanimation zunächst nur für wenige Ausgewählte, zumeist chirurgische Patienten gedacht [25, 26], so wurde es später auf internistische Patienten [27] und in der Folgezeit fast ohne eine diagnostisch fassbare Einschränkung auf alle Patienten mit Herz-Atemstillständen ausgedehnt. So wurden Ärzte mit einer zunehmenden Erweiterung der Indikation für präklinische Reanimationen konfrontiert, ohne dass der Unsicherheit beim Stellen der Indikation für Beginn oder Abbruch abgeholfen werden konnte.
Betrachtet man in diesem Zusammenhang die auffallende Diskrepanz zwischen primären Überlebensraten (13 bis 15 % im Krankenhaus, ca. 25 % im präklinischen Bereich [40]) und sekundären Überlebensraten (4–7 %) [38], so muss gefragt werden, ob sich die Ärzte mit dieser Entwicklung in der Vergangenheit auseinandergesetzt haben, dass sie die Reanimationsindikationen generell sehr großzügig stellten. Von einigen Notfallmedizinern wird in diesem Zusammenhang angedeutet, dass Ärzte „bei ihren Entscheidungen durchaus einen Spielraum hätten, den sie nicht ausschöpfen" [173].
Es muss für die präklinische Reanimation subsummiert werden, dass Ärzte diese auch heute noch ohne begründete Handlungsanweisungen beginnen und auch abbrechen müssen. Sie werden sich in entsprechenden Situationen fast durchgehend aufgefordert fühlen, bei jedem Todesfall eine Reanimationsindikation zu überdenken. Zugleich sind sie mit sehr geringen Überlebensraten nach der Reanimation und mit noch geringeren zum Zeitpunkt der Krankenhausentlassung konfrontiert.

6.3 Ansatzpunkt der Studie

Hilfen aus dem Bereich der Ethik werden zur Zeit bedacht, direkt anwendbare sind jedoch noch nicht verfügbar. Die vorliegende Studie bezieht deshalb inhaltlich explizit nicht-klinische ärztliche Variablen in die Untersuchung präklinischer Reanimationsentscheidungen ein. Damit können erstmals Aussagen über den ärztlichen Anteil an den Entscheidungen bei präklinischen Reanimationen gemacht werden. Nur bei Einbeziehung dieser nicht-klinischen Variablen lassen sich Aussagen zur Ethizität ärztlichen Handelns machen und Hinweise für die Zukunft geben.
Hypothesen liefern Untersuchungen der Absichtserklärungen von Ärzten anlässlich ihrer Konfrontation mit Fall-Vignetten. Diese Studien lassen – ebenso wie die Ergebnisse der Vorstudie für die vorliegende Arbeit [122, 143] – vermuten, dass bei den Reanimationsentscheidungen – neben patienten- und situatuationsbezogenen Faktoren durchaus auch persönliche (nicht-klinische) ärztliche eine Rolle spielen.

Die Basis für diese Vermutung ergibt sich darüber hinaus aus der Notwendigkeit einer persönlichen Auseinandersetzung der Ärzte mit den ihnen zur Reanimation anvertrauten Patienten. Prinzipien ethischen Handelns (Autonomie des Patienten, Gerechtigkeit, Nutzen, Schadensvermeidung) [164–167] können Ärzte in der präklinischen Reanimationssituation, in der es wegen der Bewusstlosigkeit der Patienten zu keinem verbalen Dialog kommen kann, nur dadurch einbeziehen und in ihre Handlungen einfließen lassen, dass sie mit ihrer eigenen Person in einen ethischen Diskurs über das Für und Wider einer Reanimation eintreten.
Dies bedeutet, dass sich in den Reanimationshandlungen Persönlichkeitsvariablen abbilden müssen, da nur die Ärzte es sind, die den ethischen Diskurs verfolgen können. Bildeten sich keine Persönlichkeitsvariablen ab, so würden die Ärzte eher „maschinengleich“ und evidenzbasiert, ohne ethischen Diskurs anlässlich ihrer Entscheidungen handeln.

6.4 Spezielle Problemfelder der Untersuchung reanimierender Ärzte

Der feststellbare Mangel an Studien, die ärztlichen nicht-klinischen Faktoren einzubeziehen, hat Gründe. Ärzte fühlen sich beobachtet, wenn sie im Umfeld einer Reanimation und der damit verbundenen Entscheidungen über „Leben oder Tod“ untersucht werden. Dies muss ihr Teilnahmeverhalten bei solchen Untersuchungen und ihre Auswahlmöglichkeit bei der Beantwortung von Fragen eines Untersuchungsinventars beeinflussen. Zum ersten Punkt ist vorstellbar, dass Ärzte nach dem Erleben schwieriger Reanimationsentscheidungen sich – persönlichkeitsabhängig – aufgerufen fühlen, das Fragebogeninventar nicht oder erst recht zu beantworten. Im ersten Falle könnte man eine Vermeidung des möglicherweise Problematischen vermuten, im zweiten Falle eine Auseinandersetzung mit dem Problematischen über den Studieninhalt.
Bei der Beantwortung der Fragen könnten zudem Schwierigkeiten daraus entstehen, dass es im Erleben der Ärzte zwei Arten möglicher Antworten gibt [205]: Im Kreise der Befragten als gut und richtig geltende Antworten und solche, die nach Vermutung der Ärzte vom Untersucher bevorzugt würden. Beide Effekte werden mit der Direktheit der angewandten Untersuchungsmethode zunehmen. In der vorliegenden Studie wird auf diese Schwierigkeit dadurch eingegangen, dass die Konstruktion des Fragebogeninventars, die Vorbereitungen zur Studie sowie die Durchführung (siehe hierzu Kapitel Methodik) diesem Problem angepasst wurden. Ganz bewusst ist so auf eine zwar wünschenswerte, aber die Studiendurchführung erschwerende Darstellung einiger Items verzichtet worden. Bei der Abfassung der Diagnosen z. B. wurde kein klassifikatorisches oder Outcome-Inventar genutzt, sondern die in der Voruntersuchung herausgefundenen notärztlichen Einschätzkriterien der Schwere der Erkrankung eines Patienten angewandt. Schließlich aber müssen mögliche Einschränkungen in der Beantwortung als untersuchungsbedingt hingenommen werden, da eine Studie ärztlicher Entscheidungen in der Behandlungsspanne zwischen Leben und Tod ein im ethischen Sinne heikles Gebiet betritt.

6.4.1 Teilnahmeverhalten der untersuchten Ärzte

Das Teilnahmeverhalten der Ärzte untergliedert sich in zwei Bereiche. Zum einen das Teilnahmeverhalten an der Studie überhaupt, zum anderen das Teilnahmeverhalten der für die Studie gewonnenen Ärzte. Zu den Motiven, die Ärzte veranlassten, an der Studie teilzunehmen oder nicht,

kann keine Aussage gemacht werden, da die Motive der Ärzte, die sich nach den ersten Gesprächen entschlossen nicht teilzunehmen, nicht erfasst wurden.
Auch die schon abgegebenen Fragebögen von Ärzten, die sich im Laufe der Studie entschlossen, nicht mehr teilzunehmen (2 Teilnehmer), wurden aus den Aufzeichnungen entfernt. Dieses strikte, für die Datensammlung aber weniger zuträgliche Verfahren wurde gewählt, um die Freiwilligkeit der Teilnahme und der Datenabgabe allen untersuchten Ärzten gegenüber zu unterstreichen.
Dem Teilnahmeverhalten der für die Studie gewonnenen Ärzte galt in der Untersuchung besondere Aufmerksamkeit. Es wurde in die Studie als Item einbezogen. So fiel schon früh im Laufe der Datenerhebung auf, dass die Anzahl der pro Arzt dokumentierten Behandlungsfälle zwischen 1 und 35 stark variierte. Neben statistischen Problemen der Gewinnung einer ausreichenden und mit Varianzen versehenen Stichprobe sowie der Berücksichtigung eines möglichen Messwiederholungseffektes (siehe hierzu das Kapitel Methodik), sollte folgende Hypothese getestet werden: Steht die Anzahl der pro Arzt dokumentierten Behandlungsfälle als Arztvariable in einem Zusammenhang mit den Entscheidungen im Rahmen präklinischer Reanimationen? Es ergab sich, dass dies bei der Reanimationsentscheidung, beim Score der ärztlichen Selbstbeteiligung an den medizinischen Maßnahmen sowie bei der Reanimationsdauer der Fall war. Näheres zum Inhalt dieses Ergebnisses findet sich im Kapitel 5.
In der vorliegenden Untersuchung wurde auf den Effekt der Anzahl der dokumentierten Behandlungsfälle dadurch eingegangen, dass neben der Gesamtstichprobe von 705 Behandlungsfällen bei 86 Ärzten eine zweite Teilstichprobe mit einer kontrollierten Anzahl von Behandlungsfällen (5 Reanimationen und alle während dieser Zeit festgestellten Todesfälle) gezogen wurde (siehe auch Kapitel 4).
Sämtliche Zusammenhänge zwischen unabhängigen Arzt, Patienten, Situations- und Reanimationsentscheidungs-, und Handlungsvariablen wurden in der Folge für beide Stichproben gerechnet, um zum einen einen Überblick über die Varianzen der Gesamtstichprobe zu erhalten, zum anderen jedoch mögliche Effekte von zufällig oder nicht regelmäßig dokumentierten Handlungen auszuschließen. Es ergab sich, dass viele Unterschiede innerhalb der Gesamtstichprobe in der Teilstrichprobe zwar noch vorhanden waren, jedoch als nicht mehr auf signifikantem Niveau. Sämtliche in Text und Grafiken genannten Signifikanzen beziehen sich deshalb auf beide Stichproben. Lediglich für die unkontrollierte Gesamtstichprobe signifikante Ergebnisse werden nicht als solche gewertet, es sei denn, die Unterschiede zwischen den Ergebnissen beider Stichproben waren von Interesse.

6.5 Entscheidungen der Ärzte bei Beginn und Abbruch einer präklinischen Reanimation (Reanimationsquote)

In der Studie wurde das Hauptgewicht auf die Unterscheidung von Ärzteuntergruppen in bezug auf ihre Entscheidungen beim Reanimationsbeginn und -abbruch gelegt.
Die Ärzte hatten prinzipiell in allen untersuchten Fällen die Möglichkeit, zu reanimieren oder den Tod festzustellen. Dies betrifft auch Diagnosekategorien mit im nachhinein nicht indizierter Reanimation, die jedoch im Vorfeld von den Ärzten nicht als solche zu erkennen waren, z. B. die Diagnosekategorie „Tod vor Eintreffen". Da die Ärzte auch Todesbescheinigungen ausstellen und das gesetzlich vorgeschriebene Verfahren selbstständig ohne Dritte beenden können, sind sie in ihrer Entscheidung formal als frei und unabhängig anzusehen.
Die bei den Untersuchungen der Fall-Vignetten sowie in der Vorstudie angewandte Vorgehensweise, zwischen der Entscheidung ja/nein zu differenzieren, wurde in der vorliegenden Untersuchung durch die Einführung der sogenannten „Reanimationsquote" ergänzt und erweitert. Durch

Nutzung der Reanimatiomsquote ergibt sich die Möglichkeit, den gesamten Zyklus von ärztlichen Entscheidungen bei Beginn und Abbruch einschließlich des primären Überlebens zu betrachten. Der Autor geht davon aus, dass eine isolierte Untersuchung der Entscheidungen für oder gegen eine Reanimation nur ein unvollständiges Bild ärztlichen Handelns in diesem Bereich abgibt, und schlägt vielmehr die Einführung der Reanimationsquote, die sich aus der Anzahl der Todesfeststellungen, Anzahl der Reanimationsabbrüche und Anzahl der primären Reanimationsüberlebensfälle zusammensetzt, vor.

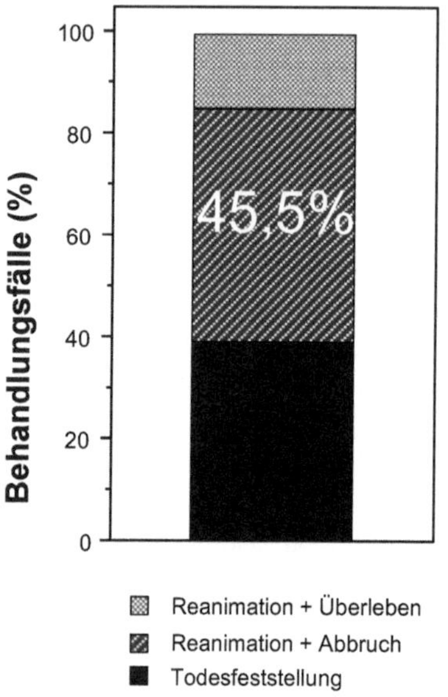

Abb. 6.1 Reale ärztliche Reanimationsentscheidungen (Reanimationsquote) (links)

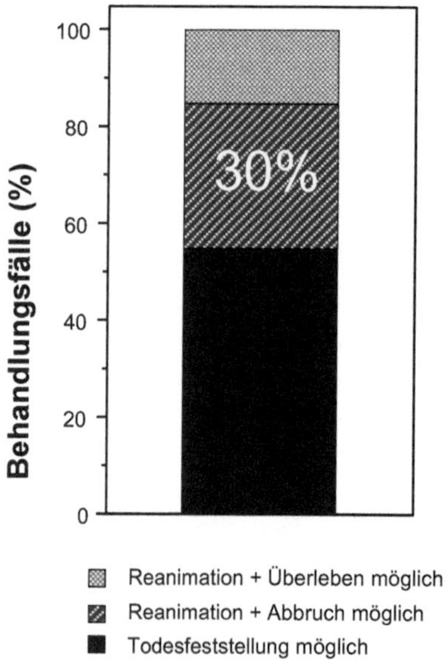

Abb. 6.2 Mögliche ärztliche Reanimationsentscheidungen (Reanimationsquote) (rechts)

Die Entscheidungen, die die untersuchten Ärzte fällen, fallen mit 60,7 % für die Reanimation aus. Die primäre Überlebensrate nur der reanimierte Patienten entspricht mit 25,1 % den aus der Literatur bekannten Angaben [40]. Bezogen auf die Reanimationsquote liegen die Überlebenraten, da auch die Patienten mit Todesfeststellung einbezogen werden, bei 15,1 %. Dem stehen sekundäre Überlebensraten von 7–9 % gegenüber [38, 40], die allerdings in dieser Studie nicht erhoben wurden. Angesichts der niedrigen primären Überlebensraten von 15 % werden die Reanimationsentscheidungen mit 60,7 % auffallend häufig getroffen, was zu einer hohen Reanimationsabbruchrate von 45,5 % führt (➤ Abb. 6.1). Theoretisch könnte die Abbruchrate bei 0 % und die Entscheidungsrate pro Reanimation bei 15,1 % liegen. Eine solchermaßen enge Reanimationsindikation würde jedoch die Gefahr beinhalten, dass nicht alle, während der Reanimation noch mit Überlebenschancen versehenen Patienten erreicht würden.

Zusätzlich ist also ein Sicherheitsfraktor zu bedenken, um alle bei einer Reanimation überlebenden Patienten wirklich zu erreichen. Zur Verdeutlichung eines in der präklinischen Medizin gängigen Sicherheitsfaktors sei auf den dort üblichen 30 % Sicherheitsspielraum beim Akzeptieren von nicht indizierten Fehlfahrten (Fehlalarmen) hingewiesen. Dieser Satz von Fehlfahrten wird hingenommen, um tatsächliche Notfälle nicht zu versäumen. Wird er überschritten, so sind die Rettungsmittel (Einsatzfahrzeuge und Retter) zu häufig blockiert. Wird er unterschritten, so besteht die Gefahr, potenzielle Patienten infolge zu seltenen Ausrückens zum Einsatz nicht zu erreichen. Addiert man also diesen Satz von 30 % Spielraum zur Abbruchrate, so ergibt sich ohne Gefährdung der Patienten eine mögliche Reanimationsentscheidungsrate von ca. 45 % (➤ Abb. 6.2). Die untersuchten Ärzte liegen mit ihren realen Reanimationsentscheidungen um ca. 15 % über den ohne eine Patientengefährdung möglichen Entscheidungen. Dieser Wert scheint auch in Anbetracht der von führenden Notfallmedizinern beschriebenen reichlichen Reanimations-Entscheidungsspielraums [173] angemessen.

6.6 Entscheidungen der Ärzte bezüglich der Reanimationsdauer

Nun kann eingewandt werden, dass es ärztliche Praxis sei, unter Inkaufnahme einer eher großzügigen Entscheidung eine präklinische Reanimation zunächst zu beginnen, den Verlauf abzuwarten und sie dann nach kürzerer Zeit abzubrechen.

Diesem widersprechen zum ersten die Ergebnisse über die Unterschiede zwischen den mittleren Reanimationszeiten bei Überlebenden und Versterbenden, die sich mit 21,7 resp. 24,6 Minuten nicht signifikant unterscheiden (➤ Tab. 8.28). Zum zweiten und deutlicher widerspricht dieser Vermutung das Ergebnis, dass sich in der vorliegenden Untersuchung – über alle Behandlungsfälle gerechnet – für ein maximales Überleben eine Reanimationsdauer von ca. 15 Minuten ergab (➤ Abb. 6.3). Es kann somit festgestellt werden, dass Ärzte ihre präklinischen Reanimationsentscheidungen nicht nur großzügig treffen, sondern auch dass sie diese während der Reanimation nicht durch einen Entschluss zum vorzeitigen Abbruch revidieren. Es muss vielmehr vermutet werden, dass reanimierende Ärzte in bezug auf die Reanimationsdauer eher die in der Literatur und manchen Guidelines empfohlene 30 Minuten-Grenze [97, 98] großzügig auslegen. Die wenigen Studien, die z. B. berichten, dass keinem Patienten dadurch eine – sekundäre – Überlebenschance vorenthalten wird, dass nach 30 Minuten ohne spontanen Kreislauf die Reanimation eingestellt wird [108], finden keine Berücksichtigung. Vielmehr scheinen die Ärzte diese Hinweise so zu interpretieren, als dass diese Zeit eher über- als unterschritten werden sollen.

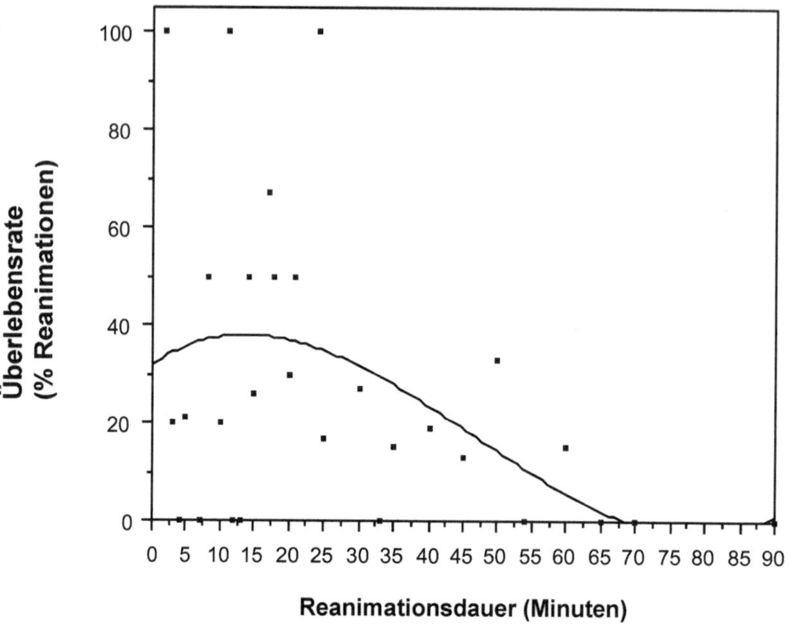

Abb. 6.3 Reanimationsdauer und primäre Überlebensrate der Patienten (705 Behandlungsfälle)

Für die Zukunft lässt sich sagen, dass präklinisch reanimierende Ärzte in ca. 15% aller Reanimationsfälle zusätzlich auf eine Reanimation verzichten könnten und die übrigen früher, zumindest regelmäßiger nach 30 Minuten ohne das Wiedereinsetzen eines spontanen Kreislaufs (bei Berücksichtigung der Ausnahmefälle Kammerflimmern, Hypothermie oder Intoxikation) abbrechen könnten. Die entscheidende Frage, die sich dann stellt, ist, wie diese 15% Patienten zu identifizieren seien und wie es gelingen kann, kürzer zu reanimieren. Gerade unter diesen Aspekten sind die im folgenden diskutierten Zusammenhänge zu betrachten.

6.7 Faktoren im Zusammenhang mit präklinischen Reanimations-entscheidungen

6.7.1 Faktoren im Zusammenhang mit der Entscheidung beim Reanimationsbeginn/-abbruch (Reanimationsentscheidungen/Reanimationsquote)

6.7.1.1 Reanimationsentscheidung/Reanimationsquote und klinische und nicht-klinische Patientenfaktoren

Klinische Faktoren Diagnose und Prognose

Die Ergebnisse über die Zusammenhänge zwischen ärztlichen Reanimationsentscheidungen und klinischen diagnosebezogenen Patientenfaktoren bestätigen die Hypothesen [110–112, 123]: Ärzte beziehen in ihre Reanimations- bzw. Reanimationsabbruchentscheidung die mit der Prognose in

Zusammenhang stehende Diagnose ein. So sind die oft oder regelmäßig mit einer schlechten Überlebenrate verbundenen Diagnosen wie „Tod vor Eintreffen“ oder „kachektische Patienten“ überwiegend mit einer Entscheidung gegen eine Reanimation verbunden. Das Ergebnis zur Diagnosegruppe „Suizid“ lässt sich hier nicht ohne weiteres subsummieren. Es bedarf vielmehr der Replikation an einer größeren Stichprobe von Patienten nach Suizidversuchen, um Aussagen zu ärztlichen Entscheidungen bezüglich dieser Patientengruppe zu machen.
Finden sich in den Diagnosegruppen „Verunfallte“ und „internistische Notfälle“ ähnlich häufige Entscheidungen für eine Reanimation, so fallen die Unfallpatienten dadurch auf, dass bei ihnen überproportional häufig die Reanimation abgebrochen wird, was eine niedrige sekundäre Überlebensrate zur Folge hat. Dies ist ein diagnose- bzw. prognosebezogener Effekt. Die Patienten sterben trotz Reanimation infolge Verblutens, wenn nicht chirurgisch interveniert wird [55, 56, 69].
Signifikante Unterschiede in den Reanimationsentscheidungen oder Reanimationsquoten fanden sich hingegen nicht zwischen den Patientenkategorien „internistische/chirurgische Notfälle“ oder „kardiologische/verunfallte Patienten“. Wenn dies in der Stichprobe 705 Behandlungen so war, dann erwiesen sich diese Unterschiede in der kontrollierten Teilstrichprobe als nicht signifikant und waren damit als Effekt der Anzahl der von Ärzten ausgefüllten Fragebögen zu werten.
Das Patientenalter erwies sich nicht als in Zusammenhang mit der Reanimationsentscheidung stehend. Vielmehr zeigte sich nach den anfänglichen Hinweisen in der Vorstudie darauf, dass es sich hierbei um einen Klinikeffekt, d. h. den Effekt einer untersuchten Klinik, handelt. Diese Ergebnisse beleuchten die Wichtigkeit der Kontrolle des Teilnahmeverhaltens untersuchter Ärzte sowie möglicher Zusammenhänge zwischen unabhängigen Variablen in der Untersuchung. Bei zukünfigen Studien ärztlichen Verhaltens bei Reanimationen ist diesem Aufmerksamkeit zu schenken. Wünschenswert wäre es auch, dass die Gruppe von Ärzten ohne Teilnahmemotivation einer – methodisch sicher anspruchvollen – Untersuchung unterzogen werden könnte.
Zusammenfassend kann festgestellt werden, dass Ärzte sich bei ihren Reanimationsaufnahme- und Abbruchentscheidungen von gewissen, mit der Prognose verbundenen klinisch diagnostischen Einschätzungen leiten lassen, dass jedoch eine Einteilung in chirurgische und internistische Erkrankungen – zumindest was den Reanimationsbeginn betrifft – ohne signifikanten Einfluss auf das ärztliche Entscheidungsverhalten ist. Allerdings muss auch in Erinnerung gerufen werden, dass es sich bei dem in der Untersuchung genutzten Diagnoseinventar nicht um ein standardisiertes Klassifikationsmittel handelte, sondern dass – um möglichen Konflikten bei der Datenerhebung entgegenzukommen – lediglich auf ein ärztliches Einschätzkriterium für die Schwere der Erkrankung abgehoben wurde. Insofern sind die Ergebnisse in bezug auf diagnostische Kriterien zu relativieren.

Nicht-klinische Faktoren Patienten- und Arztgeschlecht

Was die Ergebnisse über die Zusammenhänge zwischen Reanimationsentscheidung und Patientengeschlecht betrifft, so ergibt sich wie in der Vorstudie zur vorliegenden Arbeit [122], dass dieser Geschlechtsunterschied bei der Indikationsstellung zur Reanimation nur bei männlichen Ärzten im signifikanten Ausmaß auftritt. Die Reanimationsquote lässt insofern weitere Aufschlüsse zu, als Ärztinnen bei Patientinnen hochsignifikant resp. signifikant seltener eine Reanimation abbrechen als Ärzte oder Ärztinnen bei männlichen Patienten. Man kann folgern, dass bei der Reanimationsentscheidung Ärzte eher männliche Patienten, beim Reanimationsabbruch Ärztinnen eher Patientinnen „bevorzugen“.
Diese Ergebnisse können – wie zuvor schon – weder auf zufällige Überschneidungen mit Diagnosen noch mit anderen Patientenvariablen zurückgeführt werden. Die Hypothese aus der Vorstudie [122]

wird damit bestätigt. Auch wird die aus einer Fall-Vignette-Studie hergeleitete Hypothese, dass Geschlechtsunterschiede bei Ärzten in bezug auf ihre Reanimationsentscheidungen gefunden werden konnten, bestätigt [112].
In Gesprächen mit präklinisch reanimierenden Ärzten über dieses Teilergebnis zeigte sich, dass ihnen diese Zusammenhänge einer geschlechtsabhängig unterschiedlichen Reanimations-aufnahme- bzw. Abbruchentscheidung nicht bewusst waren. Man muss also hier von einer den Ärzten eher unbewussten Vorgehensweise ausgehen.
Ob derartige Handlungsweisen nun genetischer Natur sind, ist Gegenstand kontroverser sozialbiologischer Forschung und Diskussion [206]. Auch unterschiedliche psychologische Schulen gehen davon aus, dass derartig komplexe Entscheidungsmuster entweder durch frühe Prägung im Leben, in der Erziehung und Ausbildung oder durch Erkenntnisprozesse geformt werden. Da die untersuchten Ärzte angaben, dass diese Zusammenhänge ihnen nicht bewusst seien, kann sowohl ein Erkenntnisprozess als auch eine – zumindest in der medizinischen Ausbildung entstandende – Beeinflussung weitgehend ausgeschlossen werden. Es bleiben mögliche Einflüsse früh im Leben angelegter Prägung bzw. spätere Erziehung. Der Verfasser denkt als mögliches Erklärungsmodell in diesem Rahmen am ehesten an Identifikationsprozesse zwischen den Geschlechtern, die unbewusst ablaufen und Entscheidungsfindungsprozesse bei Reanimationsbeginn bzw. -abbruch beeinflussen.
Für dieses Erklärungsmodell sprechen in gewisser Weise auch die gefundenen Unterschiede zwischen den Ärzten bezüglich der Reanimationszeiten. Während männliche Ärzte ihrem auf einer Identifikation beruhenden Aktivitätsmuster zu Beginn des Reanimationszyklus folgen, scheinen Ärztinnen eher am Ende des Reanimationszyklus zur Identifikation zu neigen. Ein solches unterschiedliches Muster findet sich im Ablauf der Reanimationsdauerkurven wieder (➤ Abb. 5.53, ➤ Abb. 5.54).
Hierin kann auch eine, wenn auch geschlechterbezogen unterschiedliche, ethisch geleitete Identifikation gesehen werden. Männliche Ärzte werden im Bestreben um eine Auseinandersetzung mit der essenziellen Autonomie (siehe Kapitel „Ethische Aspekte bei der Reanimation“) von Patienten ihres eigenen Geschlechts bestrebt sein, diese Identifikation zu Beginn einer Reanimation in Handlung umzusetzten, während Frauen dies entsprechend ihrem geschlechtsspezifisch „zurückhaltenderen“ Verhalten eher anlässlich der Abbruchentscheidung tun.
Bei Betrachtung der höheren primären Überlebensraten der Patientinnen, die von Ärztinnen behandelt werden, kommen am ethischen Grundsatz des „nihil nocere“ jedoch keine Zweifel auf, da die Raten zwar höher sind, jedoch dadurch keine Männer in ihren primären Überlebensraten benachteiligt werden.

6.7.1.2 Reanimationsentscheidung/Reanimationsquote und nicht-klinische Arztfaktoren

Bezüglich der Zusammenhänge von Arztvariablen und Reanimationsaufnahme- und Abbruchentscheidungen werden die meisten Hypothesen aus den Untersuchungen fiktiver [109–112, 131] und realer Reanimationssituationen [122], aber auch der Studien über Arztwünsche [137–140] bezüglich einer Reanimation für ihre eigene Person bestätigt. Höheres Arztalter, größere Notarztwagenerfahrung, persönliche Verluste in der Vorgeschichte, Zugehörigkeit zur Berufsgruppe der Chirurgen und Tätigkeit in Kliniken eines großstädtischen Einzugsbereichs können im Zusammenhang mit einer Entscheidung für eine Reanimation gesehen werden.

Ärztliche Erfahrung in der präklinischen Notfallmedizin

Von besonderer Wichtigkeit sind die Ergebnisse bezüglich der Zusammenhänge zwischen den Entscheidungsvariablen und den ärztlichen Erfahrungen in der präklinischen Notfallmedizin, die

in Monaten angegeben wurde. Es fällt auf, dass Ärzte mit Erfahrungen unter einem Monat bei den Entscheidungen für eine Reanimation deutlich zurückhaltender sind als ihre erfahreneren Kollegen. Zugleich brechen sie jedoch mit ähnlicher Rate wie diese Reanimationen ab, was in eine auffällig niedrigen primären Überlebensrate von nur 2 % der Patienten mündet.
In den beiden folgenden Monaten notärztlicher Erfahrungen reagieren Ärzte dann überschießend mit Entscheidungen für eine Reanimation (fast 80 %), was sie durch eine außerordentlich hohe Reanimationsabbruchrate kompensieren. Erst nach 3 Monaten Erfahrung pendeln sich die Reanimationsentscheidungs- und -abbruchraten um ihre Mittelwerte ein. Es muss gefolgert werden, dass Ärzte mit präklinischen Notfallerfahrungen unter einem Monat sich zu selten entscheiden, eine Reanimation zu beginnen, dann in den nächsten Monaten überschießend reagieren und im Gefolge vermehrt Reanimationen abbrechen müssen.
Diese Phase der ersten drei Monate muss deshalb als vulnerable Phase mit ausgeprägten Hemmungen und überschießenden Reaktionen bezüglich Aufnahme und Abbruch einer kardiopulmonalen Reanimation angesehen werden. Die ausgeprägten Unterschiede lassen eine Unterstützung der Ärzte in dieser Zeit als dringend notwendig erscheinen.
Wegen der unterdurchschnittlich niedrigen primären Überlebensrate von Patienten sollte man die Gruppe von Ärzten mit Erfahrung unter einem Monat in der präklinischen Notfallmedizin nicht einsetzen. Es empfiehlt sich für diese Zeit ein „Co-Notarzteinsatz" als Begleiter eines präklinisch erfahrenen Kollegen. Für die folgenden 2 Monate sollte eine engmaschige Supervision bei einem erfahrenen Kollegen (z. B. einem Ober- oder Chefarzt) mit den Schwerpunkten „Entscheidungen bei Reanimationsbeginn und -abbruch" obligat sein.

Ärztliche Gebietsbezeichnungen

Die Zusammenhänge zwischen den Fachrichtungen der untersuchten Ärzte und Reanimationsquoten bestätigen die Hypothesen und lassen sich einem Aktivitätsmuster zuordnen: Chirurgen entscheiden sich häufiger für eine Reanimation als Internisten und brechen diese entsprechend häufiger ab, während Anästhesisten eine Mittelposition einnehmen. Internisten und Anästhesisten erreichen mit 15 % identische primäre Überlebensraten, während Chirurgen mit 21 % deutlich darüber liegen.
Nun könnte eingewandt werden, dass solche Aktivitätsmuster in bezug auf den Reanimationsbeginn und -abbruch keinen Schaden anrichteten, weil sie ja zu höheren Überlebensraten führten. Hier muss zweierlei entgegnet werden: Zum einen ist zu befürchten, dass ein solches Aktivitätsmuster einen größeren Prozentsatz an Patienten mit primärem Überleben, die sich dann sekundär als hirntod erweisen, zur Folge haben könnte. Letzte Klarheit wird hierüber zwar erst eine Studie unter Einbeziehung der sekundären Überlebensraten geben, es kann dennoch gemutmaßt werden, dass dem ethischen Prinzip des „nihil nocere" [164, 165, 167] durch solche Aktivität nicht voll entsprochen wird.
Zum zweiten scheint hier das ethische Prinzip der Wahrung der essenziellen Autonomie des Patienten [164–166] verletzt. Solche notfallmedizinische Aktivität ist ethisch zweifelhaft, wenn sie nur deshalb geschieht, weil dazu die Möglichkeit besteht. Dies gilt im ethischen Sinne auch dann, wenn diese Handlung zu einem medizinisch guten Ausgang führt. Der Patient ist dann in seiner Selbstzweckhaftigkeit [165] missverstanden.
Für die Berufsgruppe der Chiurgen bietet sich deshalb eine ethische Trainingsmaßnahme an, z. B. in Form der Implikation eines ethischen Diskurses über Reanimationsentscheidungs- und Abbruchkriterien innerhalb der Aus- und Weiterbildung.

Klinikzugehörigkeit

Ähnliches ließe sich über die fassbaren Zusammenhänge zwischen Klinikzugehörigkeit und Reanimationsentscheidungen sagen. Dass sowohl die Entscheidungs- und Abbruchquoten als auch

die primären Überlebensraten sich von Klinik zu Klinik sowie zwischen großstädtischem und eher mittelstädtischem Bereich unterscheiden, kann nur schwer mit dem ethischen Prinzip der Autonomie der Patienten in Einklang gebracht werden.
Auf der anderen Seite weiß der Autor von unterschiedlichen Stilen verschiedener Kliniken zu berichten. Auch präklinisch reanimierende Ärzte werden von Chef- und Oberärzten geprägt und können sich dieser Prägung nicht oder nur um den Preis von Konflikten entziehen. Dieser Teil der Unterschiedlichkeit ist deshalb ethisch – zumindest in bezug auf die abhängigen Assistenten – nicht veränderbar. Erst bei Einbezug der leitenden Ärzte ließe sich dies ändern. Diese sollten, und dies gilt auch für die Unterschiede zwischen den Städten, als leitende Notärzte um eine Kompatibilität zwischen dem ethischen Anspruch des Respektierens der Autonomie des Patienten und unterschiedlichen Reanimationsentscheidungs- und Abbruchverhaltensweisen kümmern. Hier sind die Gesellschaften für Notfallmedizin (z. B. die Arbeitsgemeinschaften der Notärzte auf Länderebene) gefragt.

Beteiligung der Ärzte an der Studie

Das Item „Beteiligung an der Studie" – feststellbar anhand der Anzahl der abgegebenen Fragebögen pro Arzt – offenbart Zusammenhänge zwischen niedriger Teilnahmeaktivität an der Studie und höherer Aktivität bei der Reanimationsentscheidung, kompensiert durch häufigere Reanimationsabbrüche bei gleicher primärer Überlebensrate. Auch der Score der ärztlichen Selbstbeteiligung an den medizinischen Handlungen war bei Ärzten mit geringer Anzahl von Patientenbögen signifikant häufiger hoch. Ebenso war die Reanimationsdauer bei diesen Ärzten mit 27,8 Minuten signifikant länger als bei denjenigen, die eine höhere Anzahl von Patientenbögen ausgefüllt hatten (22,7 Minuten).
Es stellt sich die Frage, warum die bei der Reanimation „Aktiveren" weniger in der Studie über diese Aktivität berichten. Bevor hier eine Antwort gegeben wird, soll noch einmal auf die sich ergebenden Schwierigkeiten in der Interpretation eingegangen werden. So ist aufgrund des oben beschriebenen Designs der Studie nicht gesichert, ob die Teilnahmefrequenz der untersuchten Ärzte sich nicht auch daraus herleitet, dass diese mit einer unterschiedlichen Anzahl entsprechender Notfallsituationen im Rahmen ihres Notarztdienstes konfrontiert waren. Dies muss offen bleiben, wenngleich der Autor aus eigener Erfahrung als Notarzt berichten kann, dass die in der Ärztegruppe „höheres Teilnahmeverhalten" angegebenen Fragebögenfrequenzen doch eher den Reanimations- und Todesfeststellungsfrequenzen eines im Schnitt zwei Monate dauernden Notarztwagenturnus entsprechen.
Unter der Annahme, dass das Teilnahmeverhalten der Ärzte als arztbezogene Variable zu sehen ist, sind zwei Interpretationen möglich. Zum einen könnte es so sein, dass Ärzte die Beteiligung an der Studie als Möglichkeit der Reflektion ihrer Aktivität zwar sehen, dieser aber ausweichen, da sie evtl. befürchten müssten, mit ihrer Aktivität oder den Folgen derselben konfrontiert zu werden. Die zweite Möglichkeit bezieht sich darauf, dass sie ihre Aktivität schon ahnen, hinsichtlich ihrer Bewertung jedoch unsicher sind und sie deshalb eher nicht offenbaren möchten.
Beide Erklärungsmöglichkeiten entwerfen ein Bild eines Teils der präklinisch reanimierenden Ärzte, die verstrickt in Aktivität scheinen und sich zugleich hiermit wenig auseinandersetzen können. Hier besteht zweifellos Hilfe- und Handlungsbedarf, der am ehesten durch erfahrene, ältere Kollegen in Einzelgesprächen, eingebettet in die klinische Tätigkeit, erbracht werden könnte.
Zusätzlich wirft sich die Frage einer Replikation dieser Ergebnisse auf, besonders unter Einschluss derjenigen Kollegen, die sich gar nicht entscheiden konnten, an der Studie teilzunehmen.

Affektive Reaktionen der Ärzte im Vergleich zur Normalbevölkerung

Bevor auf mögliche Zusammenhänge zwischen Gottschalk-Gleser Items und Reanimationsentscheidungen eingegangen wird, sollen die Ergebnisse der Gottschalk Scores der untersuchten Ärzte mit einer Normalbevölkerungsstichprobe im Vergleich diskutiert werden.
Hierbei fällt auf, dass Ärzte in ihrem Bericht über Reanimationen deutlich über mehr ängstliche und aggressive und weniger über von positiver Hoffnung getönte Inhalte berichten. Dies ist nachvollziehbar, betrachtet man die thematische Ausrichtung der Interviews (siehe Instruktion im Teil Methoden). Wie zuvor ausgeführt wurde, sind jedoch die aggressiven, ängstlichen und hoffnungsvollen Inhalte ohne Einfluss auf die Reanimationsaufnahme- bzw. Abbruchentscheidungen oder die Reanimationszeiten. Lediglich die Reanimationshandlung steht mit ärztlicher Hoffnung im Sinne der ethisch geleiteten Auseinandersetzung mit dem Schicksal des Patienten in Zusammenhang.

Angst

Bei näherer Betrachtung der Angsteinzelscores im Vergleich zwischen Ärzten und Normalbevölkerung werden jedoch zusätzlich wichtige Informationen über ärztliche Auseinandersetzung mit dem Thema präklinische Reanimation deutlich: So sind lediglich die Scores für Todes-, Trennungs- sowie Schamangst signifikant höher als diejenigen der Normalbevölkerungsstichprobe, d. h. Ärzte sind in der affektiven Auseinandersetzung mit präklinischen Reanimationen mehr mit Themen wie Tod, Sterben, Zerstörung (Todesangst), Verlassenwerden, Liebesverlust (Trennungsangst) und Unzulänglichkeit, Schande (Schamangst) als die Normalbevölkerung konfrontiert.
Hingegen bewegen sich Äußerungen über Kritik und Missbilligung (Schuldangst) auf dem gleichen, solche über Verletzungen und körperliche Schäden (Verletzungsangst) sowie diffuse Angst sogar auf signifikant niedrigerem Niveau als Äußerungen in der Normalbevölkerung. Die häufig genannten Vermutung, Ärzte ließen sich in ihrer gedanklichen Auseinandersetzung mit präklinischen Reanimationen von vermeintlicher Schuld, Kritik oder möglicherweise damit verbundenen juristischen Konsequenzen leiten, kann damit widerlegt werden.
Auch auf der Handlungsebene sowie in bezug auf Aufnahme- oder Abbruchentscheidungen finden sich keinerlei Zusammenhänge mit Schuldangst. Dies stimmt mit der von Juristen geäußerten Empfehlung überein, dass Ärzte in ihren Entscheidungen weniger auf die Gesetze als vielmehr auf die Medizin und ihre Persönlichkeit achten sollten [182]. Die Untersuchungsegebnisse lassen den Schluss zu, dass Ärzte dies tun. Insofern ist es angebracht, die wenigen juristischen Empfehlungen zum Thema präklinische Reanimation zu relativieren und mit Salomon zu unterstreichen, dass „nur wo ärztlich-ethische Positionen fehlen oder schwach sind, das so entstehende Vakuum von Recht erfüllt werden wird“. Allerdings soll auch in Erinnerung gerufen werden, dass „Ethik der rechtlichen Unterstützung bedarf, um ihre ethischen Prinzipien nicht zu bloßen Proklamationen werden zu lassen“ [180]. Insofern böte sich eine enge Kooperation zwischen ethisch und juristisch geleiteter Weiterbildung präklinisch reanimierender Ärzte an. Mehr dazu im Kapitel ethische und juristische Hilfen (Seite x).

Aggression

Betrachtet man die Aggressionsscores, so ergeben sich im Vergleich zur Normalbevölkerung bei den präklinisch reanimierenden Ärzten vergleichbare Werte in bezug auf nach außen offene Aggressivität sowie ambivalente Aggressivität. Das erste Item entspricht Äußerungen darüber, das der untersuchte Arzt Täter ist, sein Gegenüber hingegen Opfer. Das zweite Item ist mit aggressiven Impulsen verbunden, die in der Verarbeitung auf andere projiziert, d. h. ungerechtfertigterweise mit deren Person in Verbindung gebracht werden oder – in Verkennung der Realität –

selbst gegen sich (den untersuchten Arzt) gewandt werden. Dieser hier erfragte Modus des Umganges mit Aggressivität entspricht einer wenig geglückten Verarbeitung des Umganges mit Aggressivität, vermutlich infolge einer Überlastung der Untersuchten. Der Untersuchte sieht sich dann selbst als Opfer und muss sein Gegenüber (die Patienten) als Täter wahrnehmen. Mit diesem Gottschalk-Gleser Item wird ein Teil des sogenannten „paranoiden Syndroms" erfragt.

Bei Betrachtung dieser beiden Scores zeigt sich, dass Ärzte in ihrer affektiven Auseinandersetzung mit der präklinischen Reanimation keineswegs dazu neigen, dieses Verfahren mit Aggressivität zu verbinden. Es ist zu vermuten, dass sich entsprechende Vorurteile bei nicht mit der Materie verbundenen Untersuchern eingeschlichen haben. Nach den vorliegenden Ergebnissen haben präklinisch reanimierende Ärzte hingegen mit dieser Form der Verarbeitung von Aggression nichts gemeinsam.

Allerdings lässt das Gottschalk-Gleser Verfahren noch einen anderen Verarbeitungsmodus von Aggression erkennen. Es ist die Abwehr der offenen Aggressivität (als nach aussen gerichtete verdeckte Aggressivität) sowie die nach innen gerichtete Aggressivität. Der letztere Verarbeitungsmodus ist für die Ärzte von Wichtigkeit, da er Äußerungen von depressiven Inhalten entspricht und damit auf eine solche Reaktion der Ärzte im Umgang mit Aggressionen hinweist.

Diese beiden Scores sind gegenüber der Normalbevölkerung hochsignifikant höher. Dies könnte den Schluss zulassen, dass Ärzte in ihren affektiven Auseinandersetzungen mit präklinischen Reanimationen häufiger als die Normalbevölkerung depressiv reagieren und sich in bezug auf die Frage eines offenen Umgangs mit der Aggression von der Normalbevölkerung unterscheiden. Diese Interpretation ist allerdings abzuschwächen, weil aus der Literatur bekannt ist, dass auch andere Ärzte gegenüber der Normalbevölkerung anfälliger für psychische Störungen wie Depression sind [207–209].

Beide Items weisen so auf für präklinisch reanimierende Ärzte belastende Inhalte in Form von Depression in der Verarbeitung von Aggressionen hin. Hier wären weitere, über die vorliegende Untersuchung hinausgehende, Untersuchungen ärztlicher Belastungen und Verarbeitungsstrategien des Erlebens präklinischer Reanimationen angebracht.

6.7.1.3 Reanimationsentscheidung/Reanimationsquote und Gottschalk-Gleser Faktoren

Die Scores der Gottschalck-Gleser-Interviews stehen mit der persönlichen Situation der Ärzte in Verbindung, hingegen fanden sich keine signifikanten Zusammenhänge mit den ärztlichen Entscheidungen anläßlich der Reanimationssituationen. Dieses Ergebnis erstaunt zunächst, fallen zu der Frage, ob das Verfahren der präklinischen Reanimation etwas mit Angst, Aggressivität oder Hoffnung zu tun habe, Aussagen und Zitate ein, dass Reanimationen z. B. von Ärzten „kontraphobisch" (gegen die Ängste) eingesetzt würde [210] oder das Verfahren „aggressiv getönt" sei oder die Ärzte unreflektierte Affekte an den Patienten ausagieren lässt [130]. Bei Betrachtung der Ergebnisse kann gesagt werden, dass sich die Ärzte weder von ängstlichen, aggressiven noch hoffnungsvollen Affekten bei ihren Entscheidungen bezüglich Beginn und Abbruch leiten lassen.

Zugleich jedoch spiegeln die Gottschalk-Gleser Scores die allgemeine Situation von Ärzten gegenüber der Normalbevölkerung – bezüglich erhöhter Depressivität und Aggressivität – wieder. Mit der Einschränkung bezüglich der retrospektiven Erhebung zeigen die Daten, dass es im Bereich präklinischer Reanimationen Ärzten gelingt, die Themen Angst, Aggressionen sowie Hoffnung von einer Beeinflussung ihrer Handlungsweisen abzutrennen und im Sinne ihrer Patienten zu angemessenen Entscheidungen zu kommen. Diese Aussage beleuchtet insofern eine gelungene Lösung des ethischen Dilemmas, als dass reanimierende Ärzte für den bewusstlosen Patienten

Autonomie, gute Behandlung, Schadensverhütung und Gerechtigkeit trotz eigener Angst, Aggressivität und Hoffnungslosigkeit leisten.
Es stellt sich die Frage, inwieweit die Ärzte dieses gelungene ethische Verhalten jedoch durch mögliche Probleme bei der Verarbeitung der mit der Reanimation verbundenen Affekte „bezahlen“. An dieser Stelle seien deshalb die Ergebnisse der affektiven Reaktionen in bezug auf Arztvariablen diskutiert.

Affektive Reaktion der Ärzte und Arztvariablen

Der quantifizierenden Messung von Affekten von präklinisch reanimierenden Ärzten in bezug auf ihr Tätigkeitsfeld kommt um so mehr Bedeutung zu, als es über Affekte dieser Personengruppe bislang nur Erfahrungsberichte [158] sowie vereinzelte empirische Daten gibt [211].
Die affektiven Reaktionen ließen Ärzteuntergruppen mit Besonderheiten in der Teilnahme an Balintgruppen, dem „Problembewusstsein“ sowie einer Anzahl von Verlustsituationen und Arztalter erkennen. Ältere Ärzte hatten gegenüber jüngeren höhere auf depressive Inhalte hinweisende Scores (Aggression nach innen gerichtet, Aggression gegen sich selbst als Opfer). Dieses Ergebnis differenziert dasjenige des häufigeren Auftretens von auf Depression hinweisenden Scores in der Arztstichprobe gegenüber der Normalbevölkerungs-Stichprobe insofern, als es eine Zunahme depressiver Inhalte bei älteren präklinisch reanimierenden Ärzten gegenüber jüngeren verzeichnet. Hier muss vermutet werden, dass sich innerhalb der präklinischen Reanimation erlebte belastende Situationen kumulativ bei den Ärzten anhäufen können und zu solchermaßen depressiv getönten Aussagen führen.
Dass auch Lebensereignisse wie Verluste (hier Scheidung oder Abort) mit einem veränderten affektiven Erleben von präklinischen Reanimationssituationen verbunden sind, darauf weist die signifikante Abnahme der Aggressivitätsscores bei Ärzten, die solche Verluste erlebt hatten, gegenüber solchen ohne diese Erlebnisse hin. Lebenserfahrungen im weitesten Sinne wird diese Gruppe der Ärzte in die Lage versetzt haben, mit dem Thema Reanimation und Aggressivität angemessener, d. h. höchstwahrscheinlich reflektierter und zurückhaltender umzugehen. Ähnliches trifft für das Item Problembewusstsein bezüglich Reanimation insofern zu, als in der Gruppe der Ärzte, die dieses angaben, signifikant weniger Inhalte bezüglich Verletzungsangst und Schuldangst deutlich wurden.
Auch das der Reflektion der Thematik dienende sogenannte „Balintgruppenverfahren“ führt dazu, dass mit der Reanimation verbundene Schuldangst hochsignifikant seltener geäußert wurde. Allerdings sprechen solchermaßen in diesem Psychotherapieverfahren erfahrene Ärzte wiederum vermehrt über Trennungsangst, einen Aspekt, der bei mit der Reanimation verbunden Themen häufiger als in der Normalbevölkerungsstichprobe vorhanden ist.
Fasst man diese Ergebnisse zusammen, so könnte man die von einer wünschenswerten Auseinandersetzung über die belastenden affektiven Inhalte der präklinischen Reanimation geprägten Ärzte folgendermaßen charakterisieren: Eher lebenserfahren, was bestimmte Verluste betrifft, jedoch nicht zu hohen Alters, mit Problembewusstsein bezüglich präklinischer Reanimationen und mit dem Erfahrungsschatz aus einer sogenannten „Balintgruppe“ ausgestattet.
Es ist dem Autor bewusst, dass eine solche Charakterisierung, insbesondere da in dieser Studie nicht der Schwerpunkt auf affektivem Umgang mit Belastungen bei der präklinischen Reanimation lag, nur skizzierenden Charakter haben kann. Auf der anderen Seite fällt schon auf, dass sich bei Betrachtung der Gottschalk-Gleser Ergebnisse, die mit Handlungsvariablen nur wenig in Verbindung standen, in bezug auf die Beschreibung der Ärzte solche Interpretationen ergeben können. Hier besteht sicherlich Handlungsbedarf bezüglich weiterer Untersuchungen.

6.7.1.4 Reanimationsentscheidung/Reanimationsquote und nicht-klinische Situationsfaktoren

Bezüglich der Situationsvariablen können die bislang vorliegenden Hypothesen (Zusammenhang mit Fundort, Ausrückzeit sowie Angehörigenvariablen) bestätigt werden. Weitere Situationsvariablen stehen anscheinend nicht mit der Reanimationsentscheidung im Zusammenhang, allerdings können wichtige Ergänzungen bezüglich ärztlicher Vorstellungen über den Notfall gemacht werden.

Öffentlichkeit

Das Ergebnis, dass in der Öffentlichkeit häufiger eine Reanimationsentscheidung als im Hause des Patienten gefällt wird, zeigt sich bei Betrachtung der Reanimationsquote durch eine höhere Abbruchrate bei fast gleichem primären Überleben wie im Hause des Patienten konterkariert. Die Aussage vieler präklinisch reanimierender Notärzte „in der Öffentlichkeit muss man ja etwas tun, im Privathaushalt ist dies anders", scheint so empirisch bewiesen.
Es stellt sich die Frage, ob dieser von den Ärzten gemachte Unterschied ethisch vertretbar ist. Die Antwort muss lauten, dass dieses Verhalten, betrachtet man nur den Patienten, dessen Autonomie missachtet. Man könnte zwar einwenden, dass auch die Öffentlichkeit ein gewisses Interesse hätte, „vor dem Miterleben des Todes ohne Handlung dagegen geschützt zu werden". Man kann jedoch auch leicht die Gegenposition vertreten, dass die Ärzte auch die Aufgabe hätten, den Tod der Öffentlichkeit gegenüber sichtbar zu machen und ihr einen „ethischen Diskurs" im Umgang mit dem Unvermeidbaren anzubieten.
Hierzu sei Beckmann [165] zitiert, der diese Auffassung vertritt. Er führt aus, dass es ethisch eher bedenklich erscheine, dass man sich als Patient in Zeiten vor dem Notfall und in Anbetracht der enormen Möglichkeiten des Rettungsdienstes keinerlei Gedanken über einen Reanimationswunsch mache. Auch der Autor vertritt die Auffassung, dass präklinisch reanimierende Notärzte hier eher ethisch handeln, indem sie der Bevölkerung durch ihr Auftreten auch vermitteln, dass „Rettungsmedizin Grenzen hat", die sich für jedes Individuum lohnt, zu akzeptieren und im vorhinein zu überdenken.
Bei Betrachtung der einzelnen Fundorte und der Zusammenhänge zur Reanimationsentscheidung, ergeben sich zusätzliche Besonderheiten: Die Notärzte scheinen nach Ort und Einrichtung, in der der Patient vorgefunden wird, zu differenzieren. So steigt die Bereitschaft zur Reanimationsentscheidung in der Reihenfolge Pflegeeinrichtung – Haus des Patienten – Arbeitsplatz – öffentliches Gebäude – medizinische Einrichtung kontinuierlich an. Das gleiche betrifft in reziproken Sinne die Reanimationsabbruchentscheidung, wobei jedoch diejenige in öffentlichen Gebäuden hervorsticht: Sie fällt niedriger als in dieser Reihe erwartet aus und führt zu einer überaus hohen primären Überlebensrate von 31,6 %.
Es ist zu vermuten, wie schon oben in der Diskussion über Öffentlichkeit und häusliche Umgebung beschrieben, dass die Ärzte hier weniger vom ethischen Diskurs um ihre Patienten geleitet sind, sondern eher äußeren Erwartungen zu folgen scheinen. Besonders die auffallend hohe primäre Überlebensrate in öffentlichen Gebäuden lässt den Schluss zu, dass an diesen Orten Patienten, die einem Reanimationsversuch unterzogen werden, unter Umständen höhere Gefahr laufen, in der Klinik mit irreparablen cerebralen Schäden weiterbehandelt zu werden als Patienten, die an anderen Orten mit einem Herz-Atemstillstand vorgefunden werden.
Dies alles deutet darauf hin, dass Ärzte in bezug auf die Situationsvariable Öffentlichkeit einen hohen Bedarf an Weiterbildung und Vermittlung ethisch geleiteter Entscheidungsfindung haben.

Angehörige

Ähnliche Verhältnisse wie bei den Unterschieden in den Reanimationsentscheidungen in der Öffentlichkeit finden sich in den Fällen, wo ein Ehepartner anwesend ist, im Vergleich zu Fällen der Abwesenheit.
Dieses Verhalten der Ärzte scheint jedoch ethisch weniger bedenklich gegenüber demjenigen der Ärzte in der Öffentlichkeit zu werten. Bei ersterem besteht nämlich eine, zumeist eheliche, Beziehung zwischen dem klinisch Toten und dem anwesenden Partner, sodass der häufigere Beginn einer Reanimation in Anwesenheit des Ehepartners zwar nicht der Autonomie des Patienten, jedoch derjenigen des mit ihm verbundenen Partners dient. Gemeint ist hiermit die Stärkung des demnächst Hinterbliebenen im Sinne eines erfolgreichen Beginns und Durchlebens der sich anschließenden Trauerphasen. Allerdings muss statistisch eingewandt werden, dass Ärzte nur in der Gesamtstichprobe ein solchermaßen differenziertes Verhalten bei Anwesenheit des Ehepartners zeigten, hingegen in der kontrollierten Stichprobe hier sich keine signifikanten Zusammenhänge mehr fanden.

Ärztliche Vorstellung während der Anfahrt

Mit der Einschränkung einer signifikanten Aussage nur für die Berufsgruppe der Internisten und Anästhesisten soll die Situationsvariable ärztliche Vorstellungen während der Anfahrt zum Notfallort diskutiert werden: Das Ergebnis, dass Ärzte bei negativerer Vorstellung während der Anfahrt als in der Realität weniger Aktivität zeigen, während sie bei positiverer Vorstellung mehr Aktivität in Form häufigerer Reanimationsentscheidungen und -abbrüche zeigen, beleuchtet – zumindest für die Berufsgruppe der Internisten und Anästhesisten – die Wichtigkeit ärztlicher Auseinandersetzung mit dem sie erwartenden Notfall schon bei der Anfahrt.
Schließt man eine mögliche Beeinflussung in der Beantwortung dieser Frage durch das retrospektive Design aus, so ist anzunehmen, dass Ärzte sich schon bei der Anfahrt mit dem Notfall auseinandersetzen und sich von dieser Auseinandersetzung dann auch in ihren Entscheidungen bezüglich Reanimationsbeginn und -abbruch leiten lassen. Wir finden hier eine vorweggenommene Auseinandersetzung mit dem Schicksal des Patienten, die ethisch zu begrüßen ist, da sie den Schwierigkeiten einer plötzlich zu treffenden Entscheidung bei Eintreffen am Notfallort entgegenwirkt. Auch sind Unterschiede im primären Überleben mit einem Maximum von 18 % nur in den Fällen, in denen die Vorstellungen der Realität entsprechen, zu verzeichnen.
Es bietet sich deshalb an, diese Vorstellungen bei der Anfahrt durch regelmäßige Rückkopplung zu befördern, da sie Entscheidungen in einem ethisch geleiteten Diskurs begünstigen und bei möglicher Übereinstimmung von Vorstellung und Realität auch gezieltere Handlungen in bezug auf die Entscheidungen mit höheren primären Überlebensraten zur Folge haben. Diese könnte durch regelmäßigeren Dialog per Funk zwischen Arzt und Einsatzkräften vor Ort geschehen. Durch diese einfache Maßnahme wären deutliche Besserungen im Entscheidungsverhalten präklinisch reanimierender Ärzte zu erzielen.

6.7.2 Faktoren im Zusammenhang mit den Entscheidungen beim Reanimationsverlauf

Einerseits finden sich hierzu kaum Untersuchungen, andererseits zeigen die wenigen Studien hierzu, dass kaum Patienten, Arzt- oder Situationsvariablen mit ärztlichen Entscheidungen beim Reanimationsbeginn bzw. -abbruch in Verbindung stehen [109, 110, 122]. Deshalb wurde die Hypothese aufgestellt, dass es sich bei der präklinischen Reanimation um ein relativ standardisiertes Verfahren ohne große Variabilität in den Handlungen oder Beeinflussungen durch andere Faktoren handelt. Dies kann im wesentlichen bestätigt werden, wenngleich sich einige neue Zusammenhänge mit ärztlichen und situativen Faktoren ergeben.

6.7.2.1 Reanimationsverlauf und klinische und nicht-klinische Patientenfaktoren

Ärztliche Entscheidungen bei den Reanimationshandlungen stehen mit den Patientenvariablen Diagnose, Ausgang der Behandlung, Patientenalter und Patientengeschlecht in Verbindung.
Das Ergebnis, dass der Ausgang der Behandlung in Zusammenhang mit der Anwendung von medizinischen Therapien sowie ärztlicher Selbstbeteiligung daran steht, verwundert nicht und muss kaum diskutiert werden. Auch leuchten die Zusammenhänge ein, dass bei Verunfallten im Gegensatz zu Patienten mit internistischen Diagnosen seltener hohe Aktivitäten medizinischer Handlungen zu verzeichnen sind. Zieht man die vorn zitierten Reanimationsentscheidungsergebnisse hinzu, so findet sich bei Verunfallten ein Muster von „häufigem Beginn, häufigem Abbruch und wenig therapeutische Aktivität". Dies spiegelt die diagnosen- und prognosenbezogene Aussichtslosigkeit im Rahmen der Behandlung von Unfallopfern mit Herz-Kreislaufstillstand wider [69].
Ähnliche Verhältnisse finden sich beim plötzlichen Kindstod, wenngleich sich hier Reanimationsentscheidungsquoten ähnlich dem Durchschnittsverhalten finden. Therapeutisch kommen kaum medizinische Anwendungen zum Zuge.
Die Hypothese, dass es sich, was Patientenvariablen betrifft, bei den Reanimationshandlungen um ein relativ monotones Verfahren ohne wenig Variabilität handelt, kann somit gestützt werden. Ärztliche Entscheidungen außerhalb der Einflusssphäre der Prognose stehen patientenbezogen in dieser Zeit des Ablaufs der Reanimation kaum an.

6.7.2.2 Reanimationsverlauf und nicht-klinische Arztfaktoren

Anders als bei den Patientenvariablen lassen die Arztvariablen „ärztliche Weiterbildung", „Dauer ärztlicher Tätigkeit", „Klinikzugehörigkeit" sowie einige Variablen aus dem Bereich persönlicher Verluste Zusammenhänge mit den Handlungsvariablen erkennen.

Ärztliche Gebietsbezeichnungen

Bezüglich der Einteilung nach ärztlicher Weiterbildung fallen die Chirurgen mit mehr therapeutischen Anwendungen sowie auch höherer Selbstbeteiligung daran auf. Es setzt sich hier das Muster der oben beschriebenen „chirurgischen Aktivität" insofern fort, als häufiger Beginn sowie häufiger Abbruch bei dieser Berufsgruppe mit ausgeprägter therapeutischer Aktivität und Selbstbeteiligung daran verbunden ist.
Anästhesisten hingegen haben zwar höhere therapeutische Aktivitäten, jedoch – zumindest in der untersuchten Gesamtstichprobe – signifikant niedrigere Selbstbeteiligungen daran. Dies wird verständlich, wenn man sich die Besonderheiten ihres täglichen Berufsablaufs vor Augen führt, indem sie bei Narkosen gewohnt sind, ständig medizinisch hohe Aktivität zu zeigen, diese jedoch zugleich an die stets anwesende Narkoseschwester delegieren und damit selbst wenig aktiv verbleiben. Es scheint sich in bezug auf das Item Anwendung und Aktivität bei der Reanimation eine im Beruf gewachsene klinikbezogene Einstellung auf die präklinische Situation zu übertragen.

Ärztliche Erfahrung

Bei Betrachtung der ärztlichen Selbstbeteiligung an den medizinischen Therapien und dem Ausmaß der Anwendung medizinischer Therapie wird deutlich, dass ärztlich erfahrene Notärzte – 5

Jahre und mehr Erfahrungen – sich mehr zurückhalten als ihre weniger erfahrenen Kolleginnen und Kollegen. Zieht man in Betracht, dass sich zwischen diesen beiden Ärztegruppen keine Unterschiede bezüglich der Reanimationsaufnahme- oder -abbruchentscheidungen oder gar der primären Überlebensraten fanden, so kann der Schluss gezogen werden, dass erfahrenere Ärzte hier, ohne den Patienten und sein Überleben zu gefährden, in der Anwendung medizinischer Therapien sowie der Selbstbeteiligung daran, in gewisser Weise ökonomischer umgehen. Erfahrung schlägt hier auf das Verhalten ohne Verschlechterung der Überlebensrate durch.

Klinikzugehörigkeit

Ärztliche Selbstbeteiligung an medizinischen Handlungen scheint von Klinik zu Klinik unterschiedlich zu sein, bei näherer Betrachtung jedoch reduziert sich dieser Effekt auf eine Hamburger Klinik, die mit hochsignifikant niedrigeren Selbstbeteiligungs-Scores an den Handlungen aufwartet. Bezüglich der Genese dieses Klinikeffekts lassen sich nur Vermutungen anstellen. Es ist jedoch so, dass diese Klinik als einzige im untersuchten Hamburger Raum direkt in der Nähe eines sozial problematischen, von vielen Prostituierten und Drogensüchtigen bewohnten Stadtteiles, gelegen ist. Unter Umständen schlägt die Konfrontation der präklinisch reanimierenden Ärzte mit ihrer Umgebung auf das Item ärztlicher Selbstbeteiligung bei den durchgeführten Handlungen durch.

Beteiligung der Ärzte an der Studie

Ähnlich wie bei der Reanimationsaufnahme- und Abbruchentscheidung steht das Ausmaß der ärztlichen Beteiligung an der Studie in Zusammenhang mit dem Score der ärztlichen Selbstbeteiligung an den therapeutischen Maßnahmen. Ärzte, die wenig an der Studie beteiligt sind, fallen durch hochsignifikant höhere Beteiligung an den therapeutischen Maßnahmen auf als ihre anderen Kollegen. Wie zu erwarten, ist dieser Effekt für die kontrollierte Teilstichprobe nicht mehr signifikant. Hier zeigt sich, ebenso wie später bei der Reanimationsdauer, der Wert der Kontrolle der Arztvariablen „Beteiligung an der Studie".

6.7.2.3 Reanimationsverlauf und Gottschalk-Gleser Faktoren

Ebenso wie bei den Entscheidungen anlässlich des Reanimationsbeginns und -abbruchs steht von allen untersuchten Gottschalk-Gleser Variablen die Hoffnung im auffälligen Zusammenhang mit den Reanimationshandlungen.

Bevor hier näher auf die wichtigen Zusammenhänge eingegangen wird, soll der Begriff Hoffnung im Sinne von Gottschalk und Gleser erläutert werden.

Das Item positive Hoffnung beinhaltet Äußerungen über die Annahme von Hilfe, Rat, Unterstützung sowie Vertrauen, zum zweiten über optimistische Gefühle in bezug auf Gegenwart, Vergangenheit und Zukunft, zum dritten Äußerungen darüber, Empfänger von günstigem Schicksal zu sein, sowie zum vierten jeder Art von Hoffnung, die mit dem Ziel einer hohen Lebenserwartung, harmonischen zwischenmenschlichen Beziehungen und einer Überlebenschance verbunden ist.

Da sich unter diesem Begriff Hoffnung aber sehr unterschiedliche Inhalte subsummieren lassen, kann man fragen, ob hier noch im Sinne von Gottschalk und Gleser von einem Affekt oder nicht eher von einem Konglomerat verschiedener gefühlsmäßig positiv getönter oder bewerteter Inhalte gesprochen werden kann. Auch muss natürlich durchdacht werden, ob eine Zusammenfassung von Hoffnungswerten sinnvoll ist, ebenso wie die Frage, ob eine Differenzbildung in positive und negative Hoffnung gerechtfertigt ist. Letzteres bedeutet nämlich, dass diese beiden Teilskalen hoch negativ korrelieren.

Trotz dieser Einschränkungen erscheinen die Hoffnungsskalen für das Thema präklinische Reanimation hoch relevant. Gerade dieses Items weist nach den eigenen Erfahrungen des Autors als

präklinisch reanimierender Arzt sowie nach Ergebnissen vieler Gespräche mit Kollegen auf eine zentrale Fragestellung hin. Es sei hier noch einmal an das Ergebnis des Vergleiches der Hoffnungsscores der präklinisch reanimierenden Ärzte mit denen der Normalbevölkerung erinnert, wonach Ärzte hochsignifikant weniger positive Hoffnung als die Normalbevölkerung äußerten, wenn sie über die präklinische Reanimationen sprachen. Vor diesem Hintergrund müssen die vorn zitierten Ergebnisse über keinen fassbaren Zusammenhang zwischen Gottschalk-Gleser Items und Reanimationsaufnahme- bzw. Abbruchentscheidungen betrachtet und mit den folgenden Ergebnissen diskutiert werden.
Höhere ärztliche Hoffnung bezüglich präklinischer Reanimationen führt – ohne dass das primäre Überleben signifikant geändert ist – zu weniger therapeutischer Aktivität bei der Medikamentengabe sowie zu geringerer ärztlicher Selbstbeteiligung bei einigen Selbstbeteiligungsscores. Dieses Ergebnis schlägt sich in dem für beide Stichproben hochsignifikanten Zusammenhang zwischen positiver Hoffnung und ärztlicher Aktivität nieder: Je mehr positive Hoffnung die Ärzte äußerten, umso niedrigere ärztliche Selbstbeteiligung an den therapeutischen Maßnahmen zeigten sie. Die Gottschalk-Gleser Angst- bzw. Aggressionsscores stehen lediglich mit der Medikamentengabe, sonst aber mit keinen anderen Handlungsitems in Zusammenhang.
So kann geschlossen werden, dass es allein ärztliche Hoffnung ist, die die Aktivität sowie die Selbstbeteiligung daran leitet. Wie schon bei den Reanimationsentscheidungen handelt es sich bei ärztlichen Reanimationshandlungen also keinesfalls um solche, die einer „abgewehrten", gewissermaßen nicht reflektierten Aggressivität entspringen [210].
Die Dominanz des Items positive Hoffnung kann als Resultat einer ethisch geleiteten Auseinandersetzung der Ärzte mit der Autonomie und Selbstzweckhaftigkeit der Patienten [164–166] verstanden werden. Hoffnung kann durchaus als Substrat des in den Guidelines für Reanimationsentscheidungen apostrophierten Inhaltes „Prognose" gelten. Diese lässt sich unter alleiniger Nutzung von Diagnosekategorien eben nur schwer fassen, weil sie kaum operationalisierbar ist. Dies spiegelt die Probleme der Gottschalk-Gleser Kategorisierung [199–201] wider, verdeutlicht aber auch den Wert der Inhalte der Hoffnungskategorien.
Es sei in diesem Zusammenhang auch noch einmal darauf hingewiesen, dass Ärzte zu Recht sich erst im Laufe der Reanimationshandlung, d. h. nachdem sie den Patienten kennengelernt haben, von Hoffnungsfaktoren leiten lassen, diese jedoch in den Aufnahmeentschluss nicht einfließen lassen. Täten sie dieses, so beraubten sie sich der Chance, bei denjenigen Patienten, die noch Aussicht auf Überleben haben, in einen ethisch geleiteten Diskurs der Auseinandersetzung über Hoffnung auf Überleben einzutreten. Diese Ergebnisse weisen darauf hin, dass präklinisch reanimierende Ärzte bei Reanimationsaufnahme und -abbruchentscheidungen sowie Reanimationshandlungen einem ethisch geleiteten Verhaltensmuster folgen.
Auf der anderen Seite stehen diese Ergebnisse im Widerspruch zu der von Ärzten zur Zeit geäußerten Ratlosigkeit über Fragen ethischen Inhaltes. Anders ausgedrückt, reanimierende Ärzte scheinen gar nicht zu wissen, dass sie bereits in eine ethische Auseinandersetzung anlässlich der Entscheidungen bei präklinischen Reanimationen eingetreten sind. Dies bedeutet, dass ein Bewusstmachen der auf individueller Ebene eingeleiteten Auseinandersetzung und die Nutzung von Gruppenprozessen als Katalysator dieser Prozesse der Auseinandersetzung fruchtbar sein könnten.
Die Erfahrungen mit Weiterbildungen zum Thema Ethik der Reanimation in den USA [176, 179] ermutigen zu solchen Schritten. Für Europa bietet sich deshalb eine Aufnahme solcher Themenkreise in die schon laufenden Weiterbildungscurricula und auch in Richtlinien der Wiederbelebungscouncils, wie des ERC, an.

6.7.2.4 Reanimationsverlauf und Situationsfaktoren

Mit den Situationsvariablen stehen lediglich einzelne Summen- und Einzelscores des Reanimationshandlungsverlaufs in Zusammenhängen. Diese Zusammenhänge beziehen sich auf Faktoren wie Selbstbeteiligung an der Medikation oder an der Beatmung, also keinerlei vitale, d.h. das Überleben der Patienten beeinflussende Faktoren. Auf der anderen Seite scheinen gerade die Zusammenhänge mit Vorerlebnissen wie Anzahl der Fehlfahrten, d.h. der von den Ärzten erlebten frustranen Einsätze sowie der Toten in der Schicht zuvor darauf hinzuweisen, dass präklinisch reanimierende Ärzte keinesfalls „maschinengleich" nach Einsätzen nichts in die Begegnung mit dem nächsten Patienten hinübertragen.
Dies deutet auf nicht unerheblichen psychischen Belastungen hin, die dann z.T. auf fassbare, wenn auch die Patienten nicht beeinträchtigende, Handlungen überspringen. Hier böten sich entlastende Verfahren an. Dazu später mehr im Kapitel Hilfestellung für präklinisch reanimierende Ärzte.

6.7.3 Faktoren im Zusammenhang mit der Entscheidung bezüglich der Reanimationsdauer

In bezug auf das Item Reanimationsdauer sollen vorab deren Zusammenhänge mit dem Teilnahmeverhalten der Ärzte an der Studie (die Anzahl der abgegebenen Fragebögen) diskutiert werden. Finden sich in der Gesamtstichprobe signifikante Unterschiede zwischen Ärzten mit geringem Teilnahmeverhalten (27,8 Minuten mittlere Reanimationsdauer) und denen mit hohem Teilnahmeverhalten (22,7 Minuten mittlere Reanimationsdauer), so ist dieser Unterschied in der kontrollierten Stichprobe nicht mehr signifikant. Dieses deutet auf die Wirksamkeit der gezogenen Teilstichprobe hin und beleuchtet die Notwendigkeit, in zukünftigen Untersuchungen über ärztliches Verhalten bei der Reanimation das Teilnahmeverhalten einfließen zu lassen.
Darüber hinaus muss die Frage gestellt werden, ob Ärzte mit geringem Teilnahmeverhalten lediglich über solche Fälle berichten, von denen sie vermuten, dass sie „für die Studie wichtige Unterschiede" erwarten lassen. Dies würde die anfangs zitierte Vermutung stützen, dass die Untersuchten Antworten abgeben, von denen sie annehmen, dass der Untersucher sie so und nicht anders wünsche [205]. Wäre dem so, käme es zu einer Anhäufung von Berichten über in gewisser Weise Spektakuläres bei der präklinischen Reanimation. So z.B. von erlebten Kindstodfällen, bei denen besonders lange reanimiert worden war oder von Verunfallten mit sehr kurzen Reanimationszeiten. Man könnte in diesem Zusammenhang allerdings auch vermuten, dass Ärzte mit diesem Beteiligungsmuster die Berichte in den Fragebögen nutzen, um sich mit diesen für sie besonderen und belastenden Situationen eher auseinandersetzen zu können.

6.7.3.1 Reanimationsdauer und klinische und nicht-klinische Patientenfaktoren

Ähnliches gilt für die gefundenen Beeinflussungen der Reanimationszeiten durch Diagnosen bezüglich der Gesamtstichprobe, die in der kontrollierten Stichprobe zwar noch Unterschiede, jedoch keine signifikanten Niveaus mehr aufwiesen. Es ist deshalb zu folgern, dass die mit der Schwere der Erkrankung in Verbindung stehende diagnostischen Einschätzung der Ärzte keinen Einfluss auf die mittlere Reanimationsdauer hat. In eine ähnliche Richtung zielt das Ergebnis, dass auch der Ausgang der Reanimation, Überleben oder Versterben, ohne signifikanten Einfluss auf die Dauer der Reanimationsbemühungen war.

Es muss in diesem Zusammenhang natürlich auch der Wert der Aussage über die Reanimationsdauer betrachtet werden: Die Reanimationsdauer steht mit dem Item Reanimationsabbruch nur indirekt in Zusammenhang, als es das Ende der Reanimation markiert. Die genuine Abbruchentscheidung jedoch ist hiervon abzutrennen. Die Reanimationsdauer beinhaltet lediglich, wie schnell oder wie langsam der Arzt zu einer Entscheidung über Abbruch der Behandlung kommt. Sie beleuchtet so die Geschwindigkeit der Auseinandersetzung präklinisch reanimierender Ärzte mit der Frage „Überlebt der Patient mit Hilfe meiner Reanimationsbemühungen oder stirbt er trotzdem?".

Allerdings muss noch ein zweite Facette des Items Reanimationsdauer diskutiert werden: Es ist dies die vermutlich nicht unerhebliche Anzahl von Patienten, die – wohl am ehesten mit langen Reanimationszeiten verbunden – schon einen Hirntod erlitten haben, bei denen es jedoch zu einem Wiedereinsetzen der cardialen Funktion kommt, und infolgedessen im Krankenhaus nach längerer Intensivbehandlung sterben. Es kann sich unter einer langen Reanimationsdauer so auch eine verzögerte ärztliche Entscheidung, den eingetretenen Tod zu akzeptieren, verbergen. Wegen der schwerwiegenden Konsequenzen für den Patienten könnten Überlegungen im Sinne eines zeitigeren Abbruchs angestellt werden. Insofern ist das Item Reanimationsdauer zwar abgetrennt von der Abbruchentscheidung, aber in bezug auf die potenziell problematischen Fälle des Hirntodes nach Reanimation von großer Wichtigkeit.

Guidelines geben hier kaum Richtlinien, im Zweifelsfall bleiben sie unscharf und lassen den Arzt mit der Entscheidung „allein". Auf der anderen Seite gibt es einige Studien, die klar nachweisen, dass – mit Ausnahme des Vorliegens von Kammerflimmern/-flattern, Hypothermie oder Intoxikationen – kein Patient eine Chance besitzt, nach einer Reanimationsdauer von über 30 Minuten sekundär zu überleben [108]. Hierzu sei an das Ergebnis dieser Untersuchung erinnert, dass die mit einem maximalen primären Überleben verbundene Reanimationsdauer ca. 15 Minuten beträgt.

In diesem Zusammenhang interessieren Variablen mit Einfluss auf eine möglichst kurze Reanimationsdauer ohne Gefährdung des Patienten durch „vorschnelle Erklärung des Todes". Deshalb wurden in dieser Studie Überlebensraten gegenüber dokumentierten Reanimationszeiten graphisch (polynominale Regressionen) aufgezeichnet (siehe auch Kapitel 5, 5.1.3.1). Diagnosenbezogen wurden zwei Kategorien des Kurvenverlaufs von Überlebensrate und Reanimationsdauer deutlich:

Bei Unfallpatienten zeigt sich ein rascher Abfall der Überlebensrate von initial 65 % auf Werte von 0 % primären Überlebens bei 20 Minuten. Betrachtet man die Kurve der internistischen Notfälle, so ist der Kurvenverlauf bei initial 35 % zunächst ansteigend auf ca. 40 % bei einer Reanimationsdauer von ca. 13 Minuten. Dannach kommt es zu einem Abfall auf kein Überleben bei Werten von 70 Minuten (➤ Abb. 6.4).

Die Kurven bilden ein prognosengeleitetes Eingehen der Ärzte auf die Reanimationsdauer ab. Sie zeigen die von der Prognose und Diagnose abhängige Schnelligkeit der Entscheidung der Ärzte in der Todesfeststellung. In diesem Zusammenhang sei noch einmal darauf hingewiesen, dass – wie oben diskutiert – die Reanimationszeiten generell kürzer, d. h. auf maximal 30 Minuten – unter Berücksichtigung der wenigen Kontraindikation – beschränkt werden könnten. Diese Begrenzung ist nach den Untersuchungsergebnissen für internistische und chirurgische Notfälle gerechtfertigt. Wie die Abbildung 6.4 zeigt, wäre diese für Unfallpatienten leichter umzusetzen, da deren Kurve nach 20 Minuten keinerlei primäres Überleben zeigen. Bei internistischen Notfällen hingegen dürfte es den Ärzten schwerer fallen, ihren Behandlungsspielraum auszunutzen, da sich auch noch nach längeren Zeiten Fälle primären Überlebens einstellen. Gerade hier allerdings könnten Ärzte ihren möglichen Behandlungsspielraum ausnutzen und deutlich früher – ohne Patientengefährdung bezüglich eines sekundären Überlebens – zu notwendigen Abbruchentscheidungen kommen.

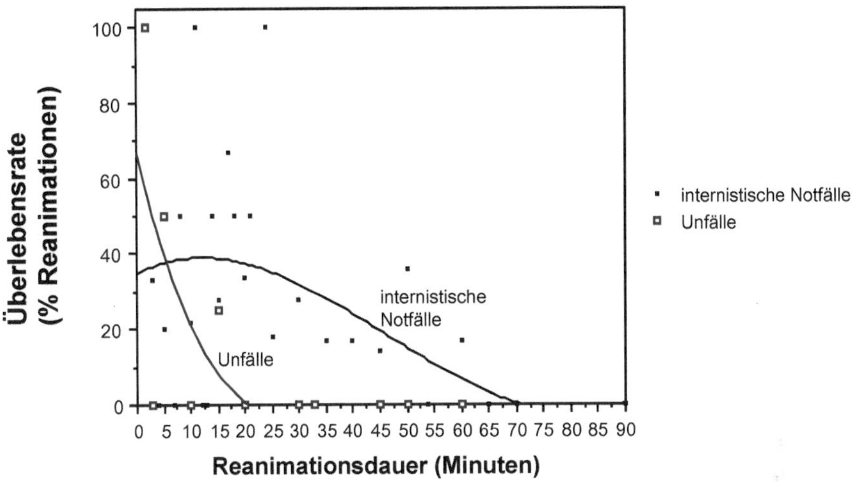

Abb. 6.4 Reanimationsausgang (sekundäre Überlebensrate) und Diagnosen (internistische Notfälle, Unfälle)

6.7.3.2 Reanimationsdauer und nicht-klinische Arztfaktoren

Auf der Suche nach mit kürzeren Reanimationszeiten und schnelleren Entscheidungen im Sinne der Patienten verbundenen Arztfaktoren sticht der hochsignifikante Einfluss des Arztgeschlechts auf die Reanimationsdauer ins Auge. Der Effekt von 5 Minuten kürzeren Reanimationszeiten in den Behandlungsfällen mit Ärztinnen gegenüber denjenigen mit Ärzten ist nicht nur für beide Stichproben hochsignifikant, sondern findet sich anlässlich zweifaktorieller Varianzanalysen als durchschlagender Faktor gegenüber anderen unabhängigen Arzt-, Patienten- und Situationsvariablen in bezug auf fast alle anderen getesteten Zusammenhänge.

Zwar fanden sich in der Gesamtstichprobe aller untersuchten Behandlungen einige Wechselwirkungen zwischen unabhängigen Variablen sowie dem zweiten Faktor Arztgeschlecht, in der kontrollierten Teilstichprobe blieben diese Wechselwirkungen jedoch nur noch für die unabhängigen Faktoren „Problemlösungen Reanimation" sowie „Dauer notärztlicher Tätigkeit" auf signifikantem Niveau bestehen.

Es kann also davon ausgegangen werden, dass ein statistisch und methodisch gut abgesicherter signifikanter Effekt des Arztgeschlechts auf die Reanimationsdauer besteht. Die Studienergebnisse decken sich in dieser Hinsicht mit den Ergebnissen der Voruntersuchung [122] sowie darüber hinaus auch mit denjenigen der Fall-Vignette-Studien [112] und auch mit den Ergebnissen von Untersuchungen zu Arztwünschen bezüglich einer Reanimation bei sich selbst [140].

Die Interpretation dieses Einflusses soll auf der Basis folgender Aussage gemacht werden: Ärztinnen können sich fast 5 Minuten schneller zu einer Beendigung der Reanimation oder zum Erklären des Überlebens eines Patienten entscheiden als ihre männlichen Kollegen.

Dies lässt die Frage aufwerfen, warum Ärzte für diese Entscheidung 5 Minuten länger brauchen? Hierzu sollen die Ergebnisse der Polynominal-Kurvendarstellungen von Überlebensraten der Reanimationszeiten, getrennt für Ärzte und Ärztinnen, herangezogen werden.

Die Kurven stellen das Verhältnis von versterbenden zu überlebenden Patienten (Überlebensrate) gegenüber der Reanimationsdauer dar. Sie sind damit Ausdruck der Schnelligkeit der getroffenen Entscheidungen bezüglich Reanimationsüberleben oder Todesfeststellung. Ärztinnen verhalten

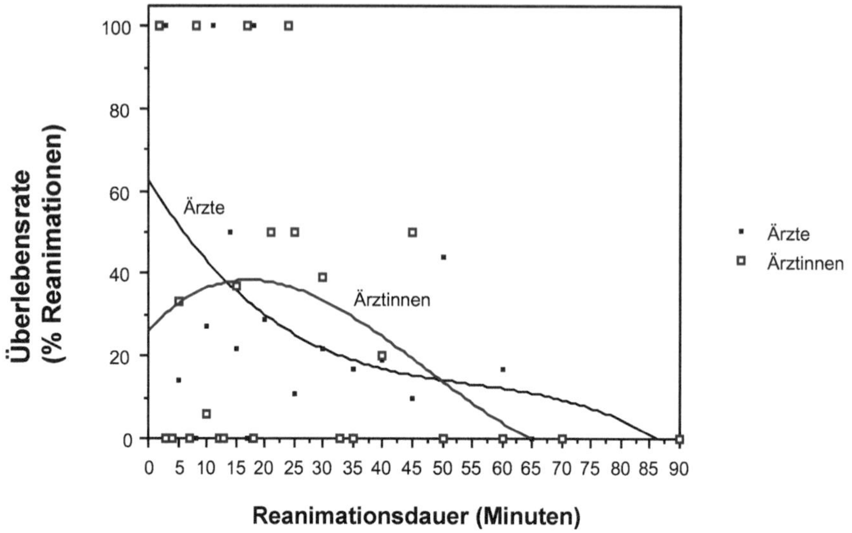

Abb. 6.5 Reanimationsdauer und Überleben der Patienten (Gesamtstichprobe 705 Behandlungen – Ärzte und Ärztinnen)

sich mit einer initial ansteigenden Kurve von einem Maximum des Überlebens von fast 40 % bei 17 Minuten und nachfolgenden Abfallen mit keiner Überlebensrate bei 65 Minuten gänzlich anders als die Ärzte. Ihr Kurvenverlauf fällt von initial mit 60 % hohen Werten kontinuierlich ab und endet erst bei 85 Minuten bei einer Überlebensrate von 0 %. Ihr Kurvenverlauf gleicht damit eher den Kurvenverläufen für chirurgische/verunfallte Patienten (➤ Abb. 6.5).

Es soll hier deshalb die Hypothese aufgestellt werden, dass Ärztinnen in bezug auf die Entscheidungen Überleben/Todesfeststellung einem zeitlich ansteigenden und harmonisch ausklingenden Muster mit zwar noch zu langen Reanimationszeiten, jedoch kürzeren als denjenigen der Ärzte folgen. Das männlich-ärztliche Verhalten hingegen scheint einem initialen Maximum mit einem Abfall, der sich lange hinzieht, zu folgen. Lassen die Kurven der Ärztinnen eine Bewegung in der Auseinandersetzung einschließlich eines Maximums erkennen, so entsprechen die der Ärzte eher einer anfänglich hohen Aktivität ohne eine weitere Strukturierung des Kurvenbildes.

Die Frage, was es Ärztinnen ermöglicht, schneller und auch mit einer zu vermutenden Struktur innerhalb des Kurvenverlaufs zu oben genannten Entscheidungen zu kommen, muss letztendlich offen bleiben. Allerdings sollen hier in diesem Zusammenhang zwei weitere Variablen mit Einfluss auf die Reanimationsdauer im Rahmen eines Erklärungsversuches angeführt werden: Sowohl Ärzte, die an einer Balintgruppe teilgenommen hatten, als auch solche, die ein Problembewusstsein bezüglich der klinischen Reanimationen entwickelten, hatten signifikant respektive hochsignifikant geringere Reanimationszeiten als Ärzte ohne Balintgruppenteilnahme oder Problembewusstsein.

Es zeigt sich hier, dass ärztliche Auseinandersetzung, sei es für den Arzt selbst oder in Gruppen, Auswirkung auf die Schnelligkeit der getroffenen Entscheidungen anlässlich des Abbruchs einer Reanimation haben. Es wäre so durchaus denkbar, dass geschlechtsspezifisch verankerte Unterschiede in der Auseinandersetzung mit dem Problem präklinische Reanimation hier von Wichtigkeit sind.

Die Erforschung dieser möglichen Unterschiede muss weiteren Studien vorbehalten bleiben. Allerdings kann jetzt schon gesagt werden, dass die Unterschiede nichts mit den ärztlichen Einstellungen bezüglich Hoffnung, Angst oder Aggressivität zu tun haben, da diese Items gänzlich ohne Einfluss auf die Reanimationsdauer waren und sich auch zwischen den Geschlechtern der Ärzte keine Unterschiede in bezug auf diese Gottschalk-Gleser Summen- und Einzelscores fanden. Auch kann jetzt schon ausgeschlossen werden, dass sich die Ärzte von Situationsfaktoren in bezug auf die Dauer ihrer Reanimation beeinflussen lassen haben. Sämtliche Situationsfaktoren waren in der kontrollierten Stichprobe ohne signifikanten Einfluss auf die Reanimationszeiten.

6.8 Psychologische, ethische und juristische Hilfen für Ärzte in Entscheidungsituationen bei präklinischen Reanimationen und Vorschläge für die Aus- und Weiterbildung

6.8.1 Psychologische Hilfen

In der Literatur wird der Einsatz psychologischer Hilfen zur Frage der Entscheidungen bei präklinischen Reanimationen nicht behandelt. Vielmehr beziehen sie sich ausschließlich auf die Bearbeitung des Erlebten durch die Notärzte [158, 211] sowie den Umgang mit den hinterbliebenen Angehörigen [157–161]. Empfehlungen bezüglich beider Vorgehensweisen sind nicht nur übereinstimmend, sondern es finden sich auch Hinweise darauf, dass günstiger ärztlicher Umgang mit den hinterbliebenen Angehörigen sich zugleich günstig auf die ärztliche Verarbeitung des Erlebten auswirkt [212]. Das gemeinsame Thema beider Vorgehensweisen ist in diesem Fall die Bearbeitung der Trauer und zwar für die Angehörigen diejenige über den Verstorbenen und für die Ärzte über den erlittenen Verlust des Patienten. Vom Autor der vorliegenden Arbeit wurde so von einer für den ärztlichen Bereich der präklinischen Reanimation empfehlenswerten „focalen Trauer" gesprochen [122].
Des weiteren wird empfohlen, dass Ärzte in der Einsatzsituation mehr Selbstreflexion und im Anschluss daran Verarbeitungsstrategien (kognitive Distanzierung, Kognitionen „Gedanken an das eigene Sterben" und „Gedanken an die Patienten") entwickeln sollten [213]. Hier könnten Hilfsangebote für die reanimierenden Ärzte, z. B. in Form von Gruppen nach dem Einsatz, Abhilfe schaffen [211].
Psychologische Vorgehensweisen widmen sich vornehmlich der Verarbeitung des Erlebten, während die möglichen Konflikte bei Entscheidungsprozessen anlässlich der Aufnahme und des Abbruchs präklinischer Reanimationen in der Literatur nicht weiter diskutiert werden. Es ist zu vermuten, dass es sich weniger um eine psychologische, als vielmehr um eine ethisch geleitete Auseinandersetzung mit ärztlichem Handeln handelt. Deshalb findet sich im folgenden unter dem Punkt ethische Hilfen ein Schwerpunkt möglicher Verbesserungsvorschläge.

6.8.2 Juristische Hilfen

Wie oben ausgeführt, können Juristen den Medizinern in bezug auf die Fragestellungen bezüglich Aufnahme oder Abbruch präklinischer Reanimationsmaßnahmen wenig hilfreich zur Seite stehen. Allerdings ist dabei zu bedenken, dass Patientenverfügungen die gesetzlich festgelegte Hilfspflicht des Arztes einschränken können, wenn auch noch nicht klar ist, ob dies vom Arzt als verbindliche oder unverbindliche Patientenäußerung aufzufassen ist.

Diese Entscheidung muss also vom Arzt in der Situation gefällt werden. Die in der Literatur bekanntgewordenen unterschiedlichen ärztlichen Entscheidungsmaßstäbe in dieser Frage [181, 182] machen deutlich, dass Ärzte hier die auf einem ethischen Diskurs beruhenden Entscheidungen sehr individuell treffen.

Die Einführung von „DNR-Orders" im präklinischen Bereich könnte hier auch Problemstellungen an präklinisch reanimierende Ärzte herantragen. Es ist jedoch die Vermutung nicht von der Hand zu weisen, dass es in gewisser Weise dann nur zu einer Verschiebung der Problematik von einer Entscheidung im Sinne der Autonomie des Patienten ohne DNR-Order auf eine im Sinne der Autonomie des Patienten mit DNR-Order kommt. Der Arzt kann nämlich nie ganz ausschließen, dass es zwischen Abfassung des Patientenwillen und der jetzigen Situation unmittelbar vor dem Herz-Atemstillstand Unterschiede in bezug auf den Patientenwunsch gibt.

Eine Lösung stellt in dieser Hinsicht wohl nur das Bereitstellen sogenannter „Surrogat-Entscheidungen" dar. Diese könnten konflikthafte und widersprüchliche Einstellungen von Patienten gegenüber dem Patientenwillen verlässlich und für den Arzt nachvollziebar mitteilen. Bei aller Unsicherheit, die dennoch mit „Surrogat-Entscheidern" verbleibt, sollte der Arzt Vorsicht an den Tag legen, denn er weiß nicht, von welchen Motivationen diese geleitet sind [182]. Deshalb ist festzustellen, dass auch juristische Hilfen lediglich spezielle, für den Arzt nur in Grenzen wirksame Hilfen bei präklinischen Reanimationsentscheidungen darstellen können.

6.8.3 Ethische Hilfen

Ethische Hilfen stellen für reanimierende Ärzte, insbesondere in Anbetracht der Grenzen medizinisch formulierter Guidelines bei Aufnahme- und -abbruchentscheidung präklinischer Reanimationen, eine nützliche Hilfe im ärztlichen Entscheidungsdilemmata dar.

In diesem Zusammenhang soll noch einmal betont werden, dass Ärzte im Rahmen der Entscheidungen bei präklinischen Reanimationen in den letzten Jahren zusätzlich und äußerst konflikthaft mit sich z. T. widersprechenden Problemfeldern konfrontiert wurden. So wurde ihnen zum einen die Ausweitung des Verfahrens der kardiopulmonalen Reanimation gelehrt. Zugleich mussten die Ärzte anlässlich ihrer Behandlungsfälle selbst erleben, dass seit vielen Jahren das primäre und sekundäre Überleben nach einer präklinischen Reanimation in ihren Erfolgsraten stagnieren.

Dies bedeutet, dass die Verunsicherung der Ärzte zugenommen hat, weil das Verfahren weitläufiger eingesetzt wurde. Es ist jedoch zu vermuten, dass eine Verunsicherung über die Grenzen der Medizin und ganz besonders die präklinische Reanimation bereits nach Konsolidierung und allgemeiner Akzeptanz des von Kouwenhoven initiierten Verfahrens der Wiederbelebung aufgetreten war [3]. Deshalb ist es wichtig, dass sich Ärzte mit dieser veränderten Verunsicherung auseinandersetzen und erkennen, dass auch moderne Reanimationsverfahren die Verunsicherung über geringe Überlebensraten nicht aus der Welt schaffen können. Diese Einsicht kann den Ärzten nur durch eine Anregung und Ermutigung in der Auseinandersetzung mit den Grenzen der Medizin vermittelt werden.

Die Möglichkeiten, die für eine Vermittlung zur Verfügung stehen, sind dieselben, die ein Arzt zur Erlangung eines ethisch fundierten Handelns innerhalb der präklinischen Reanimation benötigt. Mit anderen Worten, ein ethischer Diskurs wird präklinisch reanimierenden Ärzten nicht nur dazu verhelfen, die schwierige Situation ihres in den letzten Jahrzehnten eskalierenden Fachgebietes transparenter und damit akzeptabler zu machen, sondern sie auch in die Lage versetzen, die mit dem Fachgebiet verbundenen schwierigen Entscheidungen anlässlich der Reanimation im Sinne der ihnen anvertrauten Patienten zu treffen.

Dass präklinisch reanimierende Ärzte für sich, ohne sich in größerem Maße darüber auszutauschen, in einen ethischen Diskurs eingetreten sind, machen die Ergebnisse der vorliegenden Studie deutlich. Es wäre in gewisser Weise auch verwunderlich, wenn sich ein anderes Ergebnis gezeigt hätte, ist doch eine für die Patienten zu fällende Reanimationsaufnahme- oder Abbruchentscheidung ohne ein Mindestmaß an Anwendung und Übertragung ethischer Prinzipien auf die Situation nur schwer vorstellbar.
Deshalb erscheint es vernünftig, zuerst präklinisch reanimierenden Ärzten dieses Studienergebnis mitzuteilen und sie zu ermutigen, diesen – individuell durch jeden einzelnen Arzt – bereits beschrittenen Weg weiter zu gehen. Erweiterungen könnten formaler sowie inhaltlicher Natur sein. Formal wäre daran zu denken, dass die Ärzte – wie in den USA schon praktiziert – auch in Europa dazu übergingen, individuell begonnene ethische Auseinandersetzungen durch Gruppenarbeit effektiver zu gestalten.
Inhaltlich sollten reanimierende Ärzte dazu ermutigt werden, die oben beschriebenen Konfliktfelder zwischen Ausweitung des Verfahren und stagnierenden Überlebensraten zu diskutieren. Dies erscheint in Anbetracht der sich in den letzten Jahren entwickelnden Diskussion um eine scheinbar notwendige finanzielle Begrenzung der Aufwendungen für präklinische Reanimationen dringend geboten. Erst wenn sich die Ärzte als erwiesene Fachleute für ethische Fragen bezüglich von Wiederbelebungsmaßnahmen innerhalb des Rettungsdienstes zu Wort melden, können die – sicherlich auf der Realität der Mittelknappheit zu Recht basierenden – Überlegungen über Störungen des Geldflusses innerhalb der präklinischen Reanimatologie aufgegriffen und auf eine sichere, d. h. ethische Basis gestellt werden.
Es ergeben sich bei kritischer Wertung der Ergebnisse der vorliegenden Studie jedoch zusätzliche Felder einer wünschenswerten ethischen Auseinandersetzung von Notärzten. So wurde darauf hingewiesen, dass es gute Anhaltspunkte dafür gibt, dass präklinisch reanimierenden Ärzte, die wenig oder gar nicht an der Studie teilnahmen, in noch schwierigere Entscheidungs- sowie Verarbeitungskonflikte als die Studienteilnehmer verwickelt sind. Neben der wichtigen Frage, wie „Nicht- oder Wenig-Teilnehmer" sich verhalten und das Erlebte verarbeiten, ist vorstellbar, dass diejenigen Ärzte, die an Studien zur Reanimatologie teilnehmen und sich mit diesem Problemfeld auseinandersetzen, zu ihren zurückhalteren Kollegen Kontakt aufnehmen und sie – z. B. über Gruppenarbeit – in die notwendige ethische Diskussion einführen. Hier sieht der Autor der vorliegenden Arbeit auch ein wichtiges Feld für erfahrene und in Leitungsfunktionen eingebundene Ärzte.
Die Ergebnisse zum unterschiedlichen Entscheidungsverhalten reanimierender Ärzte in der Öffentlichkeit oder in der Privatheit des Hauses und die daraus gezogenen Konsequenzen bezüglich eines wünschenswerten ethischen Umganges lassen eine Erweiterung insofern zu, als es durchaus vorstellbar wäre, dass reanimierende Ärzte ihren Prozess des ethischen Diskurses über die eigene Berufsgruppe hinaus nicht nur an Laienhelfer, sondern auch an die Bevölkerung weitergeben. Es sei in diesem Zusammenhang auf Beckmann verwiesen, der die völlige Unvorbereitetheit von möglichen Reanimationspatienten in anbetracht der ubiquitär verfügbaren Rettungsmöglichkeiten für ethisch bedenklich hält [165]. Wer, außer den Ärzten, wäre hier prädestiniert, die Bevölkerung aufzuklären? Und wer, außer den Ärzten, hätte mehr Interesse dran, aufgeklärte und mit weniger Konflikten bezüglich ihres Reanimationswunsches versehene Patienten zu haben?
Neben den Inhalten der ethischen Reflexion innerhalb der Ärzteschaft, zwischen Ärzten und Laienhelfern sowie zwischen Ärzten und Bevölkerung, die sich auf eine Betrachtung unter Wahrung der ethischen Grundsätze stützen, soll im folgenden auf Grenzen der Ergebnisse der Untersuchung eingegangen werden.
Das zuerst in der Studie genannte Ziel, Reanimationsindikationen enger zu stellen und zu einer ca. 15 % strengeren Reanimationsindikation zu gelangen, ist ethisch gesehen sicherlich schwer

erreichbar und beinhaltet mehrere Konfliktfelder. So kann keinem Arzt die Verantwortung für eine strengere Auslegung seiner Reanimationsaufnahmeindikation abgenommen werden, da es sich bei der Reanimationsaufnahmentscheidung um eine sehr kurzfristig zu fällende und dann nicht zu widerrufende Entscheidung handelt.
Auch fanden sich in der Studie nur wenig praktikable und von Arzt zu Arzt übertragbare Hinweise auf mit Arztvariablen verbundene unterschiedliche Reanimationsentscheidungen. Der Arzt kann weder sein mit der Entscheidung verbundenes Geschlecht noch sein Alter aktiv beeinflussen. Auch ist er der Variable Erfahrung in gewisser Weise „ausgeliefert". Das betrifft auch seine mit der Reanimationsentscheidung in Zusammenhang stehende Zugehörigkeit zu einer Klinik, deren Stil er übernimmt und der er – in den Grenzen der Verfügbarkeit einer Ausbildungstelle – unterliegt. Das gleiche mag für die Zugehörigkeit zu einer bestimmten Fachgruppe gelten.
Die letzten drei mit der Reanimationsentscheidung in Verbindung stehenden Arztfaktoren jedoch zeichnen sich bei aller Unveränderbarkeit durch etwas aus, was in den ethischen Diskurs mit den Entscheidungen anlässlich präklinischer Reanimationen einfließen sollte. Es ist dies das Wissen um Zusammenhänge dieser drei Faktoren mit präklinischen Reanimationsentscheidungen.
Ärzte sollten innerhalb der Ethikausbildung vermittelt bekommen, dass es – zumindest den Daten dieser Studie folgend – Hinweise darauf gibt, dass sie sich fach-, klinik- und altersentsprechend unterschiedlich bei Reanimationsentscheidungen verhalten. Diese Information kann bei den Ärzten eine Sensibilisierung und eine Beförderung der Auseinandersetzung mit der Reanimationsproblematik bewirken und den ethischen Diskurs damit vertiefen.
Das wichtige Ergebnis, dass sich präklinisch reanimierende Ärzte in bezug auf ihre Erfahrung in diesem Gebiet deutlich bei Reanimationsaufnahmen sowie Abbruchentscheidungen unterscheiden und auch die Variable „weniger als einen Monat Erfahrung" mit einer auffallend geringen primären Überlebensrate von Patienten in Verbindung gebracht werden kann, muss zusätzliche, über die ethische Diskussion hinausgehende Konsequenzen in bezug auf Aus- und Weiterbildung dieser jungen Kollegen haben. Der zuvor eingeführte Begriff der „vulnerablen Phase" des Arztdaseins während der ersten Monate in der präklinischen Reanimation könnte folgende Konsequenzen haben:

1. Während des ersten Monats der Tätigkeit sollten Notärzte keine präklinischen Reanimationsentscheidungen fällen müssen und den mit ihnen in Verbindung stehenden komplexen Erlebnissituationen nicht ausgesetzt werden. Das bedeutet, dass sie den ersten Monat ihrer präklinischen Reanimationstätigkeit in theoretischer Vorbereitung mit gestufter praktischer Einbindung verbringen sollten.
2. Im zweiten und dritten Monat sollten diese Ärzte nicht ohne Anleitung eines erfahrenen Notarztes präklinische Reanimations- und Abbruchentscheidungen fällen müssen, da zwar das Ergebnis in bezug auf das primäre Patientenüberleben schon ausreichend ist, jedoch die Entscheidungsprozesse noch nicht ausreichend gefestigt sind. Während dieser Zeit bietet sich der Einsatz als „Co-Notarzt" zusammen mit einem erfahrenen Kollegen auf den Notarztwagen an. In den folgenden Monaten können diese jungen Kollegen dann eigenständig Entscheidungen fällen, jedoch sollten in den Monaten 4 bis 6 noch regelmäßige und obligate Gespräche mit erfahrenen Kollegen über die getroffenen Reanimationsentscheidungen geführt werden.

Dieses Vorgehen erscheint auf den ersten Blick vielleicht zu restriktiv und die jungen Ärzte entmündigend. Die Studienergebnisse zu Überlebensraten sowie stark schwankenden Reanimationsaufnahme- und Abbruchentscheidungen lassen jedoch ein solches Vorgehen angeraten erscheinen. Dabei ist noch nicht berücksichtigt, inwieweit junge Ärzte ungünstige Verarbeitungsmechanismen des Erlebten während präklinischer Reanimationen entwickeln und wie weit diese möglicherweise zusätzlich zu ihrem Befinden beitragen.

Das unterschiedliche Verhalten der Berufsgruppe der Chirurgen bei den Entscheidungen anlässlich Reanimationsaufnahme und -abbruch sowie Reanimationshandlungen muss die Aufmerksamkeit auf die Wichtigkeit der ethischen Weiterbildung für diese Berufsgruppe lenken. Dies bedeutet jedoch nicht, dass für Chirurgen besondere Kurse veranstaltet werden, sondern dass darauf geachtet wird, dass diese Berufsgruppe ähnlich wie die anderen Berufsgruppen ausreichend von den Angeboten Gebrauch macht.
Auch geht es bei dem vorgeschlagenen ethischen Weiterbildungsprogramm nicht darum, gewisse, mit Besonderheiten bezüglich der Reanimationsentscheidungen behaftete Berufsgruppen zu isolieren, sondern darum, ihnen einen Austauch und ein gemeinsames Fortkommen im ethischen Diskurs anlässlich der schwierigen Entscheidungen bei präklinischen Reanimationen zu ermöglichen.

7 Zusammenfassung

7.1 Fragestellung

Das Ziel der vorliegenden Arbeit war es, die Entscheidungen von Ärzten bei Beginn, Verlauf und Abbruch von präklinischen Reanimationen zu untersuchen und die Zusammenhänge zu klinischen- und nichtklinischen Patienten-, Arzt- und Situationsvariablen zu beschreiben.
Die Untersuchung betrat methodisch und inhaltlich Neuland, indem unter Einbeziehung von ärztlichen Variablen jeweils unmittelbar nach einer realen Reanimationssituation Daten über ärztliche Entscheidungen bei Reanimationsaufnahme- und Abbruch erhoben wurden.
Hierzu wurde in einer Pilot- und Vorstudie ein Fragebogeninventar entwickelt, das die medizinischen und ärztlichen Variablen einer präklinischen Reanimation möglichst vollständig erfasste und durch ein inhaltsanalytisch geratetes Gottschalk-Gleser-Interview ergänzt. Des weiteren wurde ein Vorgehen zur Anwendung des Fragebogens und des Interviews mit dem Ziel einer guten Akzeptanz bei den Ärzten entwickelt. Es konnten so Fragebogendaten von Ärzten aus 705 präklinischen Notfalleinsätzen und 76 Gottschalk-Gleser-Interviews erhoben werden.

7.2 Ergebnisse

Die wesentlichen Ergebnisse der vorliegenden Studie sind im einzelnen:

7.2.1 Ärztliche Entscheidungen beim Reanimationsbeginn/-abbruch (Reanimationsquote)

- Zur ärztlichen Reanimationsentscheidungen wird ersichtlich, dass über die Diagnosegruppierung fassbare klinische Patientenfaktoren hiermit in Zusammenhang stehen. Die Hypothesen zu den

Entscheidungsfindung bei präklinischen Reanimationen Begutachtung somatoformer und funktioneller Störungen 3.A.
http://dx.doi.org/10.1016/B978-3-437-31616-6.00008-9

Bereichen Diagnose und Prognose werden also bestätigt. Dies trifft nicht für das Patientenalter zu, während die Ergebnisse zur Patientengeschlechtsabhängigkeit bestätigt und differenziert werden.

- Bei den nicht-klinischen Arztvariablen können hohes Arztalter, größere Notarztwagenerfahrung, persönliche Verluste in der Vorgeschichte, Zugehörigkeit zur Berufsgruppe der Chirurgen und Tätigkeit in Kliniken eines großstädtischen Einzugsbereichs in Zusammenhang mit einer Entscheidung für eine Reanimation gesehen werden. Die Hypothesen werden – mit Ausnahme derjenigen zu denen des Geschlechts der Ärzte – bestätigt.
- Zusammenhänge zwischen Reanimationsentscheidungen und Gottschalk-Gleser Scores finden sich nicht. Affekte bezüglich der Reanimation stehen nicht mit den Entscheidungen in Zusammenhang.
- Von den nicht-klinischen Situationsvariablen stehen der Fundort, die Ausrückzeit, die Angehörigenvariablen und die ärztlichen Vorstellungen über den Notfall mit der Reanimationsentscheidung in Zusammenhang. Die vorliegenden Hypothesen werden bestätigt.

7.2.2 Ärztliche Entscheidungen beim Reanimationsverlauf

Die Hypothese bezüglich ärztlicher Entscheidungen beim präklinischen Reanimationsverlauf – es handelt sich um ein relativ standardisiertes Verfahren – kann bestätigt werden.

- Klinische und nicht-klinische Patientenvariablen: Die ärztlichen Entscheidungen bei der Reanimationshandlung stehen vornehmlich mit den Patientenvariablen Diagnose und Ausgang der Behandlung in Zusammenhang. In bezug auf das Patientenalter und das Patientengeschlecht trifft dies nur für wenige Items der Behandlung zu.
- Nicht-klinische Arztvariablen: Bis auf wenige Variablen ärztlicher Erfahrung und persönlicher Verluste diskriminieren nur die Variablen „Dauer ärztlicher Tätigkeit" und „ärztliche Weiterbildung" die Ärzte in ihren Entscheidungen bei den Reanimationshandlungen. Ärztlich erfahrenere Notärzte sind weniger selbst aktiv bei therapeutischen Handlungen beteiligt und geben seltener Medikamente. Chirurgen sind hingegen aktiver bei den therapeutschen Handlungen und auch mehr daran selbst beteiligt als Internisten und Anästhesisten.
- Es finden sich niedrigere Aktivitätsummen- sowie entsprechende Einzelscores bei höherer ärztlicher Gesamthoffnung.
- Nicht-klinische Situationsvariablen stehen mit Einzel- und Summenscores für medizinische Handlungen nicht in Zusammenhang. Lediglich einzelne Score zeigen Zusammenhänge mit der Einsatzjahreszeit und den Vorereignissen des Einsatzes.

7.2.3 Ärztliche Entscheidungen bezüglich der Reanimationsdauer

- Von den klinische und nicht-klinischen Patientenvariablen hat die Diagnose einen – wenn auch nicht signifikanten – Einfluss auf die Reanimationsdauer. Die Hypothesen zur Prognose können bestätigt werden, diejenigen zum Patientenalter- und Geschlecht hingegen nicht. Die Reanimationszeiten unterscheiden sich diagnosenabhängig in bezug auf das Überleben.
- Ärztliche Berufs- und Balintgruppenerfahrung sowie weibliches Arztgeschlecht sind mit kürzeren Reanimationszeiten verbunden. Die Hypothesen zur ärztlichen Berufserfahrung können bestätigt werden.

- Gottschalk-Gleser Items haben keinen Einfluss auf die Reanimationszeiten.
- Situationsvariablen haben keinen Einfluss auf die Reanimationszeiten.

7.2.4 Affektive Reaktion über die Reanimation (Gottschalk-Gleser-Interviews)

- Jüngere Ärzte äußern weniger nach innen gerichtete Aggressivität (depressiver Aspekt).
- Ärzte, die Verluste (Scheidung, Abort) erlitten hatten, äußern weniger Gesamtaggressivität.
- In bezug auf Reanimationen weniger problembewusste Ärzte sprechen mehr über Verletzungen und körperliche Schäden sowie vermeintliche Schuld als Ärzte, die Reanimationen eher problembeladen erleben.
- Balintgruppen erfahrene Ärzte äußern mehr Trennungsangst und weniger Schuldangst als auf diesem Gebiet nicht erfahrene Kollegen.
- Als Fazit kann gezogen werden, dass die emotionalen Reaktionen der Ärzte eher mit ihren persönlichen Situationen zu tun haben, als mit der Reanimationssituation.

7.3 Schlussfolgerungen

Zusammenfassend werden die Hypothesen bezüglich der ärztlichen Entscheidungen bei Aufnahme, Abbruch und Durchführung von präklinischen Reanimation zum großen Teil bestätigt: klinische Patientenfaktoren sind über die Diagnosendifferenzierung für die Entscheidungen, in der Tendenz für die Reanimationsdauer ausschlaggebend. Der nicht-klinische Faktor ärztliche Berufserfahrung hat einen Einfluss auf die Reanimationsdauer, nicht aber auf die Entscheidungen.
Als zusätzliche mit den Entscheidungen beim Reanimationsbeginn in Zusammenhang stehende Faktoren konnten nicht-klinische Patienten- (Geschlecht), Arzt- (Alter) und Situationsfaktoren gefunden werden.
Die Reanimationsdauer wird von nicht-klinischen Arzt- (Arztgeschlecht, ärztliche Balintgruppenvorerfahrung, Problembewusstsein), jedoch nicht von Situationsfaktoren beeinflusst.
Der Reanimationsverlauf steht mit klinischen Patientenfaktoren (Diagnose), nicht-klinischen Arzt- (Erfahrung) und Situationsfaktoren (Angehörigenfaktoren, Vorerleben) in Zusammenhang.
Die emotionalen Reaktionen sind arztbezogen unterschiedlich. Der Affekt Hoffnung lässt sich bestimmten Reanimationshandlungspräferenzen zuordnen. Angst und Aggressivität sind zwar im Erleben der Ärzte wichtig, werden aber in der präklinischen Reanimationsituation nicht in die Entscheidungsfindungen bei Beginn und Abbruch oder in die anderen Handlungen einbezogen.
Die Untersuchungsergebnisse legen den Schluss nahe, dass ärztliche Entscheidungen bei der präklinischen Reanimation neben klinischen Patienten- und nicht-klinischen ärztlichen Faktoren wie Erfahrung auch von nicht-klinischen Situationsfaktoren und solchen aus dem persönlichen ärztlichen Bereich geprägt werden. Letztere sind Zeichen eines begonnenen ethischen Diskurses präklinisch reanimierender Ärzte.
In der Aus- und Weiterbildung sollten reanimierende Ärzte ermutigt werden, tiefer in diesen ethischen Diskurs einzutreten um ihren individuell beschrittenen Weg der Auseinandersetzungen effektiver zu gestalten.

8 Tabellen

Entscheidungsfindung bei präklinischen Reanimationen Begutachtung somatoformer und funktioneller Störungen 3.A.
http://dx.doi.org/10.1016/B978-3-437-31616-6.00008-9

Tab. 8.1 Arztvariablen der Ärztestichproben (M = Mittelwerte, S = Standardabweichung, sonstige Angaben in Prozent)

		Gesamtstichprobe alle untersuchten Ärzte 86 Ärzte N = 705 Einsätze	Gottschalck Stichprobe mit Gottschlack-Interview untersuchte Ärzte 76 Ärzte	Stichprobe 5 Reanimationen Ärzte mit 5 Reanimationen und aller während dieser Zeit durchgeführten Todesfestellungen 41 Ärzte N = 315 Einsätze
Abteilungen (Anzahl)		18	16	16
Arztalter (in Jahren)	M	33,9	33,7	33,9
	S	3,5	3,9	3,7
Dauer ärztl. Tätigkeit (Jhr)	M	4,9	4,9	4,8
	S	2,1	2,2	2,1
Dauer notärztl. Tätigkeit (Mon)	M	11,9	11,0	10,1
	S	19,9	19,7	19,5
Arztgeschlecht (in %)				
männlich		75,9	77,6	63,4
weiblich		24,1	22,4	36,6
Ärztliche Weiterbildung (in %)				
Internist		39,0	38,2	41,5
Chirurg		6,1	6,6	4,9
Anästhesist		52,4	52,6	53,7
Allgemeinmedizin		2,4	2,6	--
Familienstand (in %)				
verheiratet		67,1	66,7	61,0
ledig		31,7	32,0	36,6
geschieden		1,2	1,3	2,4
Kinder (in %)				
keine		47,6	53,3	61,0
ein Kind		28,0	25,3	26,8
zwei Kinder		19,5	16,0	12,2
drei Kinder		4,9	3,0	--
Religion (in %)				
keine		36,6	34,2	46,3
evangelisch		36,6	42,1	36,6
katholisch		23,2	19,7	17,2
sonstige		3,7	3,9	--
Verluste in letzten 12 Monaten (in %)				
Tod		14,6	14,5	17,1
Scheidung		4,9	6,6	7,3
Umzug		22,0	21,1	26,8
Abort		4,9	6,6	9,8
Professionelle Hilfe (in %)				
Balintgruppe		14,6	11,8	14,6
Therapie		15,9	14,5	22,0
Abgegebene Patientenbögen (Anzahl)	M	8,3	8,5	12,5
	S	6,7	6,9	6,9

Tab. 8.2 Patientenvariablen der Ärztestichproben (M = Mittelwerte, S = Standardabweichung, sonstige Angaben in Prozent)

	Gesamtstichprobe alle untersuchten Ärzte 86 Ärzte N = 705 Einsätze	Stichprobe 5 Reanimationen Ärzte mit 5 Reanimationen und aller während dieser Zeit durchgeführten Todesfestellungen 41 Ärzte N = 315 Einsätze
Diagnosen (in %)		
plötzlicher Kindstod	1,3	0,9
Unfall mit Eingeklemmten	2,3	1,3
Unfall ohne Eingeklemmte	2,7	3,8
Gewaltsuizid/versuch	3,8	2,8
Suizid ohne Gewalt/versuch	2,0	1,0
Schuß/Stichverletzung	0,5	0,3
Ertrinken/Fastertrinken	1,0	0,6
Brandverletzung	0,3	--
Aspiration bei Erwachsenen	0,7	1,2
Blutung Magen-Darmkanal	1,2	0,6
Sekundenherztod/card, Schoc	17,2	21,6
Herzatemstillstand	43,6	40,1
Tod vor Eintreffen	15,7	17,5
Kachektische Patienten	0,9	1,0
sonstige Patienten	6,7	7,0
Patientenalter M	63,8	65,3
(in Jahren) S	17,6	16,5
Patientengeschlecht (in %)		
männlich	66,0	66,7
weiblich	34,0	33,3
Patientenberuf (in %)		
Akademiker	1,5	2,0
Angestellter	6,4	6,9
Arbeiter	3,8	3,9
Hausfrau	4,9	5,2
Rentner	46,5	47,4
Kind	2,1	1,3
Schüler	0,1	--
sonstige	4,1	2,9
nicht erfragt	30,6	30,4
Reanimationsüberleben (%)		
ja	24,9	25,9
nein	75,1	74,1
Reanimationsüberleben (Ärzte)		
ja	22,9	22,3
nein	77,1	77,7
Reanimationsüberleben		
(Ärztinnen)	30,5	32,0
ja	69,5	68,0
nein		
Behandlungsausgang		
(alle Patienten, in %)		
Überleben	84,6	83,1
Versterben	15,4	16,9
Behandlungsausgang (Ärzte)		
(alle Patienten, in %)		
Überleben	13,9	14,9
Versterben	86,1	85,1
Behandlungsausgang (Ärztinne		
(alle Patienten, in %)		
Überleben	18,6	19,8
Versterben	81,4	80,2
Reanimationsdauer		
(in Minuten) M	24,4	21,8
S	15,3	14,1

Tab. 8.3 Reanimationshandlungsvariablen der Ärztestichproben (M = Mittelwerte, S = Standardabweichung, sonstige Angaben in Prozent)

	Gesamtstichprobe alle untersuchten Ärzte 86 Ärzte N = 705 Einsätze	Stichprobe 5 Reanimationen Ärzte mit 5 Reanimationen und aller während dieser Zeit durchgeführten Todesfestellungen 41 Ärzte N = 315 Einsätze
Fundort des Patienten		
Haus des Patienten	67,5	64,4
Arbeitsplatz	2,5	2,9
unter freiem Himmel	14,1	12,1
öffentliche Gebäude	2,8	3,2
NAW/RTW/KTW	7,4	8,9
Fahrzeuge	1,2	1,9
Med. Einrichtung	1,6	3,2
Pflegeinrichtung	0,7	1,3
sonstige Häuser	2,3	2,2
Reanimationsentscheidung (%) ja	60,7	65,1
nein	39,3	34,9
Reanimationsquote(%)		
Todesfestellung	39,3	34,9
Rea-abbruch	45,5	48,3
Pat-überleben	15,1	16,8
Ort des Todes (%)		
Einsatzort	91,7	92,0
Notarztwagen	5,4	5,4
Krankenhaus	2,9	2,7
Anwendungsscore (%)		
niedrig	43,5	48,0
hoch	56,5	52,0
Activitätsscore (%)		
niedrig	55,0	59,3
hoch	45,0	40,7
Kontaktscore (%)		
niedrig	38,7	38,7
hoch	61,3	61,3

Tab. 8.4 Unterschiede in den Entscheidungen beim Reanimationsbeginn zwischen den Patientenuntergruppen (Stichprobe 705 Behandlungen). Anzahl der Reanimationsentscheidungen (Todesfeststellung – Reanimationsabbruch – Überleben des Patienten) in N absolut und in relativ %. *Kursivdruck* der Ergebnisse bei nicht erfüllten Voraussetzungen für Chi-Quadrat Test. Signifikanzniveau der Unterschiede im Chi-Quadrat Test in Spalte D 1 (Reanimationsentscheidung ja/nein) und D 2 (Todesfeststellung – Reanimationsabbruch – Überleben des Patienten): * = ≤ 0.05, ** = ≤ 0.01

	Reanimationsquote N absolut: Tod	Abbruch	Leben	Reanimation ja relat. %	D 1	Todesfeststellung relat. %	Reanimation + Abbruch relat. %	Reanimation + Überleben relat. %	D 2	Interaktionen mit Arzt- oder Situationsvariablen
Patientenalter					*					signifikant nur für Klinik AKW, alle anderen: n.s.
bis zu 66 Jahren	113	159	51	65,0		35,0	49,2	15,8		
66 Jahre und höher	151	149	53	57,2		42,8	42,2	15,0		
Patientengeschlecht					**				**	
männlich	161	229	67	64,8		35,2	50,1	14,7		
weiblich	112	85	38	52,3		47,7	36,2	16,2		
Patientengeschlecht II										
männlich+Arzt	116	165	49	64,8	**	35,2	50,0	14,8	*	
weiblich+Arzt	81	65	20	51,2		48,8	39,2	12,0		
männlich+Ärztin	45	62	18	64,0		36,0	49,6	14,4	*	
weiblich+Ärztin	31	20	18	55,1		44,9	29,0	26,1		
Beruf des Patienten I										
Akademiker	*3*	*7*	*--*	*70,0*		*30,0*	*70,0*	*--*		
Angestellter	*15*	*22*	*6*	*65,1*		*34,9*	*51,2*	*14,0*		
Arbeiter	*5*	*17*	*4*	*80,8*		*19,2*	*65,4*	*15,4*		
Hausfrau	*9*	*16*	*8*	*72,7*		*27,3*	*48,5*	*24,2*		
Rentner	*142*	*130*	*43*	*54,9*		*45,1*	*41,3*	*13,7*		
Kind	*8*	*4*	*2*	*42,9*		*57,1*	*28,6*	*14,3*		
sonstige	*10*	*14*	*4*	*64,3*		*35,7*	*50,0*	*14,3*		
nicht erfragt	*69*	*101*	*37*	*66,7*		*33,3*	*48,8*	*17,9*		
Beruf des Patienten II					**				*	
Rentner	142	130	43	54,9		45,1	41,3	13,7		
übrige Berufe	51	80	24	67,1		32,9	51,6	15,5		
Beruf nicht erfragt	69	101	37	66,7		33,3	48,8	17,9		
Diagnosen I										
plötzlicher Kindstod	*4*	*4*	*1*	*55,6*		*44,4*	*44,4*	*11,1*		
Unfall m.Eingeklem.	*8*	*6*	*2*	*50,0*		*50,0*	*37,5*	*12,5*		
Unfall o.Eingeklem.	*2*	*16*	*1*	*89,5*		*10,5*	*84,2*	*5,3*		
Suizid/vers. m.Gewalt	*20*	*4*	*2*	*23,1*		*76,9*	*15,4*	*7,7*		
Suizid/vers. o.Gewalt	*11*	*2*	*1*	*21,4*		*78,6*	*14,3*	*7,1*		
Schußverletzung	*1*	*2*	*1*	*75,0*		*25,0*	*50,0*	*25,0*		
Ertrinkungsunfall	*4*	*1*	*2*	*42,9*		*57,1*	*14,3*	*28,6*		
Verbrennung	*2*	*--*	*--*	*--*		*100,0*	*--*	*--*		
Aspiratio n bei Erw.	*2*	*--*	*3*	*60,0*		*40,0*	*--*	*60,0*		
Magendarmblutung	*5*	*3*	*--*	*37,5*		*62,5*	*37,5*	*--*		
Sek.h.tod/card. S.	*37*	*56*	*25*	*68,6*		*31,4*	*47,5*	*21,2*		
Herzatemstillstand	*58*	*158*	*57*	*80,7*		*19,3*	*61,7*	*19,0*		
Tod vor Eintreffen	*98*	*10*	*--*	*9,3*		*90,7*	*9,3*	*--*		
Kachektische Pat.	*4*	*2*	*--*	*33,3*		*66,7*	*33,3*	*--*		
sonstige	*14*	*22*	*10*	*69,6*		*30,4*	*47,8*	*21,7*		
Diagnosen II					**				**	
Suizid/versuch	31	6	3	22,5		77,5	15,0	7,5		
Verunfallte Patienten	10	22	3	71,4		28,6	62,9	8,6		
Sek.h.tod/card. Sch.	37	56	25	68,6		31,4	47,5	21,2		
Herzatemstillstand	58	185	57	80,7		19,3	61,7	19,0		
Tod vor Eintreffen	98	10	--	9,3		90,7	9,3	--		
selten genannte Diag.	36	34	17	58,6		41,4	39,1	19,5		
Diagnosen IIa					**				**	
Suizide	31	6	3	22,5		77,5	15,0	7,5		
Tod vor Eintreffen	98	10	--	9,3		90,7	9,3	--		
übrige Diagnosen	141	297	102	73,9		26,1	55,0	18,9		
Diagnosen III										
cardiologische Pat.	95	241	82	77,3		22,7	57,7	19,6		
Verunfallte Pat.	10	22	3	71,4		28,6	62,9	8,6		
Diagnosen IV					**				**	
internistische Notf.	134	272	99	73,5		26,5	53,9	19,6		
chirurg. Notfälle	38	31	6	49,3		50,7	41,3	8,0		

Tab. 8.5 Unterschiede in den Entscheidungen beim Reanimationsbeginn zwischen den Patientenuntergruppen (Stichprobe 315 Behandlungen). Anzahl der Reanimationsentscheidungen (Todesfeststellung – Reanimationsabbruch – Überleben des Patienten) in N absolut und in relativ %. *Kursivdruck* der Ergebnisse bei nicht erfüllten Voraussetzungen für Chi-Quadrat Test. Signifikanzniveau der Unterschiede im Chi-Quadrat Test in Spalte D 1 (Reanimationsentscheidung ja/nein) und D 2 (Todesfeststellung – Reanimationsabbruch – Überleben des Patienten): * = ≤ 0.05, ** = ≤ 0.01

	Reanimations - quote N absolut			Reanimation ja		Todes-feststellung	Reanimation + Abbruch	Reanimation + Überleben	
	Tod	Abbruch	Leben	relat. %	D 1	relat. %	relat. %	relat. %	D 2
Patientenalter									
bis zu 67 Jahren	46	82	24	69,7		30,3	53,9	15,8	
67 Jahre und höher	61	65	29	60,6		39,4	41,9	18,7	
Patientengeschlecht					**				**
männlich	61	116	33	71,0		29,0	55,2	15,7	
weiblich	49	36	20	53,3		46,7	34,3	19,0	
Patientengeschlecht II					**				
männlich+Arzt	35	75	22	73,5		26,5	56,8	16,7	*
weiblich+Arzt	29	26	7	53,2		46,8	41,9	11,3	
männlich+Ärztin	26	41	11	66,7		33,3	52,6	14,1	**
weiblich+Ärztin	20	10	13	53,5		46,5	23,3	30,2	
Beruf des Patienten									
Akademiker	*2*	*4*	--	*66,7*		*33,3*	*66,7*	--	
Angestellter	*8*	*9*	*4*	*61,9*		*38,1*	*42,9*	*19,0*	
Arbeiter	*3*	*7*	*2*	*75,0*		*25,0*	*58,3*	*16,7*	
Hausfrau	*3*	*9*	*4*	*81,3*		*18,8*	*56,3*	*25,0*	
Rentner	*58*	*67*	*20*	*60,0*		*40,0*	*46,2*	*13,8*	
Kind	*2*	*1*	*1*	*50,0*		*50,0*	*25,0*	*25,0*	
sonstige	*2*	*4*	*3*	*77,8*		*22,2*	*44,4*	*33,3*	
nicht erfragt	*27*	*48*	*18*	*71,0*		*29,0*	*51,6*	*19,4*	
Beruf des Patienten II									
Rentner	58	67	20	60,0		40,0	46,2	13,8	
übrige Berufe	20	34	14	70,6		29,4	50,0	20,6	
Beruf nicht erfragt	27	48	18	71,0		29,0	51,6	19,4	
Diagnosen I									
plötzlicher Kindstod	*1*	*1*	*1*	*66,7*		*33,3*	*33,3*	*33,3*	
Unfall m.Eingeklem.	--	*3*	*1*	*100,0*		--	*75,0*	*25,0*	
Unfall o.Eingeklem.	*1*	*10*	*1*	*91,7*		*8,3*	*83,3*	*8,3*	
Suizid/vers. m.Gewalt	*7*	*1*	*1*	*22,2*		*77,8*	*11,1*	*11,1*	
Suizid/vers. o.Gewalt	*3*	--	--	--		*100,0*	--	--	
Schußverletzung	--	*1*	--	*100,0*		--	*100,0*	--	
Ertrinkungsunfall	*1*	--	*1*	*50,0*		*50,0*	--	*50,0*	
Verbrennung	--	--	--	--		--	--	--	
Aspiration bei Erw.	*2*	--	*2*	*50,0*		*50,0*	--	*50,0*	
Magendarmblutung	--	*2*	--	*100,0*		--	*100,0*	--	
Sek.h.tod/card. S.	*17*	*34*	*17*	*75,0*		*25,0*	*50,0*	*25,0*	
Herzatemstillstand	*22*	*80*	*24*	*82,5*		*17,5*	*63,5*	*19,0*	
Tod vor Eintreffen	*48*	*7*	--	*12,7*		*87,3*	*12,7*	--	
Kachektische Pat.	*1*	*2*	--	*66,7*		*33,3*	*66,7*	--	
sonstige	*7*	*10*	*5*	*68,2*		*31,8*	*45,5*	*22,7*	
Diagnosen II					**				**
Suizid/versuch	10	1	1	16,7		83,3	8,3	8,3	
Verunfallte Patienten	1	13	2	93,8		6,3	81,3	12,5	
Sek.h.tod/card. Sch.	17	34	17	75,0		25,0	50,0	25,0	
Herzatemstillstand	22	80	24	82,5		17,5	63,5	19,0	
Tod vor Eintreffen	48	7	--	12,7		87,3	12,7	--	
selten genannte Diag.	12	16	9	67,6		32,4	43,2	24,3	
Diagnosen IIa					**				**
Suizide	10	1	1	16,7		83,3	8,3	8,3	
Tod vor Eintreffen	48	7	--	12,7		87,3	12,7	--	
übrige Diagnosen	52	143	52	78,9		21,1	57,9	21,1	
Diagnosen III									
cardiologische Pat.	*39*	*114*	*41*	*79,9*		*20,1*	*58,8*	*21,1*	
Verunfallte Pat.	*1*	*13*	2	*93,8*		*6,3*	*81,3*	*12,5*	
Diagnosen IV									
internistische Notf.	54	127	50	76,6		23,4	55,0	21,6	
chirurg. Notfälle	8	17	3	71,4		28,6	60,7	10,7	

Tab. 8.6 Unterschiede in den Entscheidungen beim Reanimationsbeginn zwischen den Ärzteuntergruppen (Stichprobe 705 Behandlungen). Anzahl der Reanimationsentscheidungen (Todesfeststellung – Reanimationsabbruch – Überleben des Patienten) in N absolut und in relativ %. *Kursivdruck* der Ergebnisse bei nicht erfüllten Voraussetzungen für Chi-Quadrat Test. Signifikanzniveau der Unterschiede im Chi-Quadrat Test in Spalte D 1 (Reanimationsentscheidung ja/nein) und D 2 (Todesfeststellung – Reanimationsabbruch – Überleben des Patienten): * = ≤ 0.05, ** = ≤ 0.01

	Reanimations-quote N absolut			Reani-mation ja		Todes-fest-stellung	Reani-mation + Abbruch	Reani-mation+ Über-leben		Interaktionen mit Patienten- oder Situations-variablen
	Tod	Abbruch	Leben	relat. %	D 1	relat. %	relat. %	relat. %	D 2	
Arztalter					*					
bis zu 34 Jahren	123	120	37	56,1		43,9	42,9	13,2		
34 Jahre und höher	143	188	67	64,1		35,9	47,2	16,8		
Arztgeschlecht										
männlich	197	232	69	60,4		39,6	46,6	13,9		
weiblich	76	82	36	60,8		39,2	42,3	18,6		
Ärztl. Weiterbildung					**				**	
Internist	126	106	42	54,0		46,0	38,7	15,3		
Chirurg	3	16	5	87,5		12,5	66,7	20,8		
Anästhesist	132	182	57	64,4		35,6	49,1	15,4		
Dauer ärztl. Tätigkeit										
bis zu 5 Jahren	123	141	46	60,3		39,7	45,5	14,8		
5 Jahre und mehr	143	167	58	61,1		38,9	45,4	15,8		
Dauer notärzt.Tätigkeit										
bis zu 4,5 Monaten	134	156	52	60,8		39,2	45,6	15,2		
4,5 Monate u. mehr	127	144	52	60,7		39,3	44,6	16,1		
Dauer notärzt.Tätigkeit					**				**	
bis zu 1 Monat	30	18	1	38,8		61,2	36,7	2,0		
1 Monat	47	39	12	52,0		48,0	39,8	12,2		
2 Monate	11	35	8	79,6		20,4	64,8	14,8		
3 Monate	27	31	17	64,0		36,0	41,3	22,7		
4 Monate und mehr	146	177	66	62,5		37,5	45,5	17,0		
Klinikzugehörigkeit					**				**	
Kiel	67	44	15	46,8		53,2	34,9	11,9		
AK Harburg	41	66	25	68,9		31,1	50,0	18,9		
AK Wandsbek	32	36	10	59,0		41,0	46,2	12,8		
AK St.Georg	61	92	30	66,7		33,3	50,3	16,4		
Lübeck	63	57	18	54,3		45,7	41,3	13,0		
Rendsburg	9	21	7	75,7		24,3	56,8	18,9		
Abteil -zugehörigkeit I					**				**	
Innere Medizin	135	110	41	52,8		47,2	38,5	14,3		
Chirurgie	4	16	5	84,0		16,0	64,0	20,0		
Anästhesiologie	134	188	59	64,8		35,2	49,3	15,5		
Abteil -zugehörigkeit II					**					
Kiel 1 (Innere Med)	*20*	*13*	*11*	54,5		*45,5*	*29,5*	*25,0*		
Kiel 2 (Innere Med)	*28*	*11*	–	28,2		*71,8*	*28,2*	–		
Kiel 3 (Innere Med)	*19*	*20*	*4*	55,8		*44,2*	*46,5*	*9,3*		
Hamburg 1 (Anästh.)	*25*	*37*	*8*	64,3		*35,7*	*52,9*	*11,4*		
Hamburg 2 (Innere M.)	*7*	*10*	*5*	68,2		*31,8*	*45,5*	*22,7*		
Hamburg 3 (Innere M.)	*9*	*19*	*12*	77,5		*22,5*	*47,5*	*30,0*		
Hamburg 4 (Anästh.)	*20*	*14*	*3*	45,9		*54,1*	*37,8*	*8,1*		
Hamburg 5 (Chirurgie)	*4*	*8*	*4*	75,0		*25,0*	*50,0*	*25,0*		
Hamburg 6 (Innere M.)	–	*3*	*2*	100,0		–	*60,0*	*40,0*		
Hamburg 7 (Innere M.)	*8*	*11*	*1*	60,0		*40,0*	*55,0*	*5,0*		
Hamburg 8 (Anästh.)	*33*	*60*	*20*	70,8		*29,2*	*53,1*	*17,7*		
Hamburg 9 (Anästh.)	*28*	*32*	*10*	60,0		*40,0*	*45,7*	*14,3*		
Lübeck 1 (Innere M.)	*44*	*23*	*6*	39,7		*60,3*	*31,5*	*8,2*		
Lübeck 2 (Chiurgie)	–	*5*	–	100,0		–	*100,0*	–		
Lübeck 3 (Anästh.)	*19*	*27*	*12*	67,2		*32,8*	*46,6*	*20,7*		
Rendsb. 1 (Anästh.)	*9*	*18*	*6*	72,7		*27,3*	*54,5*	*18,2*		
Rendsb. 2 (Chirurgie)	–	*3*	*1*	100,0		–	*75,0*	*25,0*		
Familienstand										
verheiratet	141	178	62	63,0		37,0	46,7	16,3		
ledig	116	124	39	58,4		41,6	44,4	14,0		
geschieden	9	6	3	50,0		50,0	33,3	16,7		
Kinder										
keine Kinder	152	186	62	36,6		38,0	46,5	15,5		
ein Kind u. mehr	114	122	42	24,2		41,0	43,9	15,1		
Religion										
keine	110	145	37	62,3		37,7	49,7	12,7		
evangelisch	114	106	48	57,5		42,5	39,6	17,9		
katholisch	35	54	17	67,0		33,0	50,9	16,0		
sonstige	7	3	2	41,7		58,3	25,0	16,7		
Verluste letzte 12 Mon.	237	259	84	59,1	*	40,9	44,7	14,5		
Tod nein	29	49	20	70,4		29,6	50,0	20,4		
ja	255	282	99	59,9		40,1	44,3	15,6		
Scheidung nein	11	26	5	73,8		26,2	61,9	11,9		
ja	194	232	79	61,6		38,4	45,9	15,6		
Umzug nein	72	76	25	58,4		41,6	43,9	14,5		
ja	260	282	98	59,4	**	40,6	44,1	15,3	**	
Abort nein	6	26	6	84,1		15,8	68,4	15,8		
ja										
Professionelle Hilfen										
Balintgruppe nein	230	273	93	61,4		38,6	45,8	15,6		
ja	36	35	11	56,1		43,9	42,7	13,4		
Therapie nein	213	245	91	61,2		38,8	44,6	16,6		
ja	53	63	13	58,9		41,1	48,8	10,1		
Problembewußtsein bez. Reanimation nein	25	26	9	58,3		41,7	43,3	15,0		
ja	241	282	95	61,0		39,0	45,6	15,4		
Problemlösungen bez. Reanimation nein	157	190	69	62,3		37,7	45,7	16,6		
ja	87	90	27	57,4		42,6	44,1	13,2		
Abgegebene Patientenbögen (Anzahl)					*				*	
nied.	44	77	21	69,0		31,0	54,2	14,8		
hoch	229	239	84	58,5		41,5	43,3	15,2		

Tab. 8.7 Unterschiede in den Entscheidungen beim Reanimationsbeginn zwischen den Ärzteuntergruppen (Stichprobe 315 Behandlungen). Anzahl der Reanimationsentscheidungen (Todesfeststellung – Reanimationsabbruch – Überleben des Patienten) in N absolut und in relativ %. *Kursivdruck* der Ergebnisse bei nicht erfüllten Voraussetzungen für Chi-Quadrat Test. Signifikanzniveau der Unterschiede im Chi-Quadrat Test in Spalte D 1 (Reanimationsentscheidung ja/nein) und D 2 (Todesfeststellung – Reanimationsabbruch – Überleben des Patienten): * = ≤ 0.05, ** = ≤ 0.01

	Reanimationsquote N absolut			Reanimation ja		Todesfeststellung	Reanimation + Abbruch	Reanimation + Überleben	
	Tod	Abbruch	Leben	relat. %	D 1	relat. %	relat. %	relat. %	D 2
Arztalter					**				**
bis zu 35 Jahren	74	75	25	57,2		42,5	43,1	14,4	
35 Jahre und höher	36	77	28	74,5		25,5	54,6	19,9	
Arztgeschlecht									
männlich	64	101	29	67,0		33,3	52,1	14,9	
weiblich	46	51	24	62,0		38,0	42,1	19,8	
Ärztl. Weiterbildung									
Internist	*48*	*58*	*27*	63,9		*36,1*	*43,6*	*20,3*	
Chirurg	*1*	*10*	--	90,9		*9,1*	*90,9*	--	
Anästhesist	*61*	*84*	*26*	64,3		*37,7*	*49,1*	*15,2*	
Dauer ärztl. Tätigkeit									
bis zu 5 Jahren	56	73	27	64,1		35,9	46,8	17,3	
5 Jahre und mehr	54	79	26	66,0		34,0	49,7	16,4	
Dauer notärzt.Tätigkeit									
bis zu 4,5 Monaten	59	85	25	65,1		34,9	50,3	14,8	
4,5 Monate u. mehr	49	62	28	64,7		35,3	44,6	20,1	
Dauer notärzt.Tätigkeit					*				*
bis 1 Monat	10	10	--	50,0		50,0	50,0	--	
1 Monat	24	23	7	55,6		44,4	42,6	13,0	
2 Monate	4	24	6	88,2		11,8	70,6	17,6	
3 Monate	11	14	6	64,5		35,5	45,2	19,4	
4 Monate und mehr	59	76	34	65,1		34,9	45,0	20,1	
Klinikzugehörigkeit					*				*
Kiel	28	21	9	51,7		48,3	36,2	15,5	
AK Harburg	14	34	16	78,1		21,9	53,1	25,0	
AK Wandsbek	13	17	3	60,6		39,4	51,5	9,1	
AK St.Georg	27	39	16	67,1		32,9	47,6	19,5	
Lübeck	27	34	6	59,7		40,3	50,7	9,0	
Rendsburg	1	7	3	90,9		9,1	63,6	27,3	
Abteilzugehörigkeit I									
Innere Medizin	*55*	*63*	*27*	62,1		*37,9*	*43,4*	*18,6*	
Chirurgie	*1*	*10*	--	90,9		*9,1*	*90,9*	--	
Anästhesiologie	*54*	*79*	*26*	66,0		*34,0*	*49,7*	*16,4*	
Abteil-zugehörigkeit II									
Kiel 1 (Innere Med)	*6*	*5*	*5*	*62,5*		*37,5*	*31,3*	*31,3*	
Kiel 2 (Innere Med)	*9*	*5*	--	*35,7*		*64,3*	*35,7*	--	
Kiel 3 (Innere Med)	*13*	*11*	*4*	*53,6*		*46,4*	*39,3*	*14,3*	
Hamburg 1 (Anästh.)	*8*	*15*	*5*	*71,4*		*28,6*	*53,6*	*17,9*	
Hamburg 2 (Innere M.)	*3*	*7*	*3*	*76,9*		*23,1*	*53,8*	*23,1*	
Hamburg 3 (Innere M.)	*3*	*12*	*8*	*87,0*		*13,0*	*52,2*	*34,8*	
Hamburg 4 (Anästh.)	*9*	*5*	--	*35,7*		*64,3*	*35,7*	--	
Hamburg 5 (Chirurgie)	*1*	*5*	--	*83,3*		*16,7*	*83,3*	--	
Hamburg 6 (Innere M.)	--	*3*	*2*	*100,0*		--	*60,0*	*40,0*	
Hamburg 7 (Innere M.)	*3*	*4*	*1*	*62,5*		*37,5*	*50,0*	*12,5*	
Hamburg 8 (Anästh.)	*16*	*25*	*10*	*68,6*		*31,4*	*49,0*	*19,6*	
Hamburg 9 (Anästh.)	*11*	*14*	*6*	*64,5*		*35,5*	*45,2*	*19,4*	
Lübeck 1 (Innere M.)	*18*	*16*	*4*	*52,6*		*47,4*	*42,1*	*10,5*	
Lübeck 2 (Chiurgie)	--	*5*	--	*100,0*		--	*100,0*	--	
Lübeck 3 (Anästh.)	*9*	*13*	*2*	*62,5*		*37,5*	*54,2*	*8,3*	
Rendsb. 1 (Anästh.)	*1*	*7*	*3*	*90,9*		*9,1*	*63,6*	*27,3*	
Familienstand									T
verheiratet	*56*	*95*	*30*	69,1		*30,9*	*52,5*	*16,6*	
ledig	*49*	*54*	*21*	60,5		*39,5*	*43,5*	*16,9*	
geschieden	*5*	*3*	*2*	50,0		*50,0*	*30,0*	*20,0*	
Kinder									
keine Kinder	71	88	37	63,8		36,2	44,9	18,9	
ein Kind u. mehr	39	64	16	67,2		32,8	53,8	13,4	
Religion									*
keine	48	74	21	66,4		33,6	51,7	14,7	
evangelisch	46	47	28	62,0		38,0	38,8	23,1	
katholisch	16	31	4	68,6		31,4	60,8	7,8	
Verluste letzte 12									
Mon.	96	125	45	63,9		36,1	47,0	16,9	
Tod nein	14	27	8	71,4		28,6	55,1	16,3	
ja	104	140	50	64,6		35,4	47,6	17,0	
Scheidung nein	6	12	3	71,4		28,6	57,1	14,3	
ja	81	111	39	64,9		35,1	48,1	16,9	
Umzug nein	29	41	14	65,5		34,5	48,8	16,7	
ja	109	137	48	62,9	**	37,1	46,6	16,3	*
Abort nein	1	15	5	95,2		4,8	71,4	23,8	
ja									
Professionelle Hilfen									
Balintgruppe nein	99	130	45	63,9		36,1	47,4	16,4	
ja	11	22	8	73,2		26,8	53,7	19,5	
Therapie nein	88	114	46	64,5		35,5	46,0	18,5	
ja	22	38	7	67,2		32,8	56,7	10,4	
Problembewußtsein bez.Reanimation nein	--	*3*	*2*	*100,0*		--	*60,0*	*40,0*	
ja	*110*	*149*	*51*	*64,5*		*35,5*	*48,1*	*16,5*	
Problemlösungen bez. Reanimation nein	73	89	31	62,2		37,8	46,1	16,1	
ja	35	50	20	66,7		33,3	47,6	19,0	
Abgegebene					**				**
Patientenbögen nied.	19	72	28	84,0		16,0	60,5	23,5	
(Anzahl) hoch	91	80	25	53,6		46,6	40,8	12,8	

Tab. 8.8 Unterschiede in den Entscheidungen beim Reanimationsbeginn (Stichprobe 705 Behandlungen) zwischen den Ärzteuntergruppen in Bezug auf die am Median dichotomisierten Gottschalk-Gleser Einzel- und Summenscores für Angst, Aggressivität und Hoffnung. Anzahl der Reanimationsentscheidungen (Todesfeststellung – Reanimationsabbruch – Überleben des Patienten) in N absolut und in relativ %. *Kursivdruck* der Ergebnisse bei nicht erfüllten Voraussetzungen für Chi-Quadrat Test. Signifikanzniveau der Unterschiede im Chi-Quadrat Test in Spalte D 1 (Reanimationsentscheidung ja/nein) und D 2 (Todesfeststellung – Reanimationsabbruch – Überleben des Patienten): * = ≤ 0.05, ** = ≤ 0.01

		Reanimationsquote N absolut			Reanimation ja		Todesfeststellung	Reanimation + Abbruch	Reanimation + Überleben		Interaktionen mit Patienten- oder Situationsvariablen
		Tod	Abbruch	Leben	relat. %	D 1	relat. %	relat. %	relat %	D 2	
Angsteinzelscores											
Todesangst	niedrig	108	146	43	63,9		36,4	49,2	14,5		
	hoch	114	118	40	58,1		41,9	43,4	14,7		
Verletz. angst	niedrig	132	147	50	59,9		40,1	44,7	15,2		
	hoch	90	117	33	62,5		37,5	48,8	13,8		
Trenn. angst	niedrig	111	145	41	62,6		37,4	48,8	13,8		
	hoch	111	119	42	59,2		40,8	43,8	15,4		
Schuldangst	niedrig	132	146	51	59,9		40,1	44,4	15,5		
	hoch	90	118	32	62,5		37,5	49,2	13,3		
Schamangst	niedrig	92	102	42	61,0		39,0	43,2	17,8		
	hoch	130	162	41	61,0		39,0	48,6	12,3		
diffuse Angst	niedrig	110	113	26	55,8	*	44,2	45,4	10,4	*	nur sign. für internistische Diagn.
	hoch	112	151	57	65,0		35,0	47,2	17,8		
Aggress.-einzelscores											
nach außen offene Aggressivität	niedrig	99	102	44	59,6		40,4	41,6	18,0		
	hoch	123	162	39	62,0		38,0	50,0	12,0		
nach außen verschlossene Aggressivität	niedrig	102	127	38	61,8		38,2	47,6	14,2		
	hoch	120	137	45	60,3		39,7	45,4	14,9		
nach innen gerichtete Aggressivität	niedrig	104	99	43	57,7		42,3	40,2	17,5	*	
	hoch	118	165	40	63,5		36,5	51,2	12,4		
ambivalente Aggressivität	niedrig	96	108	38	60,3		39,7	44,6	15,7		
	hoch	126	156	45	61,5		38,5	47,7	13,8		
Hoffnungseinzelscores											
positve Hoffnung	niedrig	90	110	33	61,4		38,6	47,2	14,2		
	hoch	132	154	50	60,7		39,3	45,8	14,9		
negative Hoffnung	niedrig	95	122	37	62,6		37,4	48,0	14,6		
	hoch	127	142	46	59,7		40,3	45,1	14,6		
Summenscores											
Gesamtangst	niedrig	96	116	36	61,3		38,7	46,8	14,5		
	hoch	126	148	47	60,7		39,3	46,1	14,6		
Gesamtaggres.	niedrig	83	100	36	62,1		37,9	45,7	16,4		
	hoch	139	164	47	60,3		39,7	46,9	13,4		
Gesamthoffnung	niedrig	82	107	34	63,2		36,8	48,0	15,2		
	hoch	140	157	49	59,2		40,5	45,4	14,2		

Tab. 8.9 Unterschiede in den Entscheidungen beim Reanimationsbeginn (Stichprobe 315 Behandlungen) zwischen den Ärzteuntergruppen in Bezug auf die am Median dichotomisierten Gottschalk-Gleser Einzel- und Summenscores für Angst, Aggressivität und Hoffnung. Anzahl der Reanimationsentscheidungen (Todesfeststellung – Reanimationsabbruch – Überleben des Patienten) in N absolut und in relativ %. *Kursivdruck* der Ergebnisse bei nicht erfüllten Voraussetzungen für Chi-Quadrat Test. Signifikanzniveau der Unterschiede im Chi-Quadrat Test in Spalte D 1 (Reanimationsentscheidung ja/nein) und D 2 (Todesfeststellung – Reanimationsabbruch – Überleben des Patienten): * = ≤ 0.05, ** = ≤ 0.01

		Reanimationsquote N absolut			Reanimation ja		Todesfeststellung	Reanimation + Abbruch	Reanimation + Überleben	
		Tod	Abbruch	Leben	relat. %	D 1	relat. %	relat. %	relat. %	D 2
Angsteinzelscores										
Todesangst	niedrig	55	62	23	60,7		39,3	44,3	16,4	
	hoch	43	65	20	66,4		33,6	50,8	15,6	
Verletz. angst	niedrig	53	63	22	61,6		38,4	45,7	15,9	
	hoch	45	64	21	65,4		34,6	49,2	16,2	
Trenn. angst	niedrig	48	63	22	63,9		36,1	47,4	16,5	
	hoch	50	64	21	63,0		37,0	47,4	15,6	
Schuldangst	niedrig	61	64	21	58,2		41,8	43,8	14,4	
	hoch	37	63	22	69,7		30,3	51,6	18,0	
Schamangst	niedrig	49	61	24	63,4		36,6	45,5	17,9	
	hoch	49	66	19	63,4		36,6	49,3	14,2	
diffuse Angst	niedrig	58	64	21	59,4		40,6	44,8	14,7	
	hoch	40	63	22	68,0		32,0	50,4	17,6	
Aggress.-einzelscores										
nach außen offene Aggressivität	niedrig	42	56	29	66,9		33,1	44,1	22,8	*
	hoch	56	71	14	60,3		39,7	50,4	9,9	
nach außen verschlossene Aggressivität	niedrig	49	62	23	63,4		36,6	46,3	17,2	
	hoch	49	65	20	63,4		36,6	48,5	14,9	
nach innen gerichtete Aggressivität	niedrig	66	60	25	56,3	**	43,7	39,7	16,6	*
	hoch	32	67	18	72,4		27,4	57,3	15,4	
ambivalente Aggressivität	niedrig	51	65	20	62,5		37,5	47,8	14,7	
	hoch	47	62	23	64,4		35,6	47,0	17,4	
Hoffnungseinzelscores										
positve Hoffnung	niedrig	37	61	24	69,7		30,3	50,0	19,7	
	hoch	61	66	19	58,2		41,8	45,2	13,0	
negative Hoffnung	niedrig	44	62	23	65,9		34,1	48,1	17,8	
	hoch	54	65	20	61,2		38,8	46,8	14,4	
Summenscores										
Gesamtangst	niedrig	58	59	26	59,4		40,6	41,3	18,2	
	hoch	40	68	17	68,0		32,0	54,4	13,6	
Gesamtaggres.	niedrig	42	61	24	66,9		33,1	48,0	18,9	
	hoch	56	66	19	60,3		39,7	46,8	13,5	
Gesamthoffnung	niedrig	37	63	22	69,7		30,3	51,6	18,0	
	hoch	61	64	21	58,2		41,8	43,8	14,4	

Tab. 8.10 Unterschiede in den Entscheidungen beim Reanimationsbeginn zwischen den Situationsuntergruppen (Stichprobe 705 Behandlungen). Anzahl der Reanimationsentscheidungen (Todesfeststellung – Reanimationsabbruch – Überleben des Patienten) in N absolut und in relativ %. *Kursivdruck* der Ergebnisse bei nicht erfüllten Voraussetzungen für Chi-Quadrat Test. Signifikanzniveau der Unterschiede im Chi-Quadrat Test in Spalte D 1 (Reanimationsentscheidung ja/nein) und D 2 (Todesfeststellung – Reanimationsabbruch – Überleben des Patienten): * = ≤ 0.05, ** = ≤ 0.01

	Reanimations quote N absolut			Reanimation ja		Todesfeststellung	Reanimation + Abbruch	Reanimation + Überleben		Interaktionen mit Patienten- oder Arztvariablen
	Tod	Abbruch	Leben	relat. %	D 1	relat. %	relat. %	relat. %	D 2	
Einsatzjahreszeit										
März - Mai	83	89	25	57,9		42,1	45,2	12,7		
Juni - Aug.	72	72	31	58,9		41,1	41,1	17,7		
Sept.- Nov.	35	66	22	71,5		28,5	53,7	17,9		
Dez. - Feb.	79	88	27	59,3		40,7	45,4	13,9		
Ausrückzeit					**				*	
bis 12 Uhr 30	142	131	48	55,8		44,2	40,8	15,0		
nach 12 Uhr 30	109	165	49	66,3		33,7	51,1	15,2		
Schicht										
Tagschicht	174	183	67	59,0		41,0	43,2	15,8		
Nachtschicht	86	112	31	62,4		37,6	48,9	13,5		
24-Stundenschicht	13	21	6	67,5		32,5	52,5	15,0		
Fehlfahrten										
bis zu 2 Fehlfahrt.	95	101	33	58,5		41,5	44,1	14,4		
2 Fehlfahrten +	161	205	66	62,7		37,3	47,5	15,3		
Tote in der Schicht										
keine Toten	177	219	39	59,3		40,7	50,3	9,0		
ein + mehr Tote	85	85	16	54,3		45,7	45,7	8,6		
Erfolgreiche Reanimat. in der Schicht keine	195	226	43	58,0		42,0	48,7	9,3		
eine+	19	24	9	63,5		36,5	46,2	17,3		
Erfolglose Reanimat. in der Schicht keine	177	194	43	57,2		42,8	46,9	10,4		
eine+	39	55	9	62,1		37,9	53,4	8,7		
Gedanken, Pat. sei...										
nicht rea-bedürftig	137	157	55	60,7		39,3	45,0	15,8		
rea-bedürftig	132	156	46	60,5		39,5	46,7	13,8		
Vorstellung b. Anfahrt					**				**	sign. für Internisten und Anästhesisten, n.s. für Chirurgen
weniger schlimm	72	147	36	71,8		28,2	57,6	14,1		
gleich	123	121	53	58,6		41,4	40,7	17,8		
schlimmer	67	28	12	37,4		62,6	26,2	11,2		
Anspannung b. Anfahrt										
garnicht	90	90	30	57,1		42,9	42,9	14,3		
leicht	108	138	46	63,0		37,0	47,3	15,8		
mittel	62	71	28	61,5		38,5	44,1	17,4		
stark	13	16	1	56,7		43,3	53,3	3,3		
Fundort des Patienten I										
Haus des Patienten	*204*	*195*	*67*	*56,2*		*43,8*	*41,8*	*14,4*		
Arbeitsplatz	*3*	*12*	*2*	*82,4*		*17,6*	*70,6*	*11,8*		
unter freiem Himmel	*45*	*40*	*12*	*53,6*		*46,4*	*41,2*	*12,4*		
öffentliche Gebäude	*1*	*12*	*6*	*94,7*		*5,3*	*63,2*	*31,6*		
NAW/RTW/KTW	*8*	*31*	*12*	*84,3*		*15,7*	*60,8*	*23,5*		
Fahrzeuge	*1*	*7*	--	*87,5*		*12,5*	*87,5*	--		
Med. Einrichtung	--	*9*	*2*	*100,0*		--	*81,8*	*18,2*		
Pflegeeinrichtung	*3*	*1*	*1*	*40,0*		*60,0*	*20,0*	*20,0*		
sonstige Häuser	*7*	*6*	*3*	*56,3*		*43,8*	*37,5*	*18,8*		
Fundort des Pat. II					**				**	sign. nur für intern. Diag., bei älteren Ärzten, in Kliniken Kiel, HL und RD (für Reaent) sowie Kiel (für Reaq)
Haus des Patienten	204	195	67	56,2		43,8	41,8	14,4		
Öffentlichkeit	68	118	38	69,6		30,4	52,7	17,0		
Anwesenheit Familienmitglieder										
keines	*93*	*100*	*41*	*60,3*		*39,7*	*42,7*	*17,5*		
eine Mitglied	*139*	*154*	*51*	*59,6*		*40,4*	*44,8*	*14,8*		
zwei Mitglieder	*33*	*58*	*9*	*67,0*		*33,0*	*58,0*	*9,0*		
drei Mitglieder	*3*	*1*	*1*	*40,0*		*60,0*	*20,0*	*20,0*		
Anwesenheit Ehe/ Lebenspartner nein	155	140	51	55,2	**	44,8	40,5	14,7	**	sign. nur für männl.Patienten, n.s. für weibl. Pat.
ja	113	174	51	66,6		33,4	51,5	15,1		

Tab. 8.11 Unterschiede in den Entscheidungen beim Reanimationsbeginn zwischen den Situationsuntergruppen (Stichprobe 315 Behandlungen). Anzahl der Reanimationsentscheidungen (Todesfeststellung – Reanimationsabbruch – Überleben des Patienten) in N absolut und in relativ %. *Kursivdruck* der Ergebnisse bei nicht erfüllten Voraussetzungen für Chi-Quadrat Test. Signifikanzniveau der Unterschiede im Chi-Quadrat Test in Spalte D 1 (Reanimationsentscheidung ja/nein) und D 2 (Todesfeststellung – Reanimationsabbruch – Überleben des Patienten): * = ≤ 0.05, ** = ≤ 0.01

	Reanimationsquote N absolut			Reanimation ja		Todesfeststellung	Reanimation + Abbruch	Reanimation + Überleben	
	Tod	Abbruch	Leben	relat. %	D 1	relat. %	relat. %	relat. %	D 2
Einsatzjahreszeit					**				**
März - Mai	41	38	14	55,9		44,1	40,9	15,1	
Juni - Aug.	32	38	18	63,6		36,4	43,2	20,5	
Sept. - Nov.	3	29	10	92,9		7,1	69,0	23,8	
Dez. - Feb.	33	46	11	63,3		36,7	51,1	12,2	
Ausrückzeit					**				*
bis 12 Uhr 10	62	58	25	57,2		42,8	40,0	17,2	
nach 12 Uhr 10	41	81	24	71,9		28,1	55,5	16,4	
Schicht									
Tagschicht	*69*	*96*	*33*	65,2		*34,8*	*48,5*	*16,7*	
Nachtschicht	*38*	*52*	*17*	64,5		*35,5*	*48,6*	*15,9*	
24-Stundenschicht	*3*	*4*	*3*	70,0		*30,0*	*40,0*	*30,0*	
Fehlfahrten									
bis zu 2 Fehlfahrt.	43	59	17	63,9		36,1	49,6	14,3	
2 Fehlfahrten +	60	92	33	67,7		32,4	49,7	17,8	
Tote in der Schicht									
keine Toten	67	109	22	66,2		33,8	55,1	11,1	
ein + mehr Tote	39	39	9	55,2		44,8	44,8	10,3	
Erfolgreiche Reanimat. in der Schicht keine	79	109	22	62,4		37,6	51,9	10,5	
eine+	7	12	6	72,0		28,0	48,0	24,0	
Erfolglose Reanimat. in der Schicht keine	66	94	24	64,1		35,9	51,1	13,0	
eine+	20	25	4	59,2		40,8	51,0	8,2	
Gedanken, Pat. sei...									
nicht rea-bedürftig	53	75	29	66,2		33,8	47,8	18,5	
rea-bedürftig	55	76	24	64,5		35,5	49,0	15,5	
Vorstellung b. Anfahrt					**				**
weniger schlimm	27	73	23	78,0		22,0	59,3	18,7	
gleich	55	56	23	59,0		41,0	41,8	17,2	
schlimmer	22	13	6	46,3		53,7	31,7	14,6	
Anspannung b. Anfahrt									
garnicht	*32*	*38*	*16*	62,8		*37,2*	*44,2*	*18,6*	
leicht	*50*	*62*	*22*	62,7		*37,2*	*46,3*	*16,4*	
mittel	*25*	*44*	*15*	70,2		*29,8*	*52,4*	*17,9*	
stark	*3*	*7*	--	70,0		*30,0*	*70,0*	--	
Fundort des Patienten I									
Haus des Patienten	*86*	*83*	*34*	*57,6*		*42,4*	*40,9*	*16,7*	
Arbeitsplatz	*1*	*7*	*1*	*88,9*		*11,1*	*77,8*	*11,1*	
unterfreiem Himmel	*14*	*21*	*3*	*63,2*		*36,8*	*55,3*	*7,9*	
öffentliche Gebäude	*1*	*7*	*2*	*90,0*		*10,0*	*70,0*	*20,0*	
NAW/RTW/KTW	*3*	*18*	*7*	*89,3*		*10,7*	*64,3*	*25,0*	
Fahrzeuge	*1*	*5*	--	*83,3*		*16,7*	*83,3*	--	
Med. Einrichtung	--	*8*	*2*	*100,0*		--	*80,0*	*20,0*	
Pflegeeinrichtung	2	*1*	*1*	*50,0*		*50,0*	*25,0*	*25,0*	
sonstige Häuser	2	2	3	*71,4*		*28,6*	*28,6*	*42,9*	
Fundort des Pat. II					**				**
Haus des Patienten	86	83	34	57,6		42,4	40,9	16,7	
Öffentlichkeit	24	69	19	78,6		21,4	61,6	17,0	
Anwesenheit Familienmitglieder									
keines	*32*	*57*	*22*	*71,2*		*28,8*	*51,4*	*19,8*	
eine Mitglied	*62*	*71*	*27*	*61,3*		*38,8*	*44,4*	*16,9*	
zwei Mitglieder	*12*	*24*	*3*	*69,3*		*30,8*	*61,5*	*7,7*	
drei Mitglieder	*1*	--	--	--		*100,0*	--	--	
Anwesenheit Ehe/Lebenspartner nein	58	73	28	63,5		36,5	45,9	17,6	
ja	49	79	24	67,8		32,2	52,0	15,8	

Tab. 8.12 Unterschiede in den Entscheidungen anlässlich der Reanimationshandlungen zwischen den Patientenuntergruppen (Stichprobe 705 Behandlungen). Anzahl der Durchführungen (ja) und Nichtdurchführungen (nein) in N absolut und Durchführungen in relativ % für Medikamentengabe, EKG-Ableitung, Schrittmacheranlage, Defibrillationstherapie und Selbstbeteiligung des Notarztes an der Herzdruckmassage; *Kursivdruck* der Ergebnisse bei nicht erfüllten Voraussetzungen für Chi-Quadrat Test. Signifikanzniveau der Unterschiede im Chi-Quadrat Test in Spalte D: * = ≤ 0.05, ** = ≤ 0.01

	Medikation nein ja %ja	D	EKG nein ja %ja	D	Schrittmacher nein ja %ja	D	Defibrillation nein ja %ja	D	Selbstbeteil. an HDM nein ja %ja	D
Patientenalter		**								
bis zu 66 Jahren	10199 95,2		*2207 99,0*		201 8 3,8		86123 58,9		114 95 45,5	
66 Jahre und höher	25175 87,5		*5195 97,5*		195 5 2,5		88112 56,0		117 83 41,5	
Patientengeschlecht								*		
männlich	*28267 90,5*		*6289 98,0*		*284 11 3,7*		115180 61,0		164131 44,4	
weiblich	*8113 93,4*		*1120 99,2*		*118 3 2,5*		61 60 49,6		72 49 40,5	
Beruf des Patienten										
Akademiker	*2 5 71,4*		*-- 7 100,0*		*6 1 14,3*		*3 4 57,1*		*2 5 71,4*	
Angestellter	*-- 28 100,0*		*2 26 92,9*		*27 1 3,6*		*9 19 67,9*		*15 13 46,4*	
Arbeiter	*-- 21 100,0*		*-- 21 100,0*		*20 1 4,8*		*9 12 57,1*		*6 15 71,4*	
Hausfrau	*2 22 91,7*		*-- 24 100,0*		*24 --*		*7 17 70,8*		*13 11 45,8*	
Rentner	*23148 86,3*		*3168 98,2*		*164 7 4,1*		*70101 59,1*		*104 67 39,2*	
Kind	*1 5 83,3*		*1 5 83,3*		*6 --*		*5 1 16,7*		*1 5 83,3*	
sonstige	*1 17 94,4*		*-- 18 100,0*		*18 --*		*9 9 50,0*		*15 3 16,7*	
nicht erfragt	*7130 94,9*		*1136 99,3*		*133 4 2,9*		*63 74 54,0*		*78 59 43,1*	
Beruf des Patienten II		*								
Rentner	23148 86,5		*3168 98,2*		*164 7 4,1*		*70101 59,1*		104 67 39,2	
übrige Berufe	6 98 94,1		*3101 97,1*		*101 3 2,9*		*42 62 59,6*		52 52 50,0	
Beruf nicht erfragt	7130 94,9		*1136 99,3*		*133 4 2,9*		*63 74 54,0*		78 59 43,1	
Diagnosen I										
Verstorbene										
plötzlicher Kindstod	*1 3 75,0*		*1 3 75,0*		*4 --*		*4 --*		*1 3 75,0*	
Unfall m.Eingeklem.	*-- 6 100,0*		*2 4 66,7*		*6 --*		*3 3 50,0*		*2 4 66,7*	
Unfall o.Eingeklem.	*4 12 75,0*		*-- 16 100,0*		*16 --*		*14 2 12,5*		*8 8 50,0*	
Gewaltsuizid	*1 2 66,7*		*-- 3 100,0*		*3 --*		*2 1 33,3*		*-- 3 100,0*	
Suizid oh. Gewalt	*-- 2 100,0*		*-- 2 100,0*		*2 --*		*2 --*		*2 --*	
Erschießen/Erstechen	*1 1 500,0*		*-- 2 100,0*		*2 --*		*2 --*		*2 --*	
Ertrinken	*-- 1 100,0*		*-- 1 100,0*		*1 --*		*1 --*		*-- 1 100,0*	
Verbluten Magend.	*1 2 66,7*		*-- 3 100,0*		*3 --*		*1 2 66,7*		*2 1 33,3*	
Sekundenherztod	*9 47 83,9*		*1 55 98,2*		*52 4 7,1*		*18 38 67,9*		*27 29 51,8*	
Herzatemstillstand	*13170 92,9*		*-- 183 100,0*		*175 8 4,4*		*72111 60,7*		*109 74 40,4*	
Tod vor Eintreffen	*1 9 90,0*		*-- 10 100,0*		*10 --*		*7 3 30,0*		*9 1 10,0*	
Kachektische	*-- 2 100,0*		*-- 2 100,0*		*2 --*		*1 1 50,0*		*2 --*	
sonstige	*3 19 86,4*		*-- 22 100,0*		*22 --*		*12 10 45,5*		*11 11 50,0*	
Überlebende										
"plötzl. Kindstod"	*-- 1 100,0*		*-- 1 100,0*		*1 --*		*1 --*		*-- 1 100,0*	
Unfall m.Eingeklem.	*-- 2 100,0*		*-- 2 100,0*		*2 --*		*2 --*		*1 1 50,0*	
Unfall o.Eingeklem.	*-- 1 100,0*		*-- 1 100,0*		*1 --*		*1 --*		*- 1 100,0*	
Gewaltsuizidversuch	*-- 2 100,0*		*-- 2 100,0*		*2 --*		*-- 2 100,0*		*1 1 50,0*	
Suizidvers. oh. Gew.	*-- 1 100,0*		*-- 1 100,0*		*1 --*		*1 --*		*1 --*	
Schußverletzung	*-- 1 100,0*		*-- 1 100,0*		*1 --*		*1 -- 100,0*		*1 --*	
Fastertrinken	*-- 2 100,0*		*-- 1 100,0*		*2 --*		*-- 2 100,0*		*-- 2 100,0*	
Aspiration bei Erw.	*-- 3 100,0*		*-- 3 100,0*		*3 --*		*2 1 33,3*		*3 --*	
Cardiogener Schock	*-- 25 100,0*		*-- 25 100,0*		*24 1 4,0*		*10 15 60,0*		*13 12 48,0*	
Herzatemstillstand	*-- 57 100,0*		*2 55 96,3*		*56 1 1,8*		*12 45 78,9*		*34 23 40,4*	
sonstige	*2 8 80,0*		*1 9 90,0*		*10 --*		*7 3 30,0*		*6 4 40,0*	
Diagnosen II										
Verunfallte	*4 21 84,0*		*2 23 92,0*		*25 --*		*20 5 20,0*		*11 14 56,0*	
Sek.h.tod/card. S.	*9 72 88,9*		*1 80 98,8*		*76 5 6,2*		*28 53 65,4*		*40 41 50,6*	
Herzatemstillstand	*13227 94,6*		*2238 99,2*		*231 9 3,8*		*84156 65,0*		*143 97 40,4*	
Suizide + -versuche	*1 7 87,5*		*-- 8 100,0*		*8 --*		*5 3 37,5*		*4 4 50,0*	
plötzl. Kindstod	*1 4 80,0*		*1 4 80,0*		*5 --*		*5 --*		*1 4 80,0*	
Diagnosen III								**		
cardiologische Pat.	*22299 93,1*		*3318 99,1*		*307 14 4,4*		112209 65,1		183138 43,0	
Verunfallte Pat.	*4 21 84,0*		*2 23 92,0*		*25 --*		20 5 20,0		11 14 56,0	
Diagnosen IV								**		
internistische Notf.	28341 92,4		*5364 98,6*		*355 14 3,8*		143226 61,2		209160 43,4	
chirurg. Notfälle	7 29 80,6		*2 34 94,4*		*36 --*		26 10 27,8		17 19 52,8	
Ausgang Behandlung		**								
Versterben	34276 89,0		*4306 98,7*		*298 12 3,9*		139171 55,2		175135 43,5	
Überleben	2103 98,1		*3102 97,1*		*103 2 1,9*		37 68 64,8		60 45 42,9	

Tab. 8.13 Unterschiede in den Entscheidungen anlässlich der Reanimationshandlungen zwischen den Patientenuntergruppen (Stichprobe 705 Behandlungen). Anzahl der Durchführungen (ja) und Nichtdurchführungen (nein) in N absolut und Durchführungen in relativ % für Selbstbeteiligung des Notarztes an der Beatmung, der Medikamentengabe, der Umlagerung des Patienten sowie für die dichotomisierten Scores für medizinische Handlungen (Anwendungsscore) und Aktivität bei der Reanimation (Aktivitätsscore); *Kursivdruck* der Ergebnisse bei nicht erfüllten Voraussetzungen für Chi-Quadrat Test. Signifikanzniveau der Unterschiede im Chi-Quadrat Test in Spalte D: * = ≤ 0.05, ** = ≤ 0.01

	Selbstbeteil. an Beatmung	D	Selbstbeteil. an Medikation	D	Selbstbeteil. Umlagerung	D	Anwendungs-score	D	Aktivitätsscore	D	Interaktionen mit Arzt-/Sit-variablen (für Scores)
	nein ja %ja		nein ja %ja		nein ja %ja		nied hoch %h		nied hoch %h		
Patientenalter				**							
bis zu 66 Jahren	34 175 83,7		15 194 92,8		154 55 26,3		88 121 57,9		107 102 48,8		
66 Jahre und höher	42 158 79,0		31 169 84,5		157 43 21,5		92 108 54,0		119 81 40,5		
Patientengeschlecht											
männlich	52 243 82,4		36 259 87,8		227 68 23,1		121 174 59,0		162 133 45,1		
weiblich	24 97 80,2		11 110 90,9		88 33 27,5		61 60 49,6		67 54 44,6		
Beruf des Patienten											
Akademiker	*1 6 85,7*		*2 5 71,4*		*6 1 14,3*		*3 4 57,1*		*2 5 71,4*		
Angestellter	*3 25 98,3*		*-- 28 100,0*		*22 6 21,4*		*10 18 64,3*		*13 15 53,6*		
Arbeiter	*1 20 95,2*		*1 20 95,2*		*17 4 19,0*		*9 12 57,1*		*6 15 71,4*		
Hausfrau	*4 20 83,3*		*2 22 91,7*		*15 9 37,5*		*8 16 66,7*		*10 14 58,3*		
Rentner	*29 142 83,0*		*5 145 84,5*		*124 47 27,5*		*75 96 56,1*		*95 76 44,4*		
Kind	*1 5 83,3*		*1 5 83,3*		*2 4 66,7*		*5 1 16,7*		*1 5 83,3*		
sonstige	*3 15 83,3*		*1 17 94,4*		*14 4 22,2*		*9 9 50,0*		*14 4 22,2*		
nicht erfragt	*33 104 75,9*		*14 123 89,8*		*111 26 19,0*		*62 75 54,7*		*85 52 38,0*		
Beruf des Patienten II										*	
Rentner	29 142 83,0		26 145 84,8		124 47 27,5		75 96 56,1		95 76 44,4		
übrige Berufe	13 91 87,5		7 97 93,3		76 28 26,9		44 60 57,7		46 58 55,8		
Beruf nicht erfragt	33 104 75,9		14 123 89,8		111 26 19,0		62 75 54,7		85 52 38,0		
Diagnosen I											
Verstorbene											
plötzlicher Kindstod	*1 3 75,0*		*1 3 75,0*		*1 3 75,0*		*4 --*		*1 3 75,0*		
Unfall m.Eingeklem.	*-- 6 100,0*		*1 5 83,3*		*5 1 16,7*		*3 3 50,0*		*2 4 66,7*		
Unfall o.Eingeklem.	*4 13 81,3*		*7 9 56,3*		*13 3 18,8*		*14 2 12,5*		*12 4 25,0*		
Gewaltsuizid	*-- 3 100,0*		*1 2 66,7*		*2 1 33,3*		*2 1 33,3*		*1 2 66,7*		
Suizid oh. Gewalt	*-- 2 100,0*		*-- 2 100,0*		*2 --*		*2 --*		*2 --*		
Erschießen/Erstechen	*-- 2 100,0*		*1 1 50,0*		*1 1 50,0*		*2 --*		*2 --*		
Ertrinken	*-- 1 100,0*		*-- 1 100,0*		*1 -*		*1 --*		*-- 1 100,0*		
Verbluten Magend.	*2 1 33,3*		*1 5 66,7*		*3 -*		*1 2 66,7*		*3 --*		
Sekundenherztod	*10 46 82,1*		*12 44 78,6*		*50 6 10,7*		*20 36 64,2*		*33 23 41,1*		
Herzatemstillstand	*39 144 78,7*		*16 167 91,3*		*145 38 20,8*		*76 107 58,2*		*107 76 41,5*		
Tod vor Eintreffen	*-- 10 100,0*		*1 9 90,0*		*10 -*		*7 3 30,0*		*9 1 10,0*		
Kachektische	*-- 2 100,0*		*-- 2 100,0*		*2 -*		*1 1 50,0*		*2 --*		
sonstige	*5 17 77,3*		*3 19 86,4*		*16 6 27,3*		*12 10 45,5*		*10 12 54,5*		
Überlebende											
"plötzl. Kindstod"	*-- 1 100,0*		*-- 1 100,0*		*1 -*		*1 --*		*-- 1 100,0*		
Unfall m.Eingeklem.	*-- 2 100,0*		*-- 2 100,0*		*1 1 50,0*		*1 --*		*1 1 50,0*		
Unfall o.Eingeklem.	*-- 1 100,0*		*-- 1 100,0*		*-- 1 100,0*		*1 --*		*-- 1 100,0*		
Gewaltsuizidversuch	*-- 2 100,0*		*-- 2 100,0*		*- 2*		*-- 2 100,0*		*-- 1 100,0*		
Suizidvers. oh. Gew.	*-- 1 100,0*		*-- 1 100,0*		*1 -*		*1 --*		*1 --*		
Schußverletzung	*-- 1 100,0*		*-- 1 100,0*		*-- 1 100,0*		*1 --*		*-- 1 100,0*		
Fastertrinken	*-- 2 100,0*		*-- 2 100,0*		*1 1 50,0*		*-- 2 100,0*		*-- 1 100,0*		
Aspiration bei Erw.	*-- 3 100,0*		*-- 3 100,0*		*3 --*		*2 1 33,3*		*3 --*		
Cardiogener Schock	*3 22 88,0*		*1 24 96,0*		*16 9 36,0*		*10 15 60,0*		*11 14 56,0*		
Herzatemstillstand	*11 46 80,7*		*-- 57 100,0*		*37 20 35,1*		*12 45 78,9*		*24 33 57,9*		
sonstige	*1 9 90,0*		*2 8 80,0*		*3 7 70,0*		*7 3 30,0*		*4 6 60,0*		
Diagnosen II				**				**			
Verunfallte	3 22 88,0		8 17 68,0		19 6 24,0		20 5 20,0		15 10 40,0		
Sek.h.tod/card. S.	13 68 84,0		13 68 84,0		66 15 18,5		30 51 63,0		44 37 45,7		
Herzatemstillstand	50 190 79,2		16 224 93,3		182 58 24,2		88 152 63,3		131 109 45,4		
Suizide +-versuche	-- 8 100,0		1 7 87,5		5 3 37,5		5 3 37,5		4 4 50,0		
plötzl. Kindstod	1 4 80,0		1 4 80,0		2 3 60,0		5 --		1 4 80,0		
Diagnosen III				**				**			
cardiologische Pat.	*63 258 80,4*		29 292 91,0		248 73 22,7		118 203 63,2		175 146 45,5		
Verunfallte Pat.	*3 22 88,0*		8 17 68,0		19 6 24,0		20 5 20,0		15 10 40,0		
Diagnosen IV								**			
internistische Notf.	70 299 81,0		*35 334 90,5*		279 90 24,4		149 220 59,6		198 171 46,3		
chirurg. Notfälle	5 31 86,1		*11 25 69,4*		25 11 30,6		26 10 27,8		21 15 41,7		
Ausgang Behandlung				**		**		*		**	
Versterben	60 230 80,6		44 266 85,5		251 59 19,0		145 165 53,2		184 126 40,6		
Überleben	15 90 85,7		3 102 97,1		63 42 40,0		37 68 64,2		44 61 58,1		

Tab. 8.14 Unterschiede in den Entscheidungen anlässlich der Reanimationshandlungen (Stichprobe 315 Behandlungen) zwischen den Patientenuntergruppen. Anzahl der Durchführungen (ja) und Nichtdurchführungen (nein) in N absolut und Durchführungen in relativ % für Medikamentengabe, EKG-Ableitung, Schrittmacheranlage, Defibrillationstherapie und Selbstbeteiligung des Notarztes an der Herzdruckmassage; *Kursivdruck* der Ergebnisse bei nicht erfüllten Voraussetzungen für Chi-Quadrat Test. Signifikanzniveau der Unterschiede im Chi-Quadrat Test in Spalte D: * = ≤ 0.05, ** = ≤ 0.01

	Medikation			D	EKG			D	Schrittmacher			D	Defibrillation			D	Selbstbeteil. an HDM			D
	nein	ja	%ja		nein	ja	%ja		nein	ja	%ja		nein	ja	%ja		nein	ja	%ja	
Patientenalter				*												*				
bis zu 67 Jahren	6	14	94,3		*1*	*105*	*99,1*		*102*	*4*	*3,8*		42	64	60,4		58	48	45,3	
67 Jahre und höher	100	79	84,9		*3*	*90*	*96,8*		*90*	*3*	*3,2*		51	42	45,2		56	37	39,8	
Patientengeschlecht																*				
männlich	15	134	89,9		*3*	*146*	*98,0*		*142*	*7*	*4,7*		63	86	57,7		81	68	45,6	
weiblich	6	49	89,1		*1*	*54*	*98,2*		*54*	*1*	*1,8*		32	23	41,8		37	18	32,7	
Beruf des Patienten																				
Akademiker	*1*	*3*	*75,0*		*--*	*4*	*100,0*		*3*	*1*	*25,0*		*2*	*2*	*50,0*		*1*	*3*	*75,0*	
Angestellter	*--*	*13*	*100,0*		*1*	*12*	*92,3*		*12*	*1*	*7,7*		*4*	*9*	*69,2*		*5*	*8*	*61,5*	
Arbeiter	*--*	*9*	*100,0*		*--*	*9*	*100,0*		*9*	*--*			*5*	*4*	*44,4*		*2*	*7*	*77,8*	
Hausfrau	*2*	*11*	*84,6*		*--*	*13*	*100,0*		*13*	*--*			*5*	*8*	*61,5*		*8*	*5*	*38,5*	
Rentner	*12*	*74*	*86,0*		*3*	*83*	*96,5*		*83*	*3*	*3,5*		*42*	*44*	*51,2*		*54*	*32*	*37,2*	
Kind	*--*	*2*	*100,0*		*--*	*2*	*100,0*		*2*	*--*			*2*	*--*	*100,0*		*1*	*1*	*50,0*	
sonstige	*--*	*7*	*100,0*		*--*	*7*	*100,0*		*7*	*--*			*3*	*4*	*57,1*		*7*	*--*		
nicht erfragt	*6*	*60*	*90,9*		*--*	*66*	*100,0*		*63*	*3*	*4,5*		*31*	*35*	*53,0*		*38*	*28*	*42,4*	
Beruf des Patienten II																				
Rentner	12	74	86,0		*3*	*83*	*96,5*		*83*	*3*	*3,5*		42	44	51,2		54	32	37,2	
übrige Berufe	3	45	93,8		*1*	*47*	*97,9*		*46*	*2*	*4,2*		21	27	56,3		24	24	50,0	
Beruf nicht erfragt	6	60	90,6		*--*	*66*			*63*	*3*	*4,5*		31	35	53,0		38	28	42,4	
Diagnosen I																				
Verstorbene																				
plötzlicher Kindstod	*--*	*1*	*100,0*		*--*	*1*	*100,0*		*1*	*--*			*1*	*--*			*1*	*--*		
Unfall m.Eingeklem.	*--*	*3*	*100,0*		*1*	*2*	*66,7*		*3*	*--*			*1*	*2*	*66,7*		*1*	*2*	*66,7*	
Unfall o.Eingeklem.	*3*	*7*	*70,0*		*--*	*10,*	*100,0*		*10*	*--*			*8*	*2*	*20,0*		*5*	*5*	*50,0*	
Gewaltsuizid	*--*	*1*	*100,0*		*--*	*1*	*100,0*		*1*	*--*			*--*	*1*	*100,0*		*--*	*1*	*100,0*	
Erschießen/Erstechen	*--*	*1*	*100,0*		*--*	*1*	*100,0*		*1*	*--*			*1*	*--*			*1*	*--*		
Verbluten Magend.	*1*	*1*	*50,0*		*--*	*2*	*100,0*		*2*	*--*			*1*	*1*	*50,0*		*2*	*--*		
Sekundenherztod	*5*	*29*	*85,3*		*1*	*33*	*97,1*		*31*	*3*	*8,8*		*12*	*22*	*64,7*		*14*	*20*	*58,8*	
Herzatemstillstand	*9*	*70*	*88,6*		*--*	*79*	*100,0*		*75*	*4*	*5,1*		*35*	*44*	*55,7*		*48*	*31*	*39,2*	
Tod vor Eintreffen	*1*	*6*	*85,7*		*--*	*7*	*100,0*		*7*	*--*			*5*	*2*	*28,6*		*7*	*--*		
Kachektische	*--*	*2*	*100,0*		*--*	*2*	*100,0*		*2*	*--*			*1*	*1*	*50,0*		*2*	*--*		
sonstige	*2*	*8*	*80,0*		*--*	*10*	*100,0*		*10*	*--*			*7*	*3*	*30,0*		*5*	*5*	*50,0*	
Überlebende																				
"plötzl. Kindstod"	*--*	*1*	*100,0*		*--*	*1*	*100,0*		*1*	*--*			*1*	*--*			*--*	*1*	*100,0*	
Unfall m.Eingeklem.	*--*	*1*	*100,0*		*--*	*1*	*100,0*		*1*	*--*			*1*	*--*			*1*	*--*		
Unfall o.Eingeklem.	*--*	*1*	*100,0*		*--*	*1*	*100,0*		*1*	*--*			*1*	*--*			*--*	*1*	*100,0*	
Gewaltsuizidversuch	*--*	*1*	*100,0*		*--*	*1*	*100,0*		*1*	*--*			*--*	*1*	*100,0*		*1*	*--*		
Fastertrinken	*--*	*1*	*100,0*		*--*	*1*	*100,0*		*1*	*--*			*--*	*1*	*100,0*		*--*	*1*	*100,0*	
Aspiration bei Erw.	*--*	*2*	*100,0*		*--*	*2*	*100,0*		*2*	*--*			*2*	*--*			*2*	*--*		
Cardiogener Schock	*--*	*17*	*100,0*		*--*	*17*	*100,0*		*17*	*--*			*7*	*10*	*58,8*		*11*	*6*	*35,3*	
Herzatemstillstand	*--*	*24*	*100,0*		*2*	*22*	*91,7*		*23*	*1*	*4,2*		*8*	*16*	*66,7*		*12*	*12*	*500,0*	
sonstige	*--*	*5*	*100,0*		*--*	*5*	*100,0*		*5*	*--*			*3*	*2*	*40,0*		*4*	*1*	*20,0*	
Diagnosen II																				
Verunfallte	*3*	*12*	*80,0*		*1*	*14*	*93,3*		*15*	*--*			*11*	*4*	*26,7*		*7*	*8*	*53,3*	
Sek.h.tod/card. S.	*5*	*46*	*90,2*		*1*	*50*	*98,0*		*48*	*3*	*5,9*		*19*	*32*	*62,7*		*25*	*26*	*51,0*	
Herzatemstillstand	*9*	*94*	*91,3*		*2*	*101*	*98,1*		*98*	*5*	*4,9*		*43*	*60*	*58,3*		*60*	*43*	*41,7*	
Suizide + -versuche	*--*	*3*	*100,0*		*--*	*2*	*100,0*		*3*	*--*			*--*	*2*	*100,0*		*1*	*1*	*50,0*	
plötzl. Kindstod	*--*	*2*	*100,0*		*--*	*2*	*100,0*		*2*	*--*			*2*	*--*			*1*	*1*	*50,0*	
Diagnosen III																*				
cardiologische Pat.	*14*	*140*	*90,9*		*3*	*151*	*98,1*		*146*	*8*	*5,2*		62	92	59,7		85	69	44,8	
Verunfallte Pat.	*3*	*12*	*80,0*		*1*	*14*	*93,3*		*15*	*--*			11	4	26,7		7	8	53,3	
Diagnosen IV																				
internistische Notf.	*16*	*160*	*90,6*		*3*	*173*	*98,3*		*168*	*8*	*4,5*		77	99	56,3		99	77	43,8	
chirurg. Notfälle	*4*	*16*	*80,0*		*1*	*19*	*95,0*		*20*	*--*			13	7	35,0		11	9	45,0	
Ausgang Behandlung				**																
Versterben	21	129	86,0		*2*	*148*	*98,7*		*143*	*7*	*4,7*		72	78	52,0		86	64	42,7	
Überleben	--	53	100,0		*2*	*51*	*96,2*		*52*	*1*	*1,9*		23	30	56,6		31	22	41,8	

Tab. 8.15 Unterschiede in den Entscheidungen anlässlich der Reanimationshandlungen (Stichprobe 315 Behandlungen) zwischen den Patientenuntergruppen. Anzahl der Durchführungen (ja) und Nichtdurchführungen (nein) in N absolut und Durchführungen in relativ % für Selbstbeteiligung des Notarztes an der Beatmung, der Medikamentengabe, der Umlagerung des Patienten sowie für die dichotomisierten Scores für medizinische Handlungen (Anwendungsscore) und Aktivität bei der Reanimation (Aktivitätsscore); *Kursivdruck* der Ergebnisse bei nicht erfüllten Voraussetzungen für Chi-Quadrat Test. Signifikanzniveau der Unterschiede im Chi-Quadrat Test in Spalte D: * = ≤ 0.05, ** = ≤ 0.01

	Selbstbeteil. an Beatmung			D	Selbstbeteil. an Medikation			D	Selbstbeteil. Umlagerung			D	Anwendungs-score			D	Aktivitätsscore			D
	nein	*ja*	*%ja*		*nein*	*ja*	*%ja*		nein	ja	%ja		nied	hoch	%h		nied	hoch	%h	
Patientenalter								*												
bis zu 67 Jahren	19	97	82,1		9	97	91,5		81	25	23,6		45	61	57,5		58	48	45,3	
67 Jahre und höher	18	75	80,6		18	75	80,6		78	15	16,1		51	42	45,2		60	33	35,5	
Patientengeschlecht																				
männlich	25	124	83,2		20	129	86,6		121	28	18,8		66	83	55,7		87	62	41,6	
weiblich	12	43	48,2		8	47	85,5		41	14	25,5		32	223	41,8		34	21	38,2	
Beruf des Patienten																				
Akademiker	--	*4*	*100,0*		*1*	*3*	*75,0*		*3*	*1*	*25,0*		*2*	*2*	*50,0*		*1*	*3*	*75,0*	
Angestellter	*2*	*11*	*84,6*		--	*13*	*100,0*		*11*	*2*	*15,4*		*5*	*8*	*61,5*		*6*	*7*	*53,8*	
Arbeiter	--	*9*	*100,0*		--	*9*	*100,0*		*7*	*2*	*22,2*		*5*	*4*	*44,4*		*1*	*8*	*88,9*	
Hausfrau	*2*	*11*	*84,6*		*2*	*11*	*84,6*		*9*	*4*	*30,8*		*6*	*7*	*53,8*		*6*	*7*	*53,8*	
Rentner	*15*	*71*	*82,6*		*16*	*70*	*81,4*		*64*	*22*	*25,6*		*44*	*42*	*48,8*		*53*	*33*	*38,4*	
Kind	*2*	*5*	*71,4*		--	*2*	*100,0*		*1*	*1*	*50,0*		*2*	--			*1*	*1*	*50,0*	
sonstige	*1*	*1*	*50,0*		--	*7*	*100,0*		*6*	*1*	*14,3*		*3*	*4*	*57,1*		*6*	*1*	*14,3*	
nicht erfragt	*14*	*52*	*78,8*		*9*	*57*	*86,4*		*57*	*9*	*13,6*		*30*	*36*	*54,5*		*44*	*22*	*33,3*	
Beruf des Patienten II																				*
Rentner	15	71	82,6		16	70	81,4		64	22	25,6		44	42	48,8		53	33	38,4	
übrige Berufe	7	41	85,4		3	45	93,8		37	11	22,9		23	25	52,1		21	27	56,3	
Beruf nicht erfragt	14	52	78,8		9	57	86,4		57	9	13,6		30	36	54,5		44	22	33,3	
Diagnosen I																				
Verstorbene																				
plötzlicher Kindstod	*1*	--			-	*1*	*100,0*		--	*1*	*100,0*		*1*	--			*1*	--		
Unfall m.Eingeklem.	--	*3*	*100,0*		*1*	*2*	*66,7*		*2*	*1*	*33,3*		*1*	*2*	*66,7*		*1*	*2*	*66,7*	
Unfall o.Eingeklem.	*2*	*8*	*80,0*		*4*	*6*	*60,0*		*9*	*1*	*10,0*		*8*	*2*	*20,0*		*8*	*2*	*20,0*	
Gewaltsuizid	--	*1*	*100,0*		--	*1*	*100,0*		--	*1*	*100,0*		--	*1*	*100,0*		--	*1*	*100,0*	
Erschießen/Erstechen	--	*1*	*100,0*		--	*1*	*100,0*		*1*	--			*1*	--			*1*	--		
Verbluten Magend.	*1*	*1*	*50,0*		*1*	*1*	*50,0*		*2*	--			*1*	*1*	*50,0*		*2*	--		
Sekundenherztod	*12*	*29*	*85,3*		*6*	*28*	*82,4*		*30*	*4*	*11,8*		*13*	*21*	*61,8*		*19*	*12*	*44,1*	
Herzatemstillstand	*17*	*62*	*78,5*		*12*	*67*	*84,8*		*64*	*15*	*19,0*		*37*	*42*	*53,2*		*49*	*30*	*38,0*	
Tod vor Eintreffen	--	*7*	*100,0*		*1*	*6*	*85,7*		*7*	--			*5*	*2*	*28,6*		*7*	--		
Kachektische	--	*2*	*100,0*		--	*2*	*100,0*		*2*	--			*1*	*1*	*50,0*		*2*	--		
sonstige	*3*	*7*	*70,0*		*2*	*8*	*80,0*		*8*	*2*	*20,0*		*7*	*3*	*30,0*		*6*	*4*	*40,0*	
Überlebende																				
"plötzl. Kindstod"	--	*1*	*100,0*		--	*1*	*100,0*		*1*	--			*1*	--			--	*1*	*100,0*	
Unfall m.Eingeklem.	--	*1*	*100,0*		--	*1*	*100,0*		*1*	--			*1*	--			*1*	--		
Unfall o.Eingeklem.	--	*1*	*100,0*		--	*1*	*100,0*		--	*1*	*100,0*		*1*	--			--	*1*	*100,0*	
Gewaltsuizidversuch	--	*1*	*100,0*		--	*1*	*100,0*		--	*1*	*100,0*		--	*1*	*100,0*		--	*1*	*100,0*	
Fastertrinken	--	*1*	*100,0*		--	*1*	*100,0*		*1*	--			--	*1*	*100,0*		--	*1*	*100,0*	
Aspiration bei Erw.	--	*2*	*100,0*		--	*2*	*100,0*		*2*	--			*2*	--			*2*	--		
Cardiogener Schock	*2*	*15*	*88,2*		*1*	*16*	*94,1*		*13*	*4*	*23,5*		*7*	*10*	*58,8*		*10*	*7*	*41,2*	
Herzatemstillstand	*4*	*20*	*83,3*		--	*24*	*100,0*		*16*	*8*	*33,3*		*8*	*16*	*66,7*		*9*	*15*	*62,5*	
sonstige	*1*	*4*	*80,0*		--	*5*	*100,0*		*2*	*3*	*60,0*		*3*	*2*	*40,0*		*2*	*3*	*60,0*	
Diagnosen II																				
Verunfallte	*2*	*13*	*86,7*		*5*	*10*	*66,7*		*12*	*3*	*20,0*		*11*	*4*	*26,7*		*10*	*5*	*33,3*	
Sek.h.tod/card. S.	*7*	*44*	*86,3*		*7*	*44*	*86,3*		*43*	*8*	*15,7*		*20*	*31*	*60,6*		*29*	*22*	*43,1*	
Herzatemstillstand	*21*	*82*	*79,6*		*12*	*91*	*88,3*		*80*	*23*	*22,3*		*45*	*58*	*56,3*		*58*	*45*	*43,7*	
Suizide + -versuche	--	*2*	*100,0*		--	*2*	*100,0*		--	*2*	*100,0*		--	*2*	*100,0*		--	*2*		
plötzl. Kindstod	*1*	*1*	*50,0*		--	*2*	*100,0*		*1*	*1*	*50,0*		*2*	--			*1*	*1*	*50,0*	
Diagnosen III																*				
cardiologische Pat.	*28*	*126*	*81,8*		*19*	*135*	*87,7*		*123*	*31*	*20,1*		65	89	57,8		87	67	43,5	
Verunfallte Pat.	*2*	*13*	*86,7*		*5*	*10*	*66,7*		*12*	*3*	*20,0*		11	4	26,7		10	5	33,3	
Diagnosen IV																				
internistische Notf.	*33*	*143*	*81,3*		*21*	*155*	*88,1*		*139*	*37*	*21,0*		80	96	54,5		100	76	43,2	
chirurg. Notfälle	*3*	*17*	*85,0*		*6*	*14*	*70,0*		*15*	*5*	*25,0*		13	7	35,0		13	7	35,0	
Ausgang Behandlung								**				*								*
Versterben	29	121	80,7		27	123	82,0		125	25	16,7		75	75	50,0		96	54	36,0	
Überleben	7	46	86,6		1	52	98,1		36	17	32,1		23	30	56,6		24	29	54,7	

Tab. 8.16 Unterschiede in den Entscheidungen anlässlich der Reanimationshandlungen zwischen den Ärzteuntergruppen (Stichprobe 705 Behandlungen). Anzahl der Durchführungen (ja) und Nichtdurchführungen (nein) in N absolut und Durchführungen in relativ % für Medikamentengabe, EKG-Ableitung, Schrittmacheranlage, Defibrillationstherapie und Selbstbeteiligung des Notarztes an der Herzdruckmassage; *Kursivdruck* der Ergebnisse bei nicht erfüllten Voraussetzungen für Chi-Quadrat Test. Signifikanzniveau der Unterschiede im Chi-Quadrat Test in Spalte D:* = ≤ 0.05, ** = ≤ 0.01

	Medikation			D	EKG			D	Schrittmacher			D	Defibrillation			D	Selbstbeteil. an HDM			D
	nein	ja	%ja		nein	ja	%ja		nein	ja	%ja		nein	ja	%ja		nein	ja	%ja	
Arztalter																				
bis zu 34 Jahren	9	148	94,3		*4*	*153*	*97,5*		155	2	1,3		67	90	57,3		96	61	38,9	
34 Jahre und höher	26	226	89,7		*3*	*249*	*98,9*		240	12	4,8		106	146	57,9		138	114	45,2	
Arztgeschlecht																				*
männlich	24	274	91,9		*7*	*291*	*97,7*		287	11	3,7		124	174	58,4		160	138	46,3	
weiblich	11	107	90,7		*--*	*118*	*100,0*		115	3	2,5		50	68	57,2		76	42	35,6	
Ärztl. Weiterbildung																*				**
Internist	16	130	89,0		*5*	*141*	*96,6*		138	8	5,5		72	74	50,7		68	78	53,4	
Chirurg	--	21	100,0		*1*	*20*	*95,2*		20	1	4,8		5	16	76,2		10	11	52,4	
Anästhesist	18	220	92,4		*1*	*237*	*99,6*		233	5	2,1		93	145	60,9		155	83	34,9	
Dauer ärztl. Tätigkeit				**								*								
bis zu 5 Jahren	5	180	96,4		*4*	*183*	*97,9*		177	10	5,3		79	108	57,2		103	84	44,9	
5 Jahre und mehr	28	194	87,4		*3*	*219*	*98,6*		218	4	1,8		94	128	57,7		131	91	41,0	
Dauer notärzt.Tätigkeit				**																
bis zu 4,5 Monaten	10	195	95,1		*2*	*203*	*99,0*		195	10	4,9		92	113	55,1		120	85	41,5	
4,5 Monate u. mehr	19	177	90,3		*5*	*191*	*97,4*		192	4	2,0		78	118	60,2		107	89	45,4	
Klinikzugehörigkeit																				**
Kiel	10	49	83,1		*2*	*57*	*96,6*		*53*	*6*	*10,2*		29	30	50,8		28	31	52,5	
AK Harburg	6	82	93,2		*2*	*86*	*97,7*		*85*	*3*	*3,4*		41	47	53,4		35	53	60,2	
AK Wandsbek	2	44	95,7		*1*	*45*	*97,8*		*46*	*--*			19	27	58,7		33	13	28,3	
AK St.Georg	12	110	90,2		*--*	*122*	*100,0*		*122*	*--*			48	74	60,7		93	29	23,8	
Lübeck	4	71	94,7		*--*	*75*	*100,0*		*72*	*3*	*4,2*		28	47	62,7		41	34	45,3	
Rendsburg	2	26	92,9		*2*	*26*	*92,9*		*26*	*2*	*7,1*		11	17	60,7		7	21	75,0	
Abt-zugehörigkeit I																*				**
Innere Medizin	16	133	89,3		*4*	*145*	*97,3*		141	8	5,4		75	74	49,7		69	80	53,7	
Chiurgie	--	21	100,0		*1*	*20*	*95,2*		241	5	2,0		5	16	76,2		10	11	52,4	
Anästhesie	19	227	92,3		*2*	*244*	*99,2*		20	1	4,8		94	152	61,8		157	89	36,2	
Abt-zugehörigkeit II																				
Kiel 1 (Innere Med)	*3*	*21*	*87,5*		*--*	*24*	*100,0*		*23*	*1*	*4,2*		*12*	*12*	*50,0*		*13*	*11*	*45,8*	
Kiel 2 (Innere Med)	*2*	*9*	*81,8*		*2*	*9*	*81,8*		*11*	*--*			*7*	*4*	*36,4*		*8*	*3*	*27,3*	
Kiel 3 (Innere Med)	*5*	*19*	*79,2*		*--*	*24*	*100,0*		*19*	*5*	*20,8*		*10*	*14*	*58,3*		*7*	*17*	*70,8*	
Hamburg 1 (Anästh.)	*2*	*42*	*95,5*		*1*	*43*	*97,7*		*43*	*1*	*2,3*		*19*	*25*	*56,8*		*15*	*29*	*65,9*	
Hamburg 2 (Innere M.)	*3*	*12*	*80,0*		*--*	*15*	*100,0*		*15*	*--*			*9*	*6*	*40,0*		*9*	*6*	*60,0*	
Hamburg 3 (Innere M.)	*1*	*28*	*96,6*		*1*	*28*	*96,6*		*27*	*2*	*6,9*		*13*	*16*	*55,2*		*14*	*15*	*51,7*	
Hamburg 4 (Anästh.)	--	*17*	*100,0*		*--*	*17*	*100,0*		*17*	*--*			*6*	*11*	*64,7*		*15*	*2*	*11,8*	
Hamburg 5 (Chirurgie)	--	*12*	*100,0*		*--*	*12*	*100,0*		*12*	*-*			*3*	*9*	*75,0*		*9*	*3*	*25,0*	
Hamburg 6 (Innere M.)	*2*	*3*	*60,0*		*1*	*4*	*80,0*		*5*	*--*			*5*	*--*			*4*	*1*	*20,0*	
Hamburg 7 (Innere M.)	--	*12*	*100,0*		*--*	*12*	*100,0*		*12*	*--*			*5*	*7*	*58,3*		*9*	*7*	*58,3*	
Hamburg 8 (Anästh.)	*5*	*75*	*93,8*		*--*	*80*	*100,0*		*80*	*--*			*31*	*49*	*61,3*		*62*	*18*	*22,5*	
Hamburg 9 (Anästh.)	*7*	*35*	*83,3*		*--*	*42*	*100,0*		*42*	*--*			*17*	*25*	*59,5*		*31*	*11*	*26,2*	
Lübeck 1 (Innere M.)	--	*29*	*100,0*		*--*	*29*	*100,0*		*29*	*--*			*14*	*15*	*51,7*		*12*	*17*	*58,6*	
Lübeck 2 (Chiurgie)	--	*5*	*100,0*		*--*	*5*	*100,0*		*4*	*1*	*20,00*		*1*	*4*	*80,0*		*1*	*4*	*80,0*	
Lübeck 3 (Anästh.)	*3*	*36*	*92,3*		*--*	*39*	*100,0*		*37*	*2*	*5,1*		*11*	*28*	*71,8*		*27*	*12*	*30,8*	
Rendsb. 1 (Anästh.)	*2*	*22*	*91,7*		*1*	*23*	*95,8*		*22*	*2*	*8,3*		*10*	*14*	*58,3*		*7*	*17*	*70,8*	
Rendsb. 2 (Chirurgie)	--	*4*	*100,0*		*1*	*3*	*75,0*		*4*	*--*			*1*	*3*	*75,0*		*--*	*4*	*100,0*	
Familienstand																				*
verheiratet	23	215	90,3		*3*	*235*	*98,7*		226	12	5,0		99	139	58,4		122	116	48,7	
ledig	11	151	93,2		*4*	*158*	*97,5*		160	2	1,2		71	91	56,2		105	57	35,2	
geschieden	1	8	88,9		*--*	*9*	*100,0*		9	--			3	6	66,7		7	2	22,2	
Kinder				*																**
keine Kinder	15	232	93,0		*4*	*243*	*98,4*		241	6	2,4		107	140	56,7		157	90	36,4	
ein Kind u. mehr	20	142	87,7		*3*	*159*	*98,1*		154	8	4,9		66	96	59,3		77	85	52,5	
Religion																				
keine	*16*	*165*	*91,2*		*4*	*177*	*97,8*		*179*	*2*	*1,1*		*80*	*101*	*55,8*		*11*	*70*	*38,7*	
evangelisch	*15*	*138*	*90,2*		*3*	*150*	*98,0*		*142*	*11*	*7,2*		*70*	*83*	*54,2*		*90*	*63*	*41,2*	
katholisch	*3*	*67*	*95,7*		*--*	*70*	*100,0*		*69*	*7*	*1,4*		*21*	*49*	*70,0*		*31*	*39*	*55,7*	
sonstige	*1*	*4*	*80,0*		*--*	*5*	*100,0*		*5*	*--*			*2*	*3*	*60,0*		*2*	*3*	*60,0*	
Verluste letzte 12 Mon.	30	310	91,2		*6*	*334*	*98,2*		*327*	*13*	*3,8*		145	195	57,4		195	145	42,6	
Tod nein	5	64	92,8		*1*	*68*	*98,6*		*68*	*1*	*1,4*		28	41	59,4		39	30	43,5	
ja	*28*	*350*	*92,6*		*7*	*371*	*98,1*		*364*	*14*	*3,7*		160	218	57,5		212	166	43,9	
Scheidung nein	*7*	*24*	*77,4*		*--*	*31*	*100,0*		*31*	*--*			13	18	58,1		22	9	29,0	
ja	28	283	91,0		*6*	*305*	*98,1*		*303*	*8*	*2,6*		131	180	57,0		178	133	42,8	
Umzug nein	7	91	92,9		*1*	*97*	*99,0*		92	*6*	*6,1*		42	56	57,1		56	42	42,9	
ja	*33*	*345*	*91,3*		*6*	*372*	*98,4*		*365*	*13*	*3,4*		159	219	57,5		214	164	43,4	
Abort nein	2	*29*	*93,5*		*1*	*30*	*96,8*		*30*	*1*	*3,2*		14	17	54,8		20	11	35,5	
ja																				
Professionelle Hilfen																				
Balintgruppe nein	*28*	*335*	*92,3*		*6*	*357*	*98,3*		*349*	*14*	*3,9*		149	214	59,0		206	157	43,3	
ja	*7*	*39*	*84,9*		*1*	*45*	*97,8*		*46*	*--*			24	22	47,8		28	18	39,1	
Therapie nein	24	311	92,8	*	*7*	*328*	*97,9*		*321*	*14*	*100,0*		142	193	57,6		189	146	43,6	
ja	11	63	85,1		*--*	*74*	*100,0*		*74*	*--*			31	43	58,1		45	29	39,2	
Problembewußtsein																				**
bez.Reanimation nein	2	*33*	*94,3*		*1*	*34*	*97,1*		*34*	*1*	*2,9*		13	22	62,9		7	28	80,0	
ja	*33*	*341*	*91,2*		*6*	*368*	*98,4*		*361*	*13*	*3,5*		160	214	57,2		227	147	39,3	
Problemlösungen bez.				**																
Reanimation nein	16	240	93,8		*4*	*252*	*98,4*		*247*	*9*	*3,5*		107	149	58,2		137	119	46,5	
ja	18	99	84,6		*3*	*114*	*97,4*		*114*	*3*	*2,6*		54	63	53,8		70	47	40,2	
Abgegebene																				**
Patientenbögen nied.	8	89	91,8		*5*	*92*	*94,8*		92	5	5,2		42	55	56,7		37	60	61,9	
(Anzahl) hoch	28	293	91,3		*2*	*319*	*99,4*		312	9	2,8		134	187	58,3		200	121	37,7	

Tab. 8.17 Unterschiede in den Entscheidungen anlässlich der Reanimationshandlungen zwischen den Ärzteuntergruppen (Stichprobe 705 Behandlungen). Anzahl der Durchführungen (ja) und Nichtdurchführungen (nein) in N absolut und Durchführungen in relativ % für Selbstbeteiligung des Notarztes an der Beatmung, der Medikamentengabe, der Umlagerung des Patienten sowie für die dichotomisierten Scores der medizinische Handlungen (Anwendungsscore) und der ärztlichen Selbstbeteiligung an der Behandlung (Aktivitätsscore); *Kursivdruck* der Ergebnisse bei nicht erfüllten Voraussetzungen für Chi-Quadrat Test. Signifikanzniveau der Unterschiede im Chi-Quadrat Test in Spalte D: * = ≤ 0.05, ** = ≤ 0.01

	Selbstbeteil. an Beatmung	D	Selbstbeteil. an Medikation	D	Selbstbeteil. Umlagerung	D	Anwendungs-score	D	Aktivitätsscore	D	Interaktionen mit Sit-/Pat-variablen (für Scores)
	nein ja %ja		nein ja %ja		nein ja %ja		nied hoch %h		nied hoch %h		
Arztalter											
bis zu 34 Jahren	31 126 80,3		16 141 89,8		115 42 26,8		70 87 55,4		84 73 46,5		
35 Jahre und höher	44 208 82,5		3 222 88,1		195 57 22,6		109 143 56,7		143 109 43,3		
Arztgeschlecht											
männlich	56 242 81,2		32 166 89,3		223 75 25,2		128 170 57,0		159 139 46,6		
weiblich	21 97 82,2		14 104 88,1		92 26 22,0		52 66 55,9		70 48 40,7		
Ärztl. Weiterbildung		**		**		**		*		**	
Internist	17 129 88,4		26 120 82,2		98 48 32,9		73 73 50,0		70 76 52,1		
Chirurg	-- 21 100,0		-- 21 100,0		12 9 42,9		5 16 76,2		5 16 76,2		
Anästhesist	58 180 75,6		19 219 92,0		196 42 17,6		98 140 58,8		151 87 36,6		
Dauer ärztl. Tätigkeit		*		*		*				*	
bis zu 5 Jahren	26 161 86,1		13 174 93,0		132 55 29,4		79 108 57,8		91 96 51,3		
5 Jahre und mehr	49 173 77,9		33 189 85,1		178 44 19,8		100 122 55,0		136 86 38,7		
Dauer notärzt.Tätigkeit											
bis zu 4,5 Monaten	41 164 80,0		15 190 92,7		156 49 23,9		93 112 54,6		113 92 44,9		
4,5 Monate u. mehr	29 167 85,2		25 171 87,2		146 50 25,5		80 116 59,2		106 90 45,9		
Klinikzugehörigkeit				*		*				**	
Kiel	*10 49 83,1*		14 45 76,3		401932,2		29 30 50,8		30 29 49,2		
AK Harburg	*5 83 94,3*		9 79 89,8		721618,2		42 46 52,3		37 51 58,0		
AK Wandsbek	*2 44 95,7*		4 42 91,3		281839,1		19 27 58,7		25 21 45,7		
AK St.Georg	*53 69 56,6*		12 110 90,2		1022016,4		52 70 57,4		94 28 23,0		
Lübeck	*7 68 90,7*		4 71 94,7		561925,3		29 46 61,3		38 37 49,3		
Rendsburg	*-- 28 100,0*		4 24 85,7		19932,1		11 17 60,7		6 22 78,6		
Abt-zugehörigkeit I		**		*		**		*		**	
Innere Medizin	19 130 87,3		24 125 83,9		101 48 32,2		73 73 49,0		72 77 51,7		
Chirurgie	-- 21 100,0		-- 21 100,0		12 9 42,9		5 16 76,2		5 16 76,2		
Anästhesie	58 188 76,4		22 224 91,1		202 44 17,9		99 147 59,8		152 94 38,2		
Abt-zugehörigkeit II											
Kiel 1 (Innere Med)	*1 23 95,8*		*4 20 83,3*		*16 8 33,3*		*11 13 54,2*		*13 11 45,8*		
Kiel 2 (Innere Med)	*5 6 54,5*		*3 8 72,7*		*7 4 36,4*		*7 4 36,4*		*6 5 45,5*		
Kiel 3 (Innere Med)	*4 20 83,3*		*7 17 70,8*		*17 7 29,,2*		*11 13 54,2*		*11 13 54,2*		
Hamburg 1 (Anästh.)	*1 43 97,7*		*4 40 90,9*		*38 6 13,6*		*19 25 56,8*		*16 28 63,6*		
Hamburg 2 (Innere M.)	*1 14 93,3*		*3 12 80,0*		*11 4 26,7*		*9 6 40,0*		*8 7 46,7*		
Hamburg 3 (Innere M.)	*3 26 89,7*		*2 27 93,1*		*23 6 20,7*		*14 15 51,7*		*13 16 55,2*		
Hamburg 4 (Anästh.)	*1 16 94,1*		*-- 17 100,0*		*15 2 11,8*		*6 11 64,7*		*14 3 17,6*		
Hamburg 5 (Chirurgie)	*-- 12 100,0*		*-- 12 100,0*		*8 4 33,3*		*3 9 75,0*		*5 7 58,3*		
Hamburg 6 (Innere M.)	*1 4 80,0*		*2 3 60,0*		*2 3 60,0*		*5 --*		*3 2 40,0*		
Hamburg 7 (Innere M.)	*-- 12 100,0*		*2 10 83,3*		*3 9 75,0*		*5 7 58,3*		*3 9 75,0*		
Hamburg 8 (Anästh.)	*40 40 50,0*		*5 75 93,8*		*69 11 13,8*		*32 48 60,0*		*64 16 20,0*		
Hamburg 9 (Anästh.)	*13 29 69,0*		*7 35 83,3*		*33 9 21,4*		*20 22 52,4*		*30 12 28,6*		
Lübeck 1 (Innere M.)	*4 25 86,2*		*1 28 96,6*		*22 7 24,1*		*14 15 51,7*		*15 14 48,3*		
Lübeck 2 (Chiurgie)	*-- 5 100,0*		*-- 5 100,0*		*2 3 60,0*		*1 4 80,0*		*-- 5 100,0*		
Lübeck 3 (Anästh.)	*3 36 92,3*		*2 37 94,7*		*30 9 23,1*		*12 27 69,2*		*22 17 43,6*		
Rendsb. 1 (Anästh.)	*-- 24 100,0*		*4 20 83,3*		*17 7 29,2*		*10 14 58,3*		*6 18 75,0*		
Rendsb. 2 (Chirurgie)	*-- 4 100,0*		*-- 4 100,0*		*2 2 50,0*		*1 3 75,0*		*-- 4 100,0*		
Familienstand		*									
verheiratet	37 201 84,5		16 146 90,1		180 58 24,4		103 135 56,7		*124 114 47,9*		
ledig	38 124 76,5		29 20 87,8		123 39 24,1		73 89 54,9		*97 65 40,1*		
geschieden	-- 9 100,0		1 8 88,9		7 2 22,2		3 6 66,7		*6 3 33,3*		
Kinder		**		*							
keine Kinder	59 188 76,1		20 227 91,9		191 56 22,7		110 137 55,5		144 103 41,7		
ein Kind u. mehr	16 146 90,1		26 136 84,0		119 43 26,5		69 93 57,4		83 79 48,8		
Religion											
keine	*47 134 74,0*		*21 160 88,4*		*138 43 23,8*		*84 97 53,6*		*107 74 40,9*		
evangelisch	*20 133 96,9*		*22 131 85,6*		*117 36 23,5*		*72 81 52,9*		*87 66 43,1*		
katholisch	*8 62 88,6*		*2 68 97,1*		*51 19 27,1*		*21 49 70,0*		*30 40 57,1*		
sonstige	*-- 5 100,0*		*1 4 80,0*		*4 1 20,0*		*2 3 60,0*		*3 2 40,0*		
Verluste letzte 12 Mon.	63 277 81,5		40 300 88,2		266 74 21,8	*	150 190 55,9		194 146 42,9		
Tod nein	12 57 82,6		6 63 91,3		44 25 36,2		29 40 58,0		33 36 52,2		
ja	51 327 86,5	**	*39 339 89,7*		282 96 25,4	*	162 216 57,1		202 176 46,6	**	
Scheidung nein	24 7 22,6		*7 24 77,4*		28 3 9,7		17 14 45,2		25 6 19,4		
ja	69 242 77,8	**	37 274 88,1		236 75 24,1		137 174 55,9		180 131 42,1		
Umzug nein	6 92 93,9		9 89 90,8		74 24 24,5		42 56 57,1		47 51 52,0		
ja	59 319 84,4	**	*42 336 88,9*		285 93 24,6		164 214 56,6		207 171 45,2		
Abort nein	16 15 48,4		*4 27 87,1*		25 6 19,4		15 16 51,6		20 11 35,5		
ja											
Professionelle Hilfen											
Balintgruppe nein	64 299 82,4		38 325 89,5		279 84 23,1		155 208 57,3		199 164 45,2		
ja	11 35 76,1		8 38 82,6		31 15 32,6		24 22 47,8		28 18 39,1		
Therapie nein	46 289 86,3	**	33 302 90,1		251 84 25,1		144 191 57,0		179 156 46,6		
ja	29 45 60,8		13 61 82,4		59 15 20,3		35 39 52,7		48 26 35,1		
Problembewußtsein		**								**	
bez.Reanimation nein	-- 35 100,0		*2 33 94,3*		26 9 25,7		13 22 62,9		7 28 80,0		
ja	75 299 79,9		*44 330 88,2*		284 90 24,1		166 208 55,6		220 154 41,2		
Problemlösungen bez.				**							
Reanimation nein	45 211 82,4		23 233 91,0		200 56 21,9		106 150 58,6		135 121 47,3		
ja	18 99 84,6		22 95 81,2		83 34 29,1		60 57 48,7		67 50 42,7		
Abgegebene		**								**	
Patientenbögen nied.	5 92 94,8		11 86 88,7		69 28 28,9		42 55 56,7		37 60 61,9		
(Anzahl) hoch	72 249 77,6		36 285 88,8		248 73 22,7		140 181 56,4		193 128 39,9		

Tab. 8.18 Unterschiede in den Entscheidungen anlässlich der Reanimationshandlungen (Stichprobe 315 Behandlungen) zwischen den Ärzteuntergruppen. Anzahl der Durchführungen (ja) und Nichtdurchführungen (nein) in N absolut und Durchführungen in relativ % für Medikamentengabe, EKG-Ableitung, Schrittmacheranlage, Defibrillationstherapie und Selbstbeteiligung des Notarztes an der Herzdruckmassage; *Kursivdruck* der Ergebnisse bei nicht erfüllten Voraussetzungen für Chi-Quadrat Test. Signifikanzniveau der Unterschiede im Chi-Quadrat Test in Spalte D:* = ≤ 0.05, ** = ≤ 0.01

	Medikation			D	EKG			D	Schrittmacher			D	Defibrillation			D	Selbstbeteil. an HDM			D
	nein	ja	%ja		nein	ja	%ja		nein	ja	%ja		nein	ja	%ja		nein	ja	%ja	
Arztalter				*																
bis zu 35 Jahren	6	94	94,0		*3*	*97*	*97,0*		*98*	*2*	*2,0*		47	53	53,0		60	40	40,0	
35 Jahre und höher	15	89	85,6		*1*	*103*	*99,0*		*98*	*6*	*5,8*		48	56	53,8		58	46	44,2	
Arztgeschlecht																				
männlich	14	115	89,1		*4*	*125*	*96,9*		*123*	*6*	*4,7*		60	69	53,5		72	57	44,2	
weiblich	7	68	90,7		*–*	*75*	*100,0*		*73*	*2*	*2,7*		35	40	53,3		46	29	38,7	
Ärztl. Weiterbildung																*				
Internist	11	74	87,1		*3*	*82*	*96,5*		*81*	*4*	*4,7*		48	37	43,5		46	39	45,9	
Chirurg	–	10	100,0		*–*	*10*	*100,0*		*9*	*1*	*10,0*		2	8	80,0		6	4	40,0	
Anästhesist	10	99	90,8		*1*	*108*	*99,1*		*106*	*3*	*2,8*		45	64	58,7		66	43	39,4	
Dauer ärztl. Tätigkeit				**																
bis zu 5 Jahren	4	96	96,0		*3*	*97*	*97,0*		*94*	*6*	*6,0*		48	52	52,0		55	45	45,0	
5 Jahre und mehr	17	87	83,7		*1*	*103*	*99,0*		*102*	*2*	*1,9*		47	57	54,8		63	41	39,4	
Dauer notärzt.Tätigkeit																				
bis zu 4 Monaten	7	102	93,6		*1*	*108*	*99,1*		*104*	*5*	*4,6*		55	54	49,5		64	45	41,3	
4 Monate u. mehr	10	80	88,9		*3*	*87*	*96,7*		*87*	*3*	*3,3*		37	53	58,9		50	40	44,4	
Klinikzugehörigkeit																				**
Kiel	*6*	*24*	*80,0*		*1*	*29*	*96,7*		*27*	*3*	*10,0*		19	11	36,7		12	18	60,0	
AK Harburg	*5*	*44*	*89,8*		*1*	*48*	*98,0*		*48*	*1*	*2,0*		26	23	46,9		24	25	51,0	
AK Wandsbek	*2*	*18*	*90,0*		*1*	*19*	*95,0*		*20*	*–*			9	11	55,0		17	3	15,0	
AK St.Georg	*6*	*49*	*89,1*		*–*	*55*	*100,0*		*55*	*–*			22	33	60,0		41	14	25,5	
Lübeck	*1*	*39*	*97,5*		*–*	*40*	*100,0*		*37*	*3*	*7,5*		15	25	62,5		21	19	47,5	
Rendsburg	*1*	*9*	*90,0*		*1*	*9*	*90,0*		*9*	*1*	*10,0*		4	6	90,0		3	7	70,0	
Abt-zugehörigkeit I																**				
Innere Medizin	11	79	87,8		*3*	*87*	*96,7*		*86*	*4*	*4,4*		52	38	42,2		48	42	46,7	
Chiurgie	–	10	100,0		*–*	*10*	*100,0*		*9*	*1*	*10,0*		2	8	80,0		6	4	40,0	
Anästhesie	10	94	51,4		*1*	*103*	*51,3*		*101*	*3*	*2,9*		41	63	60,6		64	40	38,5	
Abt-zugehörigkeit II																				
Kiel 1 (Innere Med)	*2*	*8*	*80,0*		*–*	*10*	*100,0*		*9*	*1*	*10,0*		*6*	*4*	*40,0*		*5*	*5*	*50,0*	
Kiel 2 (Innere Med)	*–*	*5*	*100,0*		*1*	*4*	*80,0*		*5*	*–*			*5*	*–*			*3*	*2*	*40,0*	
Kiel 3 (Innere Med)	*4*	*11*	*73,3*		*–*	*15*	*100,0*		*13*	*2*	*13,3*		*8*	*7*	*46,7*		*4*	*11*	*73,3*	
Hamburg 1 (Anästh.)	*2*	*17*	*89,5*		*–*	*19*	*100,0*		*19*	*–*			*9*	*10*	*52,6*		*5*	*14*	*73,3*	
Hamburg 2 (Innere M.)	*2*	*8*	*80,0*		*–*	*10*	*100,0*		*10*	*–*			*6*	*4*	*40,0*		*6*	*4*	*40,0*	
Hamburg 3 (Innere M.)	*1*	*19*	*95,0*		*1*	*19*	*95,0*		*19*	*1*	*5,0*		*11*	*9*	*45,0*		*13*	*7*	*35,0*	
Hamburg 4 (Anästh.)	*–*	*5*	*100,0*		*–*	*5*	*100,0*		*5*	*–*			*2*	*3*	*60,0*		*5*	*–*		
Hamburg 5 (Chirurgie)	*–*	*5*	*100,0*		*–*	*5*	*100,0*		*5*	*–*			*1*	*4*	*80,0*		*5*	*–*		
Hamburg 6 (Innere M.)	*2*	*3*	*60,0*		*1*	*4*	*80,0*		*5*	*–*			*5*	*–*			*4*	*1*	*20,0*	
Hamburg 7 (Innere M.)	*–*	*5*	*100,0*		*–*	*5*	*100,0*		*5*	*–*			*1*	*4*	*80,0*		*3*	*2*	*40,0*	
Hamburg 8 (Anästh.)	*2*	*33*	*94,3*		*–*	*35*	*100,0*		*35*	*–*			*12*	*23*	*65,7*		*25*	*10*	*28,6*	
Hamburg 9 (Anästh.)	*4*	*16*	*80,0*		*–*	*20*	*100,0*		*20*	*–*			*10*	*10*	*50,0*		*16*	*4*	*20,0*	
Lübeck 1 (Innere M.)	*–*	*20*	*100,0*		*–*	*20*	*100,0*		*20*	*–*			*10*	*10*	*50,0*		*10*	*10*	*50,0*	
Lübeck 2 (Chiurgie)	*–*	*5*	*100,0*		*–*	*5*	*100,0*		*4*	*1*	*20,0*		*1*	*4*	*80,0*		*1*	*4*	*80,0*	
Lübeck 3 (Anästh.)	*1*	*14*	*93,3*		*–*	*15*	*100,0*		*13*	*2*	*13,3*		*4*	*11*	*73,3*		*10*	*5*	*33,3*	
Rendsb. 1 (Anästh.)	*1*	*9*	*90,0*		*1*	*9*	*90,0*		*9*	*1*	*10,0*		*4*	*6*	*60,0*		*3*	*7*	*70,0*	
Familienstand																				
verheiratet	*15*	*110*	*88,0*		*1*	*124*	*99,2*		*118*	*7*	*5,6*		*55*	*70*	*56,0*		*68*	*57*	*45,6*	
ledig	*3*	*68*	*91,9*		*3*	*71*	*95,9*		*73*	*1*	*1,4*		*39*	*35*	*47,3*		*47*	*27*	*36,5*	
geschieden	*–*	*5*	*100,0*		*–*	*5*	*100,0*		*5*	*–*			*1*	*4*	*80,0*		*3*	*2*	*40,0*	
Kinder																				
keine Kinder	9	115	92,7		*3*	*121*	*97,6*		*121*	*3*	*2,4*		61	63	50,8		73	51	41,1	
ein Kind u. mehr	12	68	85,0		*1*	*79*	*98,8*		*75*	*5*	*6,3*		34	46	57,5		45	35	43,8	
Religion																				
keine	10	84	89,4		*2*	*92*	*97,9*		*93*	*1*	*1,1*		43	51	54,3		56	38	40,4	
evangelisch	10	65	86,7		*2*	*73*	*97,3*		*69*	*6*	*8,0*		40	35	46,7		45	30	40,0	
katholisch	1	34	97,1		*–*	*35*	*100,0*		*34*	*1*	*2,9*		12	23	65,7		17	18	51,4	
Verluste letzte 12																				
Mon.	*18*	*151*	*89,3*		*3*	*166*	*98,2*		*162*	*7*	*4,1*		82	87	51,5		96	73	43,2	
Tod nein	*3*	*32*	*91,4*		*1*	*34*	*97,1*		*34*	*1*	*2,9*		13	22	62,9		22	13	37,1	
ja	*16*	*173*	*91,4*		*4*	*185*	*97,9*		*181*	*8*	*4,2*		88	101	53,4		108	81	42,9	
Scheidung nein	*5*	*10*	*66,7*		*–*	*15*	*100,0*		*15*	*–*			7	8	53,3		10	5	33,3	
ja	18	132	88,0		*3*	*147*	*98,0*		*146*	*4*	*2,7*		69	81	54,0		89	61	40,7	
Umzug nein	3	51	94,4		*1*	*53*	*98,1*		*50*	*4*	*7,4*		26	28	51,9		29	25	46,3	
ja	*20*	*164*	*89,1*		*3*	*181*	*98,4*		*177*	*7*	*3,8*		88	96	52,2		106	78	42,4	
Abort nein	*1*	*19*	*95,0*		*1*	*19*	*95,0*		*19*	*1*	*5,0*		7	13	65,0		12	8	40,0	
ja																				
Professionelle Hilfen																				
Balintgruppe nein	*17*	*157*	*90,2*		*3*	*171*	*98,3*		*166*	*8*	*4,6*		80	94	54,0		97	77	44,3	
ja	*4*	*26*	*86,7*		*1*	*29*	*96,7*		*30*	*–*			15	15	50,0		21	9	30,0	
Therapie nein	*15*	*144*	*90,6*		*4*	*155*	*97,5*		*151*	*8*	*5,0*		78	81	50,9		90	69	43,4	
ja					*–*	*45*	*100,0*		*45*	*–*			17	28	62,2		28	17	37,8	
Problembewußtsein																				
bez.Reanimation nein	*–*	*5*	*100,0*		*1*	*4*	*80,0*		*4*	*1*	*20,0*		*1*	*4*	*80,0*		*1*	*4*	*80,0*	
ja	*21*	*178*	*89,4*		*3*	*196*	*98,5*		*192*	*7*	*3,5*		*94*	*105*	*52,8*		*117*	*82*	*41,2*	
Problemlösungen bez.				*																
Reanimation nein	*8*	*111*	*93,3*		*1*	*118*	*99,2*		*115*	*4*	*3,4*		57	62	52,1		64	55	46,2	
ja	*12*	*58*	*82,9*		*3*	*67*	*95,7*		*68*	*2*	*2,9*		35	35	50,0		43	27	38,6	
Abgegebene																				**
Patientenbögen nied.	11	89	89,0		*3*	*97*	*97,0*		*95*	*5*	*5,0*		47	53	53,0		54	46	46,0	
(Anzahl) hoch	10	94	90,4		*1*	*103*	*99,0*		*101*	*3*	*2,9*		48	56	53,8		64	40	38,5	

Tab. 8.19 Unterschiede in den Entscheidungen anlässlich der Reanimationshandlungen (Stichprobe 315 Behandlungen) zwischen den Ärzteuntergruppen. Anzahl der Durchführungen (ja) und Nichtdurchführungen (nein) in N absolut und Durchführungen in relativ % für Selbstbeteiligung des Notarztes an der Beatmung, der Medikamentengabe, der Umlagerung des Patienten sowie für die dichotomisierten Scores der medizinische Handlungen (Anwendungsscore) und der ärztlichen Selbstbeteiligung an der Behandlung (Aktivitätsscore); *Kursivdruck* der Ergebnisse bei nicht erfüllten Voraussetzungen für Chi-Quadrat Test. Signifikanzniveau der Unterschiede im Chi-Quadrat Test in Spalte D: * = ≤ 0.05, ** = ≤ 0.01

	Selbstbeteil. an Beatmung			D	Selbstbeteil. an Medikation			D	Selbstbeteil. Umlagerung			D	Anwendungs-score			D	Aktivitätsscore			D
	nein	ja	%ja		nein	ja	%ja		nein	ja	%ja		nied	hoch	%h		nied	hoch	%h	
Arztalter																				
bis zu 35 Jahren	19	81	81,0		10	90	90,0		78	22	22,0		49	51	51,0		58	42	42,0	
35 Jahre und höher	18	86	82,7		18	86	82,7		84	20	19,2		49	55	52,9		63	41	39,4	
Arztgeschlecht																				
männlich	22	107	82,9		18	111	86,0		101	28	21,7		63	66	51,2		73	56	43,4	
weiblich	15	60	80,0		10	65	86,7		61	14	18,7		35	40	53,3		48	27	36,0	
Ärztl. Weiterbildung																*				
Internist	12	73	85,9		17	68	80,0		64	21	24,7		49	36	42,4		49	36	42,4	
Chirurg	--	10	100,0		--	10	100,0		6	4	40,0		2	8	80,0		4	6	60,0	
Anästhesist	25	84	77,1		11	98	89,0		92	17	15,6		47	62	56,9		68	41	37,6	
Dauer ärztl. Tätigkeit												*								*
bis zu 5 Jahren	16	84	84,0		9	91	91,0		72	28	28,0		48	52	52,0		51	49	49,0	
5 Jahre und mehr	21	83	79,8		19	85	81,7		90	14	13,5		50	54	51,9		70	34	32,7	
Dauer notärzt. Tätigkeit																				
bis zu 4 Monaten	23	86	78,9		11	98	89,0		88	21	19,3		56	53	48,6		66	43	39,4	
4 Monate u. mehr	11	79	87,8		13	77	85,6		69	21	23,3		38	52	57,8		50	40	44,4	
Klinikzugehörigkeit				**								**								*
Kiel	6	24	80,0		*10*	*20*	*66,7*		24	6	20,0		19	11	36,7		17	13	43,3	
AK Harburg	5	44	89,8		*6*	*43*	*87,8*		42	7	14,3		27	22	44,9		25	24	49,0	
AK Wandsbek	1	19	95,0		*3*	*17*	*85,0*		11	9	45,0		9	11	55,0		13	7	35,0	
AK St.Georg	20	35	63,6		*6*	*49*	*89,1*		46	9	16,4		24	31	56,4		41	14	25,5	
Lübeck	5	35	87,5		*1*	*39*	*97,5*		35	5	12,5		15	25	62,5		23	17	42,5	
Rendsburg	--	10	100,0		*2*	*8*	*80,0*		4	6	60,0		4	6	60,0		2	8	80,0	
Abt-zugehörigkeit I																**				
Innere Medizin	14	76	84,4		17	73	81,1		69	21	23,3		53	37	41,1		53	37	41,1	
Chirurgie	--	10	100,0		--	10	100,0		6	4	40,0		2	8	80,0		4	6	60,0	
Anästhesie	23	81	77,9		11	93	89,4		87	17	16,3		43	61	58,7		64	40	38,5	
Abt-zugehörigkeit II																				
Kiel 1 (Innere Med)	*1*	*9*	*90,0*		*3*	*7*	*70,0*		*10*	*--*			*5*	*5*	*50,0*		*7*	*3*	*30,0*	
Kiel 2 (Innere Med)	*1*	*4*	*80,0*		*1*	*4*	*80,0*		*4*	*1*	*20,0*		*5*	*--*			*2*	*3*	*60,0*	
Kiel 3 (Innere Med)	*4*	*11*	*73,3*		*6*	*9*	*60,0*		*10*	*5*	*33,3*		*9*	*6*	*40,0*		*8*	*7*	*46,7*	
Hamburg 1 (Anästh.)	*1*	*18*	*94,7*		*2*	*17*	*89,5*		*17*	*2*	*10,5*		*9*	*10*	*52,6*		*6*	*13*	*68,4*	
Hamburg 2 (Innere M.)	*1*	*9*	*90,0*		*2*	*8*	*80,0*		*8*	*2*	*20,0*		*6*	*4*	*40,0*		*7*	*3*	*30,0*	
Hamburg 3 (Innere M.)	*3*	*17*	*85,0*		*2*	*18*	*90,0*		*17*	*3*	*15,0*		*12*	*8*	*40,0*		*12*	*8*	*40,0*	
Hamburg 4 (Anästh.)	*--*	*5*	*100,0*		*--*	*5*	*100,0*		*5*	*--*			*2*	*3*	*60,0*		*5*	*--*		
Hamburg 5 (Chirurgie)	*--*	*5*	*100,0*		*--*	*5*	*100,0*		*4*	*1*	*20,0*		*1*	*4*	*80,0*		*4*	*1*	*20,0*	
Hamburg 6 (Innere M.)	*1*	*4*	*80,0*		*2*	*3*	*60,0*		*2*	*3*	*60,0*		*5*	*--*			*3*	*2*	*40,0*	
Hamburg 7 (Innere M.)	*--*	*5*	*100,0*		*1*	*4*	*80,0*		*--*	*5*			*1*	*4*	*80,0*		*1*	*4*	*80,0*	
Hamburg 8 (Anästh.)	*14*	*21*	*60,0*		*2*	*33*	*94,3*		*29*	*6*	*17,1*		*13*	*22*	*62,9*		*26*	*9*	*25,7*	
Hamburg 9 (Anästh.)	*6*	*14*	*70,0*		*4*	*16*	*80,0*		*17*	*3*	*15,0*		*11*	*9*	*45,0*		*15*	*5*	*25,0*	
Lübeck 1 (Innere M.)	*3*	*17*	*85,0*		*--*	*20*	*100,0*		*18*	*2*	*10,0*		*10*	*10*	*50,0*		*13*	*7*	*35,0*	
Lübeck 2 (Chiurgie)	*--*	*5*	*100,0*		*--*	*5*	*100,0*		*2*	*3*	*60,0*		*1*	*4*	*80,0*		*--*	*5*	*100,0*	
Lübeck 3 (Anästh.)	*2*	*13*	*86,7*		*1*	*14*	*93,3*		*15*	*--*			*4*	*11*	*73,3*		*10*	*5*	*33,3*	
Rendsb. 1 (Anästh.)	*--*	*10*	*100,0*		*2*	*8*	*80,0*		*4*	*6*	*60,0*		*4*	*6*	*60,0*		*2*	*8*	*80,0*	
Familienstand																				
verheiratet	*20*	*105*	*84,0*		*18*	*107*	*85,6*		*104*	*21*	*16,8*		*57*	*68*	*54,4*		*74*	*51*	*40,8*	
ledig	*17*	*57*	*77,0*		*10*	*64*	*86,5*		*54*	*20*	*27,0*		*40*	*34*	*45,9*		*44*	*30*	*40,5*	
geschieden	*--*	*5*	*100,0*		*--*	*5*	*100,0*		*4*	*1*	*20,0*		*1*	*4*	*80,0*		*3*	*2*	*40,0*	
Kinder				*																
keine Kinder	28	96	77,4		13	111	89,5		96	28	22,6		63	61	49,2		69	55	44,4	
ein Kind u. mehr	9	71	88,8		15	65	81,3		66	14	17,5		35	45	56,3		52	28	35,0	
Religion																				
keine	19	75	79,8		13	81	86,2		71	23	24,5		45	49	52,1		55	39	41,5	
evangelisch	14	61	81,3		14	61	81,3		62	13	17,3		41	34	45,3		50	25	33,3	
katholisch	4	31	88,6		1	34	97,1		29	6	17,1		12	23	65,7		16	19	54,3	
Verluste letzte 12 Mon.	31	138	81,7		*23*	*146*	*86,4*		136	33	19,5		84	85	50,3		100	69	40,8	
Tod nein	6	29	82,9		*5*	*30*	*85,7*		26	9	25,7		14	21	60,0		21	14	40,0	
ja	25	164	86,8	**	*23*	*166*	*87,8*		*148*	*41*	*21,7*		89	100	52,9		108	81	42,9	*
Scheidung nein	12	3	20,0		*5*	*10*	*66,7*		*14*	*1*	*6,7*		9	6	40,0		13	2	13,3	
ja	36	114	76,0	**	23	127	84,7		117	33	22,0		72	78	52,0		94	56	37,3	
Umzug nein	1	53	98,1		5	49	90,7		45	9	16,7		26	28	51,9		27	27	50,0	
ja	29	155	84,2	**	25	159	86,4		*146*	*38*	*20,7*		90	94	51,1		108	76	41,3	
Abort nein	8	12	60,0		3	17	85,0		*16*	*4*	*20,0*		8	12	60,0		13	7	35,0	
ja																				
Professionelle Hilfen																				
Balintgruppe nein	30	144	82,8		*24*	*150*	*86,2*		139	35	20,1		83	91	52,3		101	73	42,0	
ja	7	23	76,7		*4*	*26*	*86,7*		23	7	23,3		15	15	50,0		20	10	33,3	
Therapie nein	22	137	86,2	**	21	138	86,8		121	38	23,9	*	79	80	50,3		90	69	43,4	
ja	15	30	66,7		7	38	84,4		41	4	8,9		19	26	57,8		31	14	31,1	
Problembewußtsein bez.Reanimation nein	*--*	*5*	*100,0*		*1*	*4*	*80,0*		*3*	*2*	*40,0*		*1*	*4*	*80,0*		*1*	*4*	*80,0*	
ja	*37*	*162*	*81,4*		*27*	*172*	*86,4*		*159*	*40*	*20,1*		*97*	*102*	*51,3*		*120*	*79*	*39,7*	
Problemlösungen bez. Reanimation nein	22	97	81,5		13	106	89,1		95	24	20,2		56	63	52,9		66	53	44,5	
ja	10	60	85,7		14	56	80,0		53	17	24,3		38	32	45,7		42	28	40,0	
Abgegebene Patientenbögen (Anzahl) nied.	16	84	84,0		12	88	88,0		77	23	23,0		49	51	51,0		53	47	47,0	
hoch	21	83	79,8		16	88	84,6		85	18	18,3		49	55	52,9		68	36	34,6	

Tab. 8.20 Unterschiede in den Entscheidungen anlässlich der Reanimationshandlungen (Stichprobe 705 Behandlungen) zwischen den Ärzteuntergruppen in Bezug auf die am Median dichotomisierten Gottschalk-Gleser Einzel- und Summenscores für Angst, Aggressivität und Hoffnung. Anzahl der Durchführungen (ja) und Nichtdurchführungen (nein) in N absolut und Durchführungen in relativ % für Medikamentengabe, EKG-Ableitung, Schrittmacheranlage, Defibrillationstherapie und Selbstbeteiligung des Notarztes an der Herzdruckmassage; *Kursivdruck* der Ergebnisse bei nicht erfüllten Voraussetzungen für Chi-Quadrat Test. Signifikanzniveau der Unterschiede im Chi-Quadrat Test in Spalte D: * = ≤ 0.05, ** = ≤ 0.01

		Medikation			D	EKG			D	Schrittmacher			D	Defibrillation			D	Selbstbeteil. an HDM			D
		nein	ja	%ja		nein	ja	%ja		nein	ja	%ja		nein	ja	%ja		nein	ja	%ja	
Angsteinzelscores																					
Todesangst	niedrig	25	163	86,7	*	*2*	*186*	*98,9*		*179*	*9*	*4,8*		84	104	55,3		107	81	43,1	
	hoch	8	148	94,6		*5*	*151*	*96,8*		*155*	*1*	*0,6*		64	92	59,0		95	61	39,1	
Verletz. angst	niedrig	20	177	89,8		*2*	*195*	*99,0*		*192*	*5*	*2,5*		85	112	56,9		136	61	31,0	**
	hoch	13	134	91,2		*5*	*142*	*96,6*		*142*	*5*	*3,4*		63	84	57,1		66	81	55,1	
Trenn. angst	niedrig	11	174	94,1	*	*3*	*182*	*98,4*		*175*	*10*	*5,4*		76	109	58,9		104	81	43,8	
	hoch	22	137	86,2		*4*	*155*	*97,5*		*159*	--	--		72	87	54,7		98	61	38,4	
Schuldangst	niedrig	20	177	89,8		*3*	*194*	*98,5*		*191*	*6*	*3,0*		83	114	57,9		130	67	34,0	**
	hoch	13	134	91,2		*4*	*143*	*97,3*		*143*	*4*	*2,7*		65	82	55,8		72	75	51,0	
Schamangst	niedrig	10	133	93,0		*2*	*141*	*98,6*		*139*	*4*	*2,8*		61	82	57,2		79	64	44,8	
	hoch	23	178	88,6		*5*	*196*	*97,5*		*195*	*6*	*3,0*		87	114	56,7		64	73	53,3	
diffuse Angst	niedrig	7	130	94,9	*	*5*	*132*	*96,4*		*132*	*5*	*3,6*		60	77	56,2		138	69	33,3	**
	hoch	26	181	87,4		*2*	*205*	*99,0*		*202*	*5*	*2,4*		88	119	57,5					
Aggress.-einzelscores																					
nach außen offene																					
Aggressivität	niedrig	14	130	90,3		*4*	*140*	*97,2*		*140*	*4*	*2,8*		66	78	54,2		75	69	47,9	*
	hoch	19	181	90,5		*3*	*197*	*98,5*		*194*	*6*	*3,0*		82	118	59,0		127	73	36,5	
nach außen verschlossene																					
Aggressivität	niedrig	25	138	84,7	**	*2*	*161*	*98,8*		*158*	*5*	*3,1*		73	90	55,2		92	71	43,6	
	hoch	8	173	95,6		*5*	*176*	*97,2*		*176*	*5*	*2,8*		75	106	58,6		110	71	39,2	
nach innen gerichtete																					
Aggressivität	niedrig	12	129	91,5		*4*	*137*	*97,2*		*138*	*3*	*2,1*		60	81	57,2		91	50	35,5	
	hoch	21	182	89,7		*3*	*200*	*98,5*		*196*	*7*	*3,4*						111	92	45,3	
ambivalente														66	79	54,5					
Aggressivität	niedrig	20	125	86,2	*	*5*	*140*	*96,6*		*114*	*1*	*0,7*		82	117	58,8		83	62	42,8	
	hoch	13	186	93,5		*2*	*197*	*99,0*		*190*	*9*	*4,5*						119	80	40,2	
Hoffnungseinzelscores																					
positve																					
Hoffnung	niedrig	9	132	93,6		*3*	*138*	*97,9*		*139*	*2*	*1,4*		58	83	58,9		64	77	54,6	**
	hoch	24	179	88,2		*4*	*199*	*98,0*		*195*	*8*	*3,9*		90	113	55,7		138	65	32,0	
negative																					
Hoffnung	niedrig	17	140	89,2		*3*	*154*	*98,1*		*15253,2*				69	88	56,1		84	73	46,5	
	hoch	16	171	91,4		*4*	*183*	*97,9*		*182*	*5*	*2,7*		79	108	57,8		118	69	36,9	
Summenscores																					
Gesamtangst	niedrig	16	135	89,4		*2*	*149*	*98,7*		*142*	*9*	*6,0*		69	82	54,3		78	73	48,3	*
	hoch	17	176	91,2		*5*	*188*	*97,4*		*192*	*1*	*0,5*		79	114	59,1		124	69	35,8	
Gesamt-																					
aggressivität	niedrig	17	118	87,4		*5*	*130*	*96,3*		*130*	*5*	*3,7*		63	72	53,3		81	54	40,0	
	hoch	16	193	92,3		*2*	*207*	*99,0*		*204*	*5*	*2,4*		85	124	59,3		121	88	42,1	
Gesamt-																					
hoffnung	niedrig	8	130	94,2		*3*	*135*	*97,8*		*135*	*3*	*2,2*		57	81	58,7		63	75	54,3	**
	hoch	25	181	87,9	*	*4*	*202*	*98,1*		*199*	*7*	*3,4*		91	115	55,8		139	67	32,5	

Tab. 8.21 Unterschiede in den Entscheidungen anlässlich der Reanimationshandlungen (Stichprobe 705 Behandlungen) zwischen den Ärzteuntergruppen in Bezug auf die am Median dichotomisierten Gottschalk-Gleser Einzel- und Summenscores für Angst, Aggressivität und Hoffnung. Anzahl der Durchführungen (ja) und Nichtdurchführungen (nein) in N absolut und Durchführungen in relativ % für Selbstbeteiligung des Notarztes an der Beatmung, der Medikamentengabe, der Umlagerung des Patienten sowie für die dichotomisierten Scores der medizinische Handlungen (Anwendungsscore) und der ärztlichen Selbstbeteiligung an der Behandlung (Aktivitätsscore); *Kursivdruck* der Ergebnisse bei nicht erfüllten Voraussetzungen für Chi-Quadrat Test. Signifikanzniveau der Unterschiede im Chi-Quadrat Test in Spalte D: * = ≤ 0.05, ** = ≤ 0.01

		Selbstbeteil. an Beatmung			D	Selbstbeteil. an Medikation			D	Selbstbeteil. Umlagerung			D	Anwendungs-score			D	Aktivitätsscore			D	Interaktionen mit Sit-/Pat-variablen (für Scores)
		nein	ja	%ja		nein	ja	%ja		nein	ja	%ja		nied	hoch	%h		nied	hoch	%h		
Angsteinzelscores																						
Todesangst	niedrig	36	152	80,9		30	158	84,0		151	37	19,7		88	100	53,2		111	77	41,0		
	hoch	35	121	77,6		14	142	91,0		116	40	25,6		66	90	57,5		86	70	44,9		
Verletz. angst	niedrig	37	160	81,2		23	174	88,3		157	40	20,3		87	110	55,8		129	68	34,5	**	
	hoch	34	113	76,9		21	126	85,7		110	37	25,2		67	80	54,4		68	79	53,7		
Trenn. angst	niedrig	46	139	75,1	*	19	166	89,7		146	39	21,1		76	109	58,9		108	77	41,6		
	hoch	25	134	84,3		25	134	84,3		121	38	23,9		78	81	50,9		89	70	44,0		
Schuldangst	niedrig	34	163	82,7		24	173	87,8		154	34	21,8		84	113	57,4		122	75	38,1	*	
	hoch	37	110	74,8		20	127	86,4		113	34	23,1		70	77	52,4		75	72	49,0		
Schamangst	niedrig	25	118	82,5		15	128	89,5		105	38	26,6		62	81	56,6		74	69	48,3		
	hoch	46	155	77,1		29	172	85,6		162	39	19,4		92	109	54,2		123	78	38,8		
diffuse Angst	niedrig	22	115	83,9		12	125	91,2		103	34	24,8		61	76	55,5		65	72	52,6	**	
	hoch	49	158	76,3		32	175	84,5		164	43	20,8		93	114	55,1		132	75	36,2		
Aggress.-einzelscores																						
nach außen offene																						
Aggressivität	niedrig	18	126	87,5	**	18	126	87,5		114	30	20,8		67	77	53,5		72	72	50,0	*	
	hoch	53	147	73,5		26	174	87,0		153	47	23,5		87	113	56,5		125	75	37,5		
nach außen verschlossene																						
Aggressivität	niedrig	32	131	80,4		30	133	81,6	**	128	35	21,5		77	86	52,8		95	68	41,7		
	hoch	39	142	78,5		14	167	92,3		139	42	23,2		77	104	57,5		102	79	43,6		
nach innen gerichtete																						
Aggressivität	niedrig	25	116	82,3		18	123	87,2		111	30	21,3		65	76	53,9		82	59	41,8		
	hoch	46	157	77,3		26	177	87,2		156	47	23,2		89	114	56,2		115	88	43,3		
ambivalente																						
Aggressivität	niedrig	31	114	78,6		24	121	83,4		115	30	20,7		72	73	50,3		87	58	40,0		
	hoch	40	159	79,9		20	179	89,9		152	47	23,6		82	117	58,8		110	89	44,7		
Hoffnungseinzelscores																						
positve																						
Hoffnung	niedrig	18	123	87,2	**	15	126	89,4		97	44	31,2	**	59	82	58,2		57	84	59,6	**	
	hoch	53	150	73,9		29	174	85,7		170	33	16,3		95	108	53,2		140	63	31,0		
negative																						
Hoffnung	niedrig	28	129	82,2		23	134	85,4		124	33	21,0		72	85	54,1		85	72	45,9		
	hoch	43	144	77,0		21	166	88,8		143	44	23,5		82	105	56,1		112	75	40,1		
Summenscores																						
Gesamtangst	niedrig																					
	hoch	26	125	82,8		21	130	86,1		120	31	20,5		70	81	53,6		86	65	43,0		
		45	148	76,7		23	170	88,1		147	46	23,8		84	109	56,5		111	82	42,5		
Gesamtaggressvität																						
	niedrig	26	109	80,7		24	111	82,2	*	107	28	20,7		67	68	50,4		81	54	40,0		
	hoch	45	164	78,5		20	189	90,4		160	49	23,4		97	122	58,4		116	93	44,5		
Gesamt-hoffnung	niedrig	18	120	87,0	**	14	124	89,9		96	42	30,4	**	58	80	58,0		56	82	59,4	**	sign. nur für Fälle mit erfolglosen Reanimat. zuvor
	hoch	53	153	74,3		30	176	85,4		171	35	17,0		96	110	53,4		141	65	31,6		

Tab. 8.22 Unterschiede in den Entscheidungen anlässlich der Reanimationshandlungen (Stichprobe 315 Behandlungen) zwischen den Ärzteuntergruppen in Bezug auf die am Median dichotomisierten Gottschalk-Gleser Einzel- und Summenscores für Angst, Aggressivität und Hoffnung. Anzahl der Durchführungen (ja) und Nichtdurchführungen (nein) in N absolut und Durchführungen in relativ % für Medikamentengabe, EKG-Ableitung, Schrittmacheranlage, Defibrillationstherapie und Selbstbeteiligung des Notarztes an der Herzdruckmassage; *Kursivdruck* der Ergebnisse bei nicht erfüllten Voraussetzungen für Chi-Quadrat Test. Signifikanzniveau der Unterschiede im Chi-Quadrat Test in Spalte D: * = ≤ 0.05, ** = ≤ 0.01

		Medikation			D	EKG			D	Schrittmacher			D	Defibrillation			D	Selbstbeteil. an HDM			D
		nein	ja	%ja		nein	ja	%ja		nein	ja	%ja		nein	ja	%ja		nein	ja	%ja	
Angsteinzelscores																					
Todesangst	niedrig	15	69	82,1	*	*2*	*82*	*97,6*		*82*	*2*	*2,4*		39	45	53,6		50	34	40,5	
	hoch	5	80	94,1		*2*	*83*	*97,6*		*83*	*2*	*2,4*		40	45	52,9		48	37	43,5	
Verletz. angst	niedrig	11	74	87,1		*4165*		--		*165*	*4*	--		*79*	*90*	--		*98*	*71*	--	
	hoch	9	75	89,3		--	--	--		--	--	--		--	--	--		--	--	--	
Trenn. angst	niedrig	7	77	91,7		*4165*		--		*1654*	--			*79*	*90*	--		*98*	*71*	--	
	hoch	13	72	84,7		--	--	--		--	--	--		--	--	--		--	--	--	
Schuldangst	niedrig	11	74	87,1		*4165*		--		*165*	*4*	--		*79*	*90*	--		*98*	*71*	--	
	hoch	9	75	89,3		--	--	--		--	--	--		--	--	--		--	--	--	
Schamangst	niedrig	11	74	87,1		*2*	*83*	*97,6*		*82*	*3*	*3,5*		40	45	52,9		48	37	43,5	
	hoch	9	75	89,3		*2*	*82*	*97,6*		*83*	*1*	*1,2*		39	45	53,6		50	34	40,5	
diffuse Angst	niedrig	4	80	95,2	**	*4165*		--		*165*	*4*	--		*79*	*90*	--		*98*	*71*	--	
	hoch	16	69	81,2		--	--	--		--	--	--		--	--	--		--	--	--	
Aggress.-einzelscores																					
nach außen offene Aggressivität	niedrig	10	74	88,1		*3*	*81*	*96,4*		*82*	*2*	*2,4*		41	43	51,2		50	34	40,5	
	hoch	10	75	88,2		*1*	*84*	*98,8*		*83*	*2*	*2,4*		38	47	55,3		48	37	43,5	
nach außen verschlossene Aggressivität	niedrig	16	68	81,0	**	*2*	*82*	*97,6*		*80*	*4*	*4,8*		39	45	53,6		46	38	45,2	
	hoch	4	81	95,3		*2*	*83*	*97,6*		*85*	--			40	45	52,9		52	33	38,8	
nach innen gerichtete Aggressivität	niedrig	9	76	89,4		*3*	*82*	*96,5*		*84*	*1*	*1,2*		44	41	48,2		58	27	31,8	**
	hoch	11	73	86,9		*1*	*83*	*98,8*		*81*	*3*	*3,6*		35	49	58,3		40	44	52,4	
ambivalente Aggressivität	niedrig	14	71	83,5		*3*	*82*	*96,5*		*84*	*1*	*1,2*		43	42	49,4		53	32	37,6	
	hoch	6	78	92,9		*1*	*83*	*98,8*		*81*	*3*	*3,6*		36	48	57,1		45	39	46,4	
Hoffnungseinzelscores																					
positve Hoffnung	niedrig	6	78	92,9		*2*	*82*	*97,6*		*83*	*1*	*1,2*		37	47	56,0		41	43	51,3	*
	hoch	14	71	83,5		*2*	*83*	*97,6*		*82*	*3*	*3,5*		42	43	50,6		57	28	32,9	
negative Hoffnung	niedrig	10	74	88,1		*2=82*		*97,6*		*80*	*4*	*4,8*		38	46	54,8		44	40	47,6	
	hoch	10	75	88,2		*2*	*83*	*97,6*		*85*	--			41	44	51,8		54	31	36,5	
Summenscores	niedrig	11	74	87,1		*2*	*83*	*97,6*		*81*	*4*	*4,7*		42	43	50,6		44	41	48,2	
	hoch	9	75	89,3		*2*	*82*	*97,6*		*84*	--			37	47	56,0		54	30	35,7	
Gesamt-aggressivität	niedrig	10	74	88,1		*3*	*81*	*96,4*		*80*	*4*	*4,8*		37	47	56,0		54	30	35,7	
	hoch	10	75	88,2		*1*	*84*	*89,8*		*85*	--			42	43	50,6		44	41	48,2	
Gesamt-hoffnung	niedrig	5	79	94,0	*	*1*	*83*	*98,8*		*83*	*1*	*1,2*		33	51	60,7		40	44	52,4	**
	hoch	15	70	82,4		*3*	*82*	*96,5*		*82*	*3*	*3,5*		46	39	45,9		58	27	31,8	

Tab. 8.23 Unterschiede in den Entscheidungen anlässlich der Reanimationshandlungen (Stichprobe 315 Behandlungen) zwischen den Ärzteuntergruppen in Bezug auf die am Median dichotomisierten Gottschalk-Gleser Einzel- und Summenscores für Angst, Aggressivität und Hoffnung. Anzahl der Durchführungen (ja) und Nichtdurchführungen (nein) in N absolut und Durchführungen in relativ % für Selbstbeteiligung des Notarztes an der Beatmung, der Medikamentengabe, der Umlagerung des Patienten sowie für die dichotomisierten Scores der medizinische Handlungen (Anwendungsscore) und der ärztlichen Selbstbeteiligung an der Behandlung (Aktivitätsscore); *Kursivdruck* der Ergebnisse bei nicht erfüllten Voraussetzungen für Chi-Quadrat Test. Signifikanzniveau der Unterschiede im Chi-Quadrat Test in Spalte D: * = ≤ 0.05, ** = ≤ 0.01

		Selbstbeteil. an Beatmung			D	Selbstbeteil. an Medikation			D	Selbstbeteil. Umlagerung			D	Anwendungs-score			D	Aktivitätsscore			D
		nein	ja	%ja		nein	ja	%ja		nein	ja	%ja		nied	hoch	%h		nied	hoch	%h	
Angsteinzelscores																					
Todesangst	niedrig	21	63	75,0		19	65	77,4	*	71	13	15,5		41	43	51,3		59	25	29,8	**
	hoch	13	72	84,7		8	77	90,6		63	22	25,9		41	44	51,8		40	45	52,9	
Verletz. angst	niedrig	*34135*		--		*27142*		--		*134*	*35*	--		*82*	*87*	--		*99*	*70*	--	
	hoch	--	--	--		--	--	--		--	--	--		--	--	--		--	--	--	
Trenn. angst	niedrig	*34135*		--		*27142*		--		*13435--*				*82*	*87*	--		*99*	*70*	--	
	hoch	--	--	--		--	--	--		--	--	--		--	--	--		--	--	--	
Schuldangst	niedrig	*34135*		--		*27142*		--		*13435--*				*82*	*87*	--		*99*	*70*	--	
	hoch	--	--	--		--	--	--		--	--	--		--	--	--		--	--	--	
Schamangst	niedrig	17	68	80,0		14	71	83,5		65	20	23,5		42	43	50,6		51	34	40,0	
	hoch	17	67	79,8		13	71	84,5		69	15	17,9		40	44	52,4		48	36	42,9	
diffuse Angst	niedrig	*34135*		--		*27142*		--		*134*	*35*	--		*82*	*87*	--		*99*	*70*	--	
	hoch	--	--	--		--	--	--		--	--	--		--	--	--		--	--	--	
Aggress.-einzelscores																					
nach außen offene Aggressivität	niedrig	12	72	85,7		13	71	84,5		63	21	25,0		42	42	50,0		47	37	44,0	
	hoch	22	63	74,1		14	71	83,5		71	14	16,5		40	45	52,9		52	33	38,8	
nach außen verschlossene Aggressivität	niedrig	20	64	76,2		20	64	76,2	**	70	14	16,7		41	43	51,2		54	30	35,7	
	hoch	14	71	83,5		7	78	91,8		64	21	24,7		41	44	51,8		45	40	47,1	
nach innen gerichtete Aggressivität	niedrig	14	71	83,5		12	73	85,9		73	12	14,1	*	45	40	47,1		54	31	36,5	
	hoch	20	64	76,2		15	69	82,1		61	23	27,4		37	47	56,0		45	39	46,4	
ambivalente Aggressivität	niedrig	19	66	77,6		17	68	80,0		74	11	12,9	*	46	39	45,9		59	26	30,6	**
	hoch	15	69	82,1		10	74	88,1		60	24	28,6		36	48	57,1		40	44	52,4	
Hoffnungseinzelscores																					
positve Hoffnung	niedrig	14	70	83,3		11	73	86,9		58	26	31,0	**	37	47	56,0		37	47	56,0	**
	hoch	20	65	76,5		16	69	81,2		76	9	10,6		45	40	47,1		62	23	27,1	
negative Hoffnung	niedrig	20	64	76,2		16	68	81,0		67	17	20,2		39	45	53,6		48	36	42,9	
	hoch	14	71	83,5		11	74	87,1		67	18	21,2		43	42	49,4		51	34	40,0	
Summenscores																					
Gesamtangst	niedrig	20	65	76,5		15	70	82,4		73	12	14,1	*	43	42	49,4		54	31	36,3	
	hoch	14	70	83,3		12	72	85,7		61	23	27,4		39	45	53,6		45	39	46,4	
Gesamtaggressvität	niedrig	20	64	76,2		13	71	84,5		68	16	19,0		39	45	53,6		52	32	38,1	
	hoch	14	71	83,5		14	71	83,5		66	19	22,4		43	42	49,4		47	38	44,7	
Gesamt-hoffnung	niedrig	18	66	78,6		10	74	88,1		61	23	27,4	*	34	50	59,5	*	45	39	46,4	
	hoch	16	69	81,2		17	68	80,0		73	12	14,1		48	37	43,5		54	31	36,5	

Tab. 8.24 Unterschiede in den Entscheidungen anlässlich der Reanimationshandlungen zwischen den Reanimationssituationsuntergruppen (Stichprobe 705 Behandlungen). Anzahl der Durchführungen (ja) und Nichtdurchführungen (nein) in N absolut und Durchführungen in relativ % für Medikamentengabe, EKG-Ableitung, Schrittmacheranlage, Defibrillationstherapie und Selbstbeteiligung des Notarztes an der Herzdruckmassage; *Kursivdruck* der Ergebnisse bei nicht erfüllten Voraussetzungen für Chi-Quadrat Test. Signifikanzniveau der Unterschiede im Chi-Quadrat Test in Spalte D: * = ≤ 0.05, ** = ≤ 0.01

	Medikation			D	EKG			D	Schrittmacher			D	Defibrillation			D	Selbstbeteil. an HDM			D
	nein	ja	%ja		nein	ja	%ja		nein	ja	%ja		nein	ja	%ja		nein	ja	%ja	
Einsatzjahreszeit				**																
März - Mai	7	106	93,8		*3*	*110*	*97,3*		*110*	*3*	*2,7*		46	67	59,3		62	51	45,1	
Juni - Aug.	5	97	95,1		*1*	*101*	*99,0*		*95*	*7*	*6,9*		46	56	54,9		55	47	46,1	
Sept. - Nov.	3	85	96,6		*1*	*87*	*98,9*		*84*	*4*	*4,5*		33	55	62,5		54	34	38,6	
Dez. - Feb.	21	93	81,6		*2*	*112*	*98,2*		*114*	--			51	63	55,3		65	49	43,0	
Ausrückzeit																				
bis 12 Uhr 30	18	160	89,9		*4*	*174*	*97,4*		173	5	2,8		78	100	56,2		108	70	39,3	
nach 12 Uhr 30	16	196	92,5		*3*	*209*	*98,6*		204	8	3,8		87	125	59,0		115	97	45,8	
Schicht																				
Tagschicht	25	224	90,0		*4*	*245*	*98,4*		*238*	*11*	*4,4*		109	140	56,2		142	107	43,0	
Nachtschicht	10	131	92,9		*1*	*140*	*99,3*		*139*	*2*	*1,4*		57	84	59,2		84	57	40,4	
24-Stundenschicht	1	26	96,3		*2*	*25*	*92,6*		*26*	*1*	*3,7*		10	17	63,0		11	16	59,3	
Fehlfahrten																				
bis zu 2 Fehlfahrt.	17	117	87,3		*3*	*131*	*97,8*		*128*	*6*	*4,5*		52	82	61,2		82	52	38,8	
2 Fehlfahrten +	19	249	92,9		*4*	*264*	*98,5*		*260*	*8*	*3,0*		118	150	56,0		148	120	44,8	
Tote in der Schicht																*				
keine Toten	25	232	90,3		*3*	*254*	*98,4*		*245*	*12*	*4,7*		103	154	59,9		153	104	40,5	
ein + mehr Tote	8	91	91,9		*2*	*97*	*98,0*		*99*	--			52	47	47,5		51	48	48,5	
Erfolgreiche Reanimat.																				
in der Schicht keine	29	237	89,1		*5*	*261*	*98,1*		*257*	*9*	*3,4*		122	144	54,1		155	111	41,7	
eine+	2	31	93,9		--	*33*	*100,0*		*32*	*1*	*3,0*		14	19	57,6		16	17	51,5	
Erfolglose Reanimat.																				
in der Schicht keine	27	208	88,5		*4*	*231*	*98,3*		*225*	*10*	*4,3*		105	130	55,3		140	95	40,4	
eine+	3	60	95,1		--	*63*	*100,0*		*63*	--			30	33	52,4		33	30	47,6	
Gedanken, Pat. sei...																				
nicht rea-bedürftig	16	195	92,4		*3*	*208*	*98,6*		*203*	*8*	*3,8*		85	126	59,7		119	92	43,6	
rea-bedürftig	19	182	90,5		*4*	*197*	*98,0*		*195*	*6*	*3,0*		90	111	55,2		117	84	41,8	
Vorstellung b. Anfahrt																				
weniger schlimm	11	169	93,9		*5*	*175*	*97,4*		*17463,3*				76	104	57,8		106	74	41,1	
gleich	15	159	91,4		*1*	*173*	*99,4*		*168*	*6*	*3,4*		73	101	58,0		96	78	44,8	
schlimmer	2	28	95,0		*1*	*39*	*97,5*		*38*	*2*	*5,0*		17	23	57,5		22	18	45,0	
Anspannung b. Anfahrt																				
garnicht	11	108	90,8		*1*	*118*	*99,2*		*115*	*4*	*3,4*		48	71	59,7		66	53	44,5	
leicht	17	166	90,7		*2*	*181*	*98,9*		*175*	*8*	*4,4*		78	105	57,4		109	74	40,4	
mittel	6	92	93,9		*3*	*95*	*96,9*		*96*	*2*	*2,0*		39	59	60,2		55	43	43,9	
stark	2	15	88,2		*1*	*16*	*94,1*		*17*	--			10	7	41,2		6	11	64,7	
Fundort des Patienten I																				
Haus des Patienten	*26*	*233*	*90,0*		*4*	*255*	*98,5*		254	5	1,9		*118*	*141*	*54,4*		*153*	*106*	*40,9*	
Arbeitsplatz	--	*14*	*100,0*		--	*14*	*100,0*		12	2	14,5		*6*	*8*	*57,1*		*7*	*7*	*50,0*	
unter freiem Himmel	*3*	*49*	*94,1*		*2*	*50*	*96,2*		50	2	3,8		*23*	*29*	*55,8*		*26*	*26*	*50,0*	
öffentliche Gebäude	--	*18*	*100,0*		--	*18*	*100,0*		18	--			*2*	*16*	*88,9*		*12*	*6*	*33,3*	
NAW/RTW/KTW	*6*	*37*	*86,0*		--	*43*	*100,0*		40	3	7,0		*20*	*23*	*53,5*		*21*	*22*	*51,2*	
Fahrzeuge	--	*7*	*100,0*		--	*7*	*100,0*		7	--			--	*7*	*100,0*		*5*	*2*	*28,6*	
Med. Einrichtung	--	*11*	*100,0*		*1*	*10*	*90,9*		10	1	9,1		*4*	*7*	*63,6*		*7*	*4*	*36,4*	
Pflegeinrichtung	--	*2*	*100,0*		--	*2*	*100,0*		2	--			*1*	*1*	*50,0*		*1*	*1*	*50,0*	
sonstige Häuser	*1*	*8*	*88,9*		--	*9*	*100,0*		8	1	11,1		*2*	*7*	*77,8*		*4*	*5*	*55,6*	
Fundort des Pat. II												*								
Haus des Patienten	26	233	90,0		*4*	*255*	*98,5*		254	5	1,9		118	141	54,4		153	106	40,9	
Öffentlichkeit	10	146	93,6		*3*	*153*	*98,1*		147	9	5,8		58	98	62,8		83	73	46,8	
Anwesenheit Familien-mitglieder																				
keines	12	128	91,4		*2*	*138*	*98,6*		*133*	*7*	*5,0*		62	78	55,7		84	56	40,0	
ein Mitglied	20	184	90,2		*4*	*200*	*98,0*		*200*	*4*	*2,0*		86	118	57,8		111	93	45,6	
zwei Mitglieder	4	62	93,9		--	*66*	*100,0*		*63*	*3*	*4,5*		24	42	63,6		39	27	40,9	
drei Mitglieder	--	2	100,0		--	*2*	*100,0*		*2*	--			1	1	50,0		--	2	100,0	
Anwesenheit Ehe/ Lebenspartner nein	15	175	92,1		*3*	*187*	*98,4*		*183*	*7*	*3,7*		84	106	55,8		113	77	40,5	
ja	21	202	90,6		*3*	*220*	*98,7*		*216*	*7*	*3,1*		90	133	59,6		122	101	45,3	

Tab. 8.25 Unterschiede in den Entscheidungen anlässlich der Reanimationshandlungen zwischen den Reanimationssituationsuntergruppen (Stichprobe 705 Behandlungen). Anzahl der Durchführungen (ja) und Nichtdurchführungen (nein) in N absolut und Durchführungen in relativ % für Selbstbeteiligung des Notarztes an der Beatmung, der Medikamentengabe, der Umlagerung des Patienten sowie für die dichotomisierten Scores der medizinische Handlungen (Anwendungsscore) und der ärztlichen Selbstbeteiligung an der Behandlung (Aktivitätsscore); *Kursivdruck* der Ergebnisse bei nicht erfüllten Voraussetzungen für Chi-Quadrat Test. Signifikanzniveau der Unterschiede im Chi-Quadrat Test in Spalte D: * = ≤ 0.05, ** = ≤ 0.01

	Selbstbeteil. an Beatmung			D	Selbstbeteil. an Medikation			D	Selbstbeteil. Umlagerung			D	Anwendungs-score			D	Aktivitätsscore			D	Interaktionen mit Pat-/Arzt-variablen (für Scores)
	nein	ja	%ja		nein	ja	%ja		nein	ja	%ja		nied	hoch	%h		nied	hoch	%h		
Einsatzjahreszeit								**													
März - Mai	20	93	82,3		12	101	89,4		91	22	19,5		48	65	57,5		62	51	45,1		
Juni - Aug.	13	89	87,3		8	94	92,2		73	29	28,4		45	57	55,9		49	53	52,0		
Sept. - Nov.	24	64	72,7		4	84	95,5		68	20	22,7		33	55	62,5		50	38	43,2		
Dez. - Feb.	20	94	82,5		23	91	79,8		84	30	26,3		56	58	50,9		68	46	40,4		
Ausrückzeit																					
bis 12 Uhr 30	33	145	81,5		22	156	87,6		141	37	20,8		82	96	53,9		106	72	40,4		
nach 12 Uhr 30	41	171	80,7		22	190	89,6		161	51	24,1		89	123	58,0		111	101	47,6		
Schicht																					
Tagschicht	49	200	80,3		30	219	88,0		186	63	25,3		113	136	54,6		134	115	46,2		
Nachtschicht	26	115	81,6		16	125	88,7		111	30	21,3		59	82	58,2		85	56	39,7		
24-Stundenschicht	2	25	92,5		1	26	96,3		20	7	25,9		10	17	63,0		11	16	59,3		
Fehlfahrten								*													
bis zu 2 Fehlfahrt.	29	105	78,4		22	112	83,6		103	31	23,1		565	78	58,2		79	55	41,0		
2 Fehlfahrten +	48	220	82,1		25	243	90,7		205	63	23,5		120	148	55,2		147	121	45,1		
Tote in der Schicht				*																	
keine Toten	60	197	76,7		34	223	86,8		209	48	18,7		109	148	57,6		158	99	38,5		
ein + mehr Tote	13	86	86,9		9	90	90,9		76	23	23,2		52	47	47,5		50	49	49,5		
Erfolgreiche Reanimat. in der Schicht keine	54	212	79,9		34	232	87,2		212	54	20,3		128	138	51,9		156	110	41,4		
eine+	7	26	78,8		5	28	84,8		25	8	24,2		14	19	57,6		19	14	42,4		
Erfolglose Reanimat. in der Schicht keine	52	183	77,9		*34*	*201*	*85,5*		187	48	20,4		111	124	52,8		145	90	38,3	*	sign. für Anäst. Abteilungen, für Klinik AKSG, für Ärzte mit Berufserfahrung
eine+	7	56	88,9		*3*	*60*	*95,2*		50	13	20,6		30	33	52,4		30	33	52,4		
Gedanken, Pat. sei...																					
nicht rea-bedürftig	42	169	80,1		23	188	89,1		166	45	21,3		88	123	58,3		120	91	43,1		
rea- bedürftig	35	166	82,6		24	177	88,1		149	52	25,9		93	108	53,7		109	92	45,8		
Vorstellung b. Anfahrt																					
weniger schlimm	28	152	84,4		15	165	91,7		133	47	26,1		78	102	56,7		95	85	47,2		
gleich	32	142	81,6		20	154	88,5		134	40	23,0		75	99	56,9		95	79	45,4		
schlimmer	11	29	72,5		5	35	87,5		31	9	22,5		16	24	60,0		25	15	37,5		
Anspannung b. Anfahrt																					
gar nicht	19	100	84,0		12	106	89,1		93	26	21,8		49	70	58,8		64	55	46,2		
leicht	44	139	76,0		19	164	89,6		140	43	23,5		83	100	54,6		107	76	41,5		
mittel	11	87	88,8		10	88	89,8		72	26	26,5		39	59	60,2		51	47	48,0		
stark	3	14	82,4		5	12	70,6		12	5	29,4		10	7	41,2		8	9	52,9		
Fundort des Patienten I																					
Haus des Patienten	*47*	*212*	*81,9*		*31*	*228*	*88,0*		*194*	*65*	*25,1*		*124*	*135*	*52,1*		*144*	*115*	*44,4*		
Arbeitsplatz	*2*	*12*	*85,7*		*1*	*13*	*92,9*		*14*	*--*			*6*	*8*	*57,1*		*8*	*6*	*42,9*		
unter freiem Himmel	*8*	*44*	*84,6*		*7*	*45*	*86,5*		*36*	*16*	*30,8*		*23*	*29*	*55,8*		*26*	*26*	*50,0*		
öffentliche Gebäude	*7*	*11*	*61,1*		*--*	*18*	*100,0*		*13*	*5*	*27,8*		*2*	*16*	*88,9*		*11*	*7*	*38,9*		
NAW/RTW/KTW	*9*	*34*	*79,1*		*6*	*37*	*86,0*		*37*	*6*	*14,0*		*19*	*24*	*55,8*		*25*	*18*	*41,9*		
Fahrzeuge	*--*	*7*	*100,0*		*--*	*7*	*100,0*		*6*	*1*	*14,3*		*--*	*7*	*100,0*		*4*	*3*	*42,9*		
Med. Einrichtung	*2*	*9*	*81,8*		*--*	*11*	*100,0*		*7*	*4*	*36,4*		*4*	*7*	*63,6*		*6*	*5*	*45,5*		
Pflegeinrichtung	*1*	*1*	*50,0*		*--*	*2*	*100,0*		*2*	*--*			*1*	*1*	*50,0*		*1*	*1*	*50,0*		
sonstige Häuser	*--*	*9*	*100,0*		*2*	*7*	*77,8*		*6*	*3*	*33,3*		*3*	*6*	*66,7*		*4*	*5*	*55,6*		
Fundort des Pat. II																*					signifikant nur für Klinik AKSG, andere: n.s.
Haus des Patienten	47	212	81,9		31	228	88,0		194	65	25,1		124	135	52,1		144	115	44,4		
Öffentlichkeit	29	127	81,4		16	140	89,7		121	35	22,4		58	98	62,8		85	72	45,5		
Anwesenheit Familien-mitglieder																					
keines	*32*	*108*	*77,1*		*17*	*123*	*87,9*		*111*	*29*	*20,7*		*62*	*78*	*55,7*		*85*	*55*	*39,3*		
ein Mitglied	*36*	*168*	*82,4*		*24*	*180*	*88,2*		*149*	*55*	*27,0*		*91*	*113*	*55,4*		*106*	*98*	*48,0*		
zwei Mitglieder	*8*	*58*	*87,9*		*5*	*61*	*92,4*		*52*	*14*	*21,2*		*25*	*41*	*62,1*		*36*	*30*	*45,5*		
drei Mitglieder	*--*	*2*	*100,0*		*--*	*2*	*100,0*		*1*	*1*	*50,0*		*1*	*1*	*50,0*		*--*	*2*	*100,0*		
Anwesenheit Ehe/ Lebenspartner nein	43	147	77,4		22	168	88,4		145	45	23,7		85	105	55,3		111	79	41,6		
ja	34	189	84,8		24	199	89,2		169	54	24,2		95	128	57,4		117	106	47,5		

Tab. 8.26 Unterschiede in den Entscheidungen anlässlich der Reanimationshandlungen (Stichprobe 315 Behandlungen) zwischen den Reanimationssituationsuntergruppen. Anzahl der Durchführungen (ja) und Nichtdurchführungen (nein) in N absolut und Durchführungen in relativ % für Medikamentengabe, EKG-Ableitung, Schrittmacheranlage, Defibrillationstherapie und Selbstbeteiligung des Notarztes an der Herzdruckmassage; *Kursivdruck* der Ergebnisse bei nicht erfüllten Voraussetzungen für Chi-Quadrat Test. Signifikanzniveau der Unterschiede im Chi-Quadrat Test in Spalte D: * = ≤ 0.05, ** = ≤ 0.01

	Medikation			D	EKG			D	Schrittmacher			D	Defibrillation			D	Selbstbeteil. an HDM			D
	nein	ja	%ja		nein	ja	%ja		nein	ja	%ja		nein	ja	%ja		nein	ja	%ja	
Einsatzjahreszeit				**																
März - Mai	1	51	98,1		*2*	*50*	*96,2*		*51*	*1*	*1,9*		24	28	53,8		28	24	46,2	
Juni - Aug.	3	53	94,6		*1*	*55*	*98,2*		*52*	*4*	*7,1*		28	28	50,0		34	22	39,3	
Sept. - Nov.	1	38	97,4		*--*	*39*	*100,0*		*36*	*3*	*7,7*		16	23	59,0		22	17	43,6	
Dez. - Feb.	16	40	71,4		*1*	*55*	*98,2*		*56*	*--*			27	29	51,8		33	23	41,1	
Ausrückzeit																				
bis 12 Uhr 30	9	73	89,0		*2*	*80*	*97,6*		*78*	*4*	*4,9*		39	43	52,4		53	29	35,4	
nach 12 Uhr 30	11	94	89,5		*2*	*103*	*98,1*		*102*	*3*	*2,9*		51	54	51,4		55	50	47,6	
Schicht																				
Tagschicht	14	115	89,1		*4*	*125*	*96,9*		*122*	*7*	*5,4*		*62*	*67*	*51,9*		*79*	*50*	*38,8*	
Nachtschicht	7	61	89,7		*--*	*68*	*100,0*		*68*	*--*			*31*	*37*	*54,4*		*35*	*33*	*48,5*	
24-Stundenschicht	--	7			*--*	*7*	*100,0*		*6*	*1*	*14,3*		*2*	*5*	*71,4*		*4*	*3*	*42,9*	
Fehlfahrten																				**
bis zu 2 Fehlfahrt.	12	64	84,2		*3*	*73*	*96,1*		*73*	*3*	*3,9*		35	41	53,9		53	23	30,3	
2 Fehlfahrten +	9	115	92,7		*1*	*123*	*99,2*		*119*	*5*	*4,0*		60	64	51,6		63	61	49,2	
Tote in der Schicht																				
keine Toten	14	117	89,3		*3*	*128*	*97,7*		*124*	*7*	*5,3*		56	75	57,3		79	52	39,7	
ein + mehr Tote	6	41	87,2		*--*	*47*	*100,0*		*47*	*--*			27	20	42,6		22	25	53,2	
Erfolgreiche Reanimat. in der Schicht keine	*16*	*114*	*87,7*		*3*	*127*	*97,7*		*126*	*4*	*3,1*		63	67	51,5		72	58	44,6	
eine+	*2*	*16*	*88,9*		*--*	*18*	*100,0*		*17*	*1*	*5,6*		9	9	50,0		8	10	55,6	
Erfolglose Reanimat. in der Schicht keine	*15*	*102*	*87,2*		*3*	*114*	*97,7*		*112*	*5*	*4,3*		57	60	51,3		66	51	43,6	
eine+	*3*	*26*	*89,7*		*--*	*29*	*100,0*		*29*	*--*			16	13	44,8		16	13	44,8	
Gedanken, Pat. sei...																				
nicht rea-bedürftig	10	94	90,4		*2*	*102*	*98,1*		*98*	*6*	*5,8*		49	55	52,9		63	41	39,4	
rea-bedürftig	11	89	89,0		*2*	*98*	*98,0*		*98*	*2*	*2,0*		46	54	54,0		55	45	45,0	
Vorstellung b. Anfahrt																				
weniger schlimm	6	89	93,7		*3*	*92*	*96,8*		*90*	*5*	*5,3*		43	52	54,7		56	39	41,1	
gleich	9	70	88,6		*--*	*79*	*100,0*		*78*	*1*	*1,3*		36	43	54,4		43	36	45,6	
schlimmer	1	18	94,7		*1*	*18*	*94,7*		*17*	*2*	*10,5*		8	11	57,9		10	9	47,4	
Anspannung b. Anfahrt																				
garnicht	7	47	87,0		*1*	*53*	*98,1*		*51*	*3*	*5,6*		*26*	*28*	*51,9*		*32*	*22*	*40,7*	
leicht	8	76	90,5		*2*	*82*	*97,6*		*80*	*4*	*4,8*		*43*	*41*	*48,8*		*52*	*32*	*38,1*	
mittel	5	53	91,4		*1*	*57*	*98,3*		*57*	*1*	*1,7*		*22*	*36*	*62,1*		*29*	*29*	*50,0*	
stark	1	6	85,7		*--*	*7*	*100,0*		*7*	*--*			*3*	*4*	*57,1*		*4*	*3*	*42,9*	
Fundort des Patienten I																				
Haus des Patienten	*14*	*102*	*87,9*		*2*	*114*	*98,3*		*114*	*2*	*1,7*		*60*	*56*	*48,3*		*71*	*45*	*38,8*	
Arbeitsplatz	*--*	*8*	*100,0*		*--*	*8*	*100,0*		*7*	*1*	*12,5*		*5*	*3*	*37,5*		*2*	*6*	*75,0*	
unter freiem Himmel	*1*	*23*	*95,8*		*1*	*23*	*95,8*		*23*	*1*	*4,2*		*11*	*13*	*54,2*		*15*	*9*	*37,5*	
öffentliche Gebäude	*--*	*9*	*100,0*		*--*	*9*	*100,0*		*9*	*--*			*1*	*8*	*88,9*		*4*	*5*	*55,6*	
NAW/RTW/KTW	*5*	*20*	*80,0*		*--*	*25*	*100,0*		*22*	*3*	*12,0*		*12*	*13*	*52,0*		*12*	*13*	*52,0*	
Fahrzeuge	*--*	*5*	*100,0*		*--*	*5*	*100,0*		*5*	*--*			*--*	*5*	*100,0*		*3*	*2*	*40,0*	
Med. Einrichtung	*--*	*10*	*100,0*		*1*	*9*	*90,0*		*9*	*1*	*10,0*		*4*	*6*	*60,0*		*7*	*3*	*30,0*	
Pflegeeinrichtung	*--*	*2*	*100,0*		*--*	*2*	*100,0*		*2*	*--*			*1*	*1*	*50,0*		*1*	*1*	*50,0*	
sonstige Häuser	*1*	*4*	*80,0*		*--*	*5*	*100,0*		*5*	*--*			*1*	*4*	*80,0*		*3*	*2*	*40,0*	
Fundort des Pat. II																				
Haus des Patienten	14	102	87,0		*2*	*114*	*98,3*		*114*	*2*	*1,7*		60	56	48,3		71	45	38,8	
Öffentlichkeit	7	81	92,0		*2*	*86*	*97,7*		*82*	*6*	*6,8*		35	53	60,2		47	41	46,6	
Anwesenheit Familienmitglieder																				
keines	7	71	91,0		*2*	*76*	*97,4*		*74*	*4*	*5,1*		40	46	48,7		45	33	42,3	
ein Mitglied	12	86	87,8		*2*	*96*	*98,0*		*96*	*2*	*2,0*		46	52	53,1		57	41	41,8	
zwei Mitglieder	2	25	92,6		*--*	*27*	*100,0*		*25*	*2*	*7,4*		9	18	66,7		16	11	40,7	
Anwesenheit Ehe/ Lebenspartner nein	9	91	91,0		*2*	*98*	*98,0*		*96*	*4*	*4,0*		51	49	49,0		60	40	40,0	
ja	12	91	88,3		*2*	*101*	*98,1*		*99*	*4*	*3,9*		44	59	57,3		58	45	43,7	

Tab. 8.27 Unterschiede in den Entscheidungen anlässlich der Reanimationshandlungen (Stichprobe 315 Behandlungen) zwischen den Reanimationssituationsuntergruppen. Anzahl der Durchführungen (ja) und Nichtdurchführungen (nein) in N absolut und Durchführungen in relativ % für Selbstbeteiligung des Notarztes an der Beatmung, der Medikamentengabe, der Umlagerung des Patienten sowie für die dichotomisierten Scores der medizinische Handlungen (Anwendungsscore) und der ärztlichen Selbstbeteiligung an der Behandlung (Aktivitätsscore); *Kursivdruck* der Ergebnisse bei nicht erfüllten Voraussetzungen für Chi-Quadrat Test. Signifikanzniveau der Unterschiede im Chi-Quadrat Test in Spalte D: * = ≤ 0.05, ** = ≤ 0.01

	Selbstbeteil. an Beatmung			D	Selbstbeteil. an Medikation			D	Selbstbeteil. Umlagerung			D	Anwendungs-score			D	Aktivitätsscore			D
	nein	ja	%ja		nein	ja	%ja		nein	ja	%ja		nied	hoch	%h		nied	hoch	%h	
Einsatzjahreszeit								**												
März - Mai	13	39	75,0		4	48	92,3		44	8	15,4		25	27	51,9		31	21	40,4	
Juni - Aug.	8	48	85,7		6	50	89,3		44	12	21,4		27	29	51,8		32	24	42,9	
Sept. - Nov.	4	35	89,7		1	38	97,4		33	6	15,4		16	23	59,0		21	18	46,2	
Dez. - Feb.	12	44	78,6		17	39	69,6		40	16	28,6		30	26	46,4		36	20	25,7	
Ausrückzeit																				
bis 12 Uhr 30	16	66	80,5		12	70	85,4		66	16	19,5		41	41	50,0		54	28	34,1	
nach 12 Uhr 30	19	86	81,9		14	91	86,7		86	19	18,1		52	53	50,5		57	48	45,7	
Schicht																				
Tagschicht	25	104	80,6		*18*	*111*	*86,0*		104	25	19,4		*64*	*65*	*50,4*		*79*	*50*	*38,8*	
Nachtschicht	10	58	85,3		*10*	*58*	*85,3*		53	15	22,1		*32*	*36*	*52,9*		*38*	*30*	*44,1*	
24-Stundenschicht	2	5	71,4		*--*	*7*	*100,0*		5	2	28,6		*2*	*5*	*71,4*		*4*	*3*	*42,9*	
Fehlfahrten								*												
bis zu 2 Fehlfahrt.	18	58	76,3		16	60	78,9		59	17	22,4		38	38	50,0		52	24	31,6	
2 Fehlfahrten +	19	105	84,7		12	112	90,3		101	23	18,5		60	64	51,6		67	57	46,0	
Tote in der Schicht				**																*
keine Toten	32	99	75,6		20	111	84,7		109	22	16,8		59	72	55,0		88	43	32,8	
ein + mehr Tote	2	45	95,7		7	40	85,1		39	8	17,0		27	20	42,6		22	25	53,2	
Erfolgreiche Reanimat.																				
in der Schicht keine	24	106	81,5		*21*	*109*	*83,8*		*109*	*21*	*16,2*		66	64	49,2		81	49	37,7	
eine+	3	15	83,3		*3*	*15*	*83,3*		*16*	*2*	*11,1*		9	9	50,0		10	8	44,4	
Erfolglose Reanimat.				*																*
in der Schicht keine	25	92	78,6		*21*	*96*	*82,1*		*99*	*18*	*15,4*		60	57	48,7		78	39	33,3	
eine+	1	28	96,6		*3*	*26*	*89,7*		*24*	*5*	*17,2*		16	13	44,8		12	17	58,6	
Gedanken, Pat. sei...																				
nicht rea-bedürftig	20	84	80,8		14	90	86,5		85	19	18,3		50	54	51,9		66	38	36,5	
rea- bedürftig	17	83	83,0		14	86	86,0		77	23	23,0		48	52	52,0		55	45	45,0	
Vorstellung b. Anfahrt																				
weniger schlimm	16	79	83,2		9	86	90,5		73	22	23,1		45	50	52,6		53	42	44,2	
gleich	14	65	82,3		10	69	87,3		63	16	20,3		37	42	53,2		45	34	43,0	
schlimmer	3	16	84,2		4	15	78,9		15	4	21,1		7	12	63,2		12	7	36,8	
Anspannung b. Anfahrt																				
gar nicht	*9*	*45*	*83,3*		8	46	85,2		43	11	20,4		26	28	51,9		33	21	38,9	
leicht	*19*	*65*	*77,4*		9	75	89,3		67	17	20,2		46	38	45,2		51	33	39,3	
mittel	*9*	*49*	*84,5*		8	50	86,2		46	12	20,7		22	36	62,		32	26	44,8	
stark	*--*	*7*	*100,0*		3	4	57,1		6	1	14,3						5	2	28,6	
Fundort des Patienten I																				
Haus des Patienten	*20*	*96*	*82,8*		*18*	*98*	*84,5*		*86*	*30*	*25,9*		*63*	*53*	*45,7*		*69*	*47*	*40,5*	
Arbeitsplatz	*--*	*8*	*100,0*		*--*	*8*	*100,0*		*8*	*--*			*5*	*3*	*37,5*		*2*	*6*	*75,0*	
unter freiem Himmel	*7*	*17*	*70,8*		*4*	*20*	*83,3*		*20*	*4*	*16,7*		*11*	*13*	*54,2*		*18*	*6*	*25,0*	
öffentliche Gebäude	*2*	*7*	*77,8*		*--*	*9*	*100,0*		*7*	*2*	*22,2*		*1*	*8*	*88,9*		*4*	*5*	*55,6*	
NAW/RTW/KTW	*5*	*20*	*80,0*		*5*	*20*	*80,0*		*24*	*1*	*4,0*		*11*	*14*	*56,0*		*16*	*9*	*36,0*	
Fahrzeuge	*--*	*5*	*100,0*		*--*	*5*	*100,0*		*5*	*--*			*--*	*5*	*100,0*		*3*	*2*	*40,0*	
Med. Einrichtung	*2*	*8*	*80,0*		*--*	*10*	*100,0*		*7*	*3*	*30,0*		*4*	*6*	*60,0*		*6*	*4*	*40,0*	
Pflegeinrichtung	*1*	*1*	*50,0*		*--*	*2*	*100,0*		*2*	*--*			*1*	*1*	*50,0*		*1*	*1*	*50,0*	
sonstige Häuser	*--*	*5*	*100,0*		*1*	*4*	*80,0*		*3*	*2*	*40,0*		*2*	*3*	*60,0*		*2*	*3*	*60,0*	
Fundort des Pat. II												*				*				
Haus des Patienten	20	96	82,8		18	98	84,5		86	30	25,9		63	53	45,7		69	47	40,5	
Öffentlichkeit	17	71	80,7		10	78	88,6		76	12	13,6		35	53	60,2		52	36	40,9	
Anwesenheit Familien-mitglieder												*								
keines	18	60	76,9		10	68	87,2		69	9	11,5		40	38	48,7		50	28	35,9	
ein Mitglied	16	82	83,7		15	83	84,7		72	26	26,5		49□	49	50,0		54	44	44,9	
zwei Mitglieder	3	24	88,9		3	24	88,9		21	6	22,2		9	18	66,7		17	10	37,0	
Anwesenheit Ehe/ Lebenspartner nein	22	78	78,0		13	87	87,0		85	15	15,0		52	48	48,0		63	37	37,0	
ja	15	88	85,4		15	88	85,4		77	26	25,2		46	57	55,3		58	45	43,7	

Tab. 8.28 Unterschiede in den Entscheidungen anlässlich des Reanimationsabbruches (Reanimationszeiten) zwischen den Patientenuntergruppen. Mittlere Reanimationsdauer in Minuten (Min), Standardabweichung (S) und Anzahl der Fälle (N); mittlere Reanimationsdauer in Minuten und Anzahl der Fälle für Ärzte und Ärztinnen getrennt. Signifikanzniveau der Einflüsse von Faktor 1 (Patient) und Faktor 2 (Notarztgeschlecht) auf die Reanimationsdauer in den Spalten D1 und D2. Signifikanzniveau der Wechselwirkungen zwischen den Faktoren 1 und 2 sowie 1 und anderen Arzt- oder Situationsvariablen in den Spalten Wechselwirkungen: * = ≤ 0.05, ** = ≤ 0.01

	mittlere Reanimationsdauer			D 1	mittlere Reanimationsdauer Notärzte Notärztinnen				D 2	Wechsel wirkung Arztgeschlecht	Wechselwirkung andere Arzt- oder Situationsvariablen
	Min	S	N		Min	N	Min	N			
Patiententalter									**		
bis zu 66 Jahren	25,10	14,41	205		27,03	153	19,42	52			
66 Jahre und höher	22,83	14,18	200		23,81	141	20,49	59			
Patientengeschlecht									**		
männlich	24,00	14,33	290		25,59	212	19,67	78			
weiblich	23,66	14,35	122		25,27	84	20,11	38			
Beruf des Patienten									**		
Akademiker	22,86	13,80	7		25,00	6	10,00	1			
Angestellter	29,61	15,99	28		31,85	20	20,50	8			
Arbeiter	27,00	14,37	21		27,89	18	21,67	3			
Hausfrau	23,33	16,64	24		27,17	18	11,83	6			
Rentner	23,47	14,29	170		24,75	120	20,40	50			
Kind	40,00	10,49	6		40,00	6	–	–			
sonstige	19,56	11,87	18		19,21	14	20,75	4			
nicht erfragt	23,10	13,79	134		24,47	92	20,12	42			
Beruf des Patienten II									**		
Rentner	2,47	14,30	170		24,75	120	20,40	50			
übrige Berufe	25,77	15,22	104		27,89	82	17,86	22			
Beruf nicht erfragt	23,10	13,80	134		24,47	92	20,12	42			
Diagnosen I				**					**		
Verstorbene											
plötzlicher Kindstod	42,50	2,89	4		42,50	4	–	–			
Unfall m.Eingeklem.	32,17	20,40	6		28,60	5	50,0	1			
Unfall o.Eingeklem.	16,12	10,24	16		17,50	14	6,50	2			
Gewaltsuizid	16,67	20,20	3		16,67	3	–	–			
Suizid oh. Gewalt	10,00	0,0	2		10,00	1	10,00	1			
Erschießen/Erstechen	12,00	11,31	2		12,00	2	–	–			
Verbluten Magend.	25,00	13,23	3		17,50	2	20,00	1			
Sekundenherztod	25,09	16,08	55		25,68	44	22,73	11			
Herzatemstillstand	25,71	13,82	181		28,05	128	20,04	53			
Tod vor Eintreffen	15,80	6,97	10		17,14	7	12,67	3			
Kachektische	9,00	1,42	2		8,00	1	10,00	1			
sonstige	24,64	17,22	22		25,67	15	22,43	7			
Überlebende											
"plötzl. Kindstod"	20,00		1		20,00	1	–	–			
Unfall m.Eingeklem.	3,50	2,12	2		2,00	1	5,00	1			
Unfall o.Eingeklem.	15,00		1		–	–	15,00	1			
Gewaltsuizidversuch	27,50	17,68	2		40,00	1	15,00	1			
Suizidvers. oh. Gew.	15,00		1		15,00	1	–	–			
Schußverletzung	10,00		1		10,00	1	–	–			
Fastertrinken	40,00	14,14	2		50,00	1	30,00	1			
Aspiration bei Erw.	15,67	14,01	3		22,50	2	2,00	1			
Cardiogener Schock	18,44	10,00	25		16,19	16	22,44	9			
Herzatemstillstand	24,25	12,69	57		25,79	39	20,89	18			
sonstige	18,80	18,00	10		24,17	6	10,75	4			
Diagnosen II				*					**		
Suizid/versuch	17,50	14,39	8		19,17	6	12,50	2			
Verunfallte Patienten	18,92	14,90	25		19,50	20	16,60	5			
Sek.h.tod/card. Sch.	23,01	14,71	80		23,15	60	22,60	20			
Herzatemstillstand	25,36	13,55	238		27,53	167	20,25	71			
Tod vor Eintreffen	15,80	6,97	10		17,14	7	12,67	3			
selten genannte Diag.	23,48	17,01	50		26,06	35	17,47	15			
Diagnosen IIa				*					**		
Verunfallte	18,92	14,89	25		19,50	20	16,60	5			
Sek.h.tod/card. S.	23,01	14,71	80		23,15	60	22,60	20			
Herzatemstillstand	25,36	13,55	238		27,53	167	20,25	71			
Suizide + -versuche	17,50	14,39	8		19,17	6	12,50	2			
plötzl. Kindstod	38,00	10,37	5		38,00	5	–	–			
Diagnosen III				*					**		
cardiologische Pat.	24,77	13,87	318		26,37	227	20,77	91			
Verunfallte Pat.	18,92	14,90	25		19,50	20	16,60	5			
Diagnosen VII				*					**		
internistische Notf.	24,59	14,33	365		26,39	259	20,21	106			
chirurg. Notfälle	19,08	14,52	36		19,62	29	16,86	7			
Ausgang Reanimation									**		
Versterben	24,64	14,69	306		26,24	226	20,12	80			
Überleben	21,71	13,05	105		23,07	69	19,11	36			

Tab. 8.29 Unterschiede in den Entscheidungen anlässlich des Reanimationsabbruches (Reanimationszeiten) zwischen den Patientenuntergruppen (Stichprobe 315 Behandlungen). Mittlere Reanimationsdauer in Minuten (Min), Standardabweichung (S) und Anzahl der Fälle (N); mittlere Reanimationsdauer in Minuten und Anzahl der Fälle für Ärzte und Ärztinnen getrennt. Signifikanzniveau der Einflüsse von Faktor 1 (Patient) und Faktor 2 (Notarztgeschlecht) auf die Reanimationsdauer in den Spalten D1 und D2. Signifikanzniveau der Wechselwirkungen zwischen den Faktoren 1 und 2 in der Spalte Wechselwirkung: * = ≤ 0.05, ** = ≤ 0.01

	mittlere Reanimationsdauer				mittlere Reanimationsdauer Notärzte Notärztinnen					Wechselwirkung Arztgeschlecht
	Min	S	N	D 2	Min	N	Min	N	D 2	
Patiententalter									*	
bis zu 67 Jahren	23,41	13,66	106		25,90	73	17,91	33		
67 Jahre und höher	20,40	14,54	94		20,75	56	19,89	38		
Patientengeschlecht									*	
männlich	22,00	13,79	149		24,18	97	17,94	52		
weiblich	21,32	14,86	56		21,76	33	20,70	23		
Beruf des Patienten I									*	
Akademiker	27,40	17,08	4		27,70	4	--	--		
Angestellter	26,00	13,94	13		28,20	10	18,67	3		
Arbeiter	23,56	14,23	9		24,57	7	20,00	2		
Hausfrau	19,62	17,47	13		24,25	8	12,20	5		
Rentner	21,80	13,95	87		22,50	54	20,67	33		
Kind	32,50	17,68	2		32,50	2	--	--		
sonstige	16,71	16,71	7		18,50	4	14,33	3		
nicht erfragt	21,18	14,15	66		23,36	39	18,04	27		
Beruf des Patienten II									*	
Rentner	21,80	13,95	87		22,50	54	20,67	33		
übrige Berufe	22,85	14,88	48		25,63	35	15,38	13		
Beruf nicht erfragt	21,18	14,15	66		23,36	39	18,04	27		
Diagnosen I									*	
Verstorbene										
plötzlicher Kindstod	45,00	--	1		45,00	1	--	--		
Unfall m.Eingeklem.	24,33	12,50	3		24,33	3	--	--		
Unfall o.Eingeklem.	16,80	12,30	10		19,38	8	6,50	2		
Gewaltsuizid	40,00	--	1		40,00	1	--	--		
Erschießen/Erstechen	4,00	--	1		4,00	1	--	--		
Verbluten Magend.	27,50	17,68	2		27,50	2	--	--		
Sekundenherztod	23,97	14,86	34		24,60	25	22,22	9		
Herzatemstillstand	22,81	14,56	80		25,65	48	18,56	32		
Tod vor Eintreffen	16,14	8,51	7		18,75	4	12,67	3		
Kachektische	9,00	1,41	2		8,00	1	10,00	1		
sonstige	20,90	18,63	10		17,50	6	26,00	4		
Überlebende										
"plötzl. Kindstod"	20,00	--	1		20,00	1	--	--		
Unfall m.Eingeklem.	2,00	--	1		2,00	1	--	--		
Unfall o.Eingeklem.	15,00	--	1		--	--	15,00	1		
Gewaltsuizidversuch	15,00	--	1		--	--	15,00	1		
Fastertrinken	30,00	--	1		--	--	30,00	1		
Aspiration bei Erw.	8,50	9,19	2		15,00	1	2,00	1		
Cardiogener Schock	17,12	10,82	17		13,90	10	21,71	7		
Herzatemstillstand	25,58	13,20	24		28,07	15	21,44	7		
sonstige	15,60	12,22	5		35,00	1	10,75	4		
Diagnosen II									*	
Suizid/versuch	27,50	17,68	2		40,00	1	15,00	1		
Verunfallte Patienten	17,20	12,14	15		19,17	12	9,33	3		
Sek.h.tod/card. Sch.	21,69	13,92	51		21,54	35	22,00	16		
Herzatemstillstand	23,45	14,24	104		26,22	63	19,20	41		
Tod vor Eintreffen	16,14	8,51	7		18,75	4	12,67	3		
selten genannte Diag.	19,04	15,55	25		20,50	14	17,18	11		
Diagnosen IIa									*	
Verunfallte	17,20	12,14	15		19,17	21	9,33	3		
Sek.h.tod/card. S.	21,69	13,92	51		21,54	35	22,00	16		
Herzatemstillstand	23,45	14,24	104		26,22	63	19,20	41		
Suizide + -versuche	27,50	17,68	2		40,00	1	15,00	1		
plötzl. Kindstod	32,50	17,68	2		32,50	2	--	--		
Diagnosen III									*	
cardiologische Pat.	22,87	14,12	155		24,55	98	19,98	57		
Verunfallte Pat.	17,20	12,14	15		19,17	12	9,33	3		
Diagnosen IV									*	
internistische Notf.	22,38	14,32	177		24,17	109	19,53	68		
chirurg. Notfälle	18,60	13,07	20		20,56	16	10,75	4		
Ausgang Reanimation									*	
Versterben	22,28	14,57	151		24,06	100	18,80	51		
Überleben	20,42	12,61	53		21,79	29	18,75	24		

Tab. 8.30 Unterschiede in den Entscheidungen anlässlich des Reanimationsabbruches (Reanimationszeiten) zwischen den Ärzteuntergruppen (Stichprobe 705 Behandlungen). Mittlere Reanimationsdauer in Minuten (Min), Standardabweichung (S) und Anzahl der Fälle (N); mittlere Reanimationsdauer in Minuten und Anzahl der Fälle für Ärzte und Ärztinnen getrennt. Signifikanzniveau der Einflüsse von Faktor 1 (Notarzt) und Faktor 2 (Notarztgeschlecht) auf die Reanimationsdauer in den Spalten D1 und D2. Signifikanzniveau der Wechselwirkungen zwischen den Faktoren 1 und 2 sowie 1 und anderen Patienten- oder Situationsvariablen in den Spalten Wechselwirkungen: * = ≤ 0.05, ** = ≤ 0.01

	mittlere Reanimationsdauer			D 1	mittlere Reanimationsdauer Notärzte		Notärztinnen		D 2	Wechselwirkung Arztgeschlecht	Wechselwirkung andere Patienten- oder Situationsvariablen
	Min	S	N		Min	N	Min	N			
Arztalter									**		
bis zu 34 Jahren	21,69	11,82	156		23,63	81	19,60	75			
34 Jahre und höher	25,37	15,50	251		26,38	210	20,20	41			
Arztgeschlecht				**							
männlich	25,48	14,41	298		–		–		–	–	
weiblich	19,81	12,98	116								
Ärztl. Weiterbildung				*					**	**	**: mit erfolglosen Reanimationen in Schicht zuvor
Internist	22,20	12,47	144		22,45	114	21,27	30			
Chirurg	27,33	17,60	21		40,00	10	15,82	11			
Anästhesist	24,73	14,94	238		26,99	163	19,81	75			
Dauer ärztl. Tätigkeit I				**					**		
bis zu 5 Jahren	25,78	15,61	186		28,36	121	20,98	65			
5 Jahre und mehr	22,42	12,94	221		23,65	170	18,31	51			
Dauer ärztl. Tätigkeit II				**					**	**	
1 Jahr	19,00	12,05	8		19,00	8	–	–			
2 Jahre	29,28	16,83	46		30,67	39	21,57	7			
3 Jahre	26,05	14,07	75		25,34	56	28,16	19			
4 Jahre	23,56	16,59	57		36,94	18	17,38	39			
5 Jahre und mehr	22,42	12,94	221		23,65	170	18,31	51			
Dauer notärzt.Tätigkeit									**	*	
bis zu 4,5 Monaten	23,23	13,81	205		25,80	143	17,31	62			
4,5 Monate u. mehr	25,14	14,76	194		25,43	147	24,23	47			
Dauer notärzt.Tätigkeit									**	*	
bis zu 1 Monat	20,63	9,33	19		21,21	14	19,00	5			
1 Monat	22,92	12,92	49		23,30	37	21,75	12			
2 Monate	22,44	14,34	43		26,72	29	13,57	14			
3 Monate	24,81	16,05	48		31,19	27	16,62	21			
4 Monate und mehr	24,87	14,52	240		25,42	183	23,11	57			
Klinikzugehörigkeit									**		
Kiel	25,18	14,06	57		25,05	40	25,47	17			
AK Harburg	23,43	12,15	89		23,82	62	22,52	27			
AK Wandsbek	20,83	10,73	46		22,90	29	17,29	17			
AK St.Georg	23,22	13,89	122		26,84	77	17,02	45			
Lübeck	23,70	15,82	73		24,33	63	19,70	10			
Rendsburg	31,48	21,25	27		31,48	27	–	–			
Abteil-zugehörigkeit I				*					**	*	
Innere Medizin	22,19	12,40	147		22,58	112	20,94	35			
Chirurgie	27,33	17,60	21		40,00	10	15,82	11			
Anästhesie	24,61	14,89	246		26,50	176	19,87	70			
Abteil-zugehörigkeit II				**					**		
Kiel 1 (Innere Med)	25,83	14,64	23		24,00	13	28,00	10			
Kiel 2 (Innere Med)	19,55	11,28	11		19,55	11	–	–			
Kiel 3 (Innere Med)	27,22	14,50	23		26,69	16	21,57	7			
Hamburg 1 (Anästh.)	25,18	12,76	45		24,48	29	26,44	16			
Hamburg 2 (Innere M.)	20,67	12,62	15		26,11	9	12,50	6			
Hamburg 3 (Innere M.)	22,14	10,86	29		22,17	24	22,00	5			
Hamburg 4 (Anästh.)	24,41	11,44	17		24,23	13	25,00	4			
Hamburg 5 (Chirurgie)	17,83	8,90	12		40,00	1	15,82	11			
Hamburg 6 (Innere M.)	23,00	14,40	5		23,00	5	–	–			
Hamburg 7 (Innere M.)	17,83	9,19	12		19,40	10	10,00	2			
Hamburg 8 (Anästh.)	24,00	13,43	80		27,10	50	18,83	30			
Hamburg 9 (Anästh.)	21,74	14,77	42		26,37	27	13,40	15			
Lübeck 1 (Innere M.)	18,83	10,31	29		18,79	24	19,00	5			
Lübeck 2 (Chiurgie)	26,00	11,40	5		26,00	5	–	–			
Lübeck 3 (Anästh.)	27,03	18,21	39		28,00	34	20,40	5			
Rendsb. 1 (Anästh.)	26,96	19,64	23		26,96	23	–	–			
Rendsb. 2 (Chirurgie)	57,50	5,00	4		57,50	4	–	–			
Familienstand									**		
verheiratet	24,62	14,89	236		25,78	185	20,39	51			
ledig	23,25	13,54	162		25,31	106	19,34	56			
geschieden	19,44	11,30	9		–	–	19,44	9			
Kinder									**		
keine Kinder	24,09	13,23	247		26,35	162	19,80	85			
ein Kind u. mehr	23,75	15,85	160		24,69	129	19,84	31			
Religion									**		
keine	23,53	14,44	182		24,83	135	19,81	47			
evangelisch	24,59	14,63	150		25,92	107	21,30	43			
katholisch	23,20	13,56	70		26,59	46	16,71	24			
sonstige	31,00	8,94	5		35,00	3	25,00	2			
Verluste letzte 12 Mon.	23,80	14,21	338		25,09	239	20,70	99	**	*	
Tod nein	24,72	14,84	69		28,02	52	14,65	17			
ja	24,00	14,40	376		25,52	267	20,29	109	**		
Scheidung nein	23,42	13,18	31		26,67	24	12,29	7			
ja	24,11	13,89	308		26,16	223	18,72	85	**		
Umzug nein	23,49	15,57	99		23,81	68	22,81	31			
ja	23,69	14,09	376		25,32	267	19,68	109	**		
Abort nein	27,29	16,55	31		28,83	24	21,86	7			
ja											
Professionelle Hilfen											
Balintgruppe nein	24,45	14,53	361	*	26,46	254	19,67	107	**		
ja	20,09	11,79	46		19,76	37	21,44	9			
Therapie nein	24,67	14,42	333		26,23	246	20,25	87	**		
ja	20,76	13,36	74		22,22	45	18,48	29			
Problembewußtsein bez.Reanimation				*					**		**: mit erfolglosen Reanimationen in Schicht zuvor
nein	31,09	16,42	35		31,09	35	–	–			
ja	23,29	13,92	372		24,86	256	19,81	116			
Problemlösungen bez. Reanimation				*					**	**	
nein	24,70	14,82	254		27,39	170	19,29	84			
ja	21,73	12,39	117		21,31	91	23,19	26			
Abgegebene Patientenbögen (Anzahl)				*					**		
nied.	27,77	15,01	95		28,88	82	20,77	13			
hoch	22,74	13,90	319		24,19	216	19,69	103			

Tab. 8.31 Unterschiede in den Entscheidungen anlässlich des Reanimationsabbruches (Reanimationszeiten) zwischen den Ärzteuntergruppen (Stichprobe 315 Behandlungen). Mittlere Reanimationsdauer in Minuten (Min), Standardabweichung (S) und Anzahl der Fälle (N); mittlere Reanimationsdauer in Minuten und Anzahl der Fälle für Ärzte und Ärztinnen getrennt. Signifikanzniveau der Einflüsse von Faktor 1 (Notarzt) und Faktor 2 (Notarztgeschlecht) auf die Reanimationsdauer in den Spalten D1 und D2. Signifikanzniveau der Wechselwirkungen zwischen den Faktoren 1 und 2 in der Spalte Wechselwirkung: * = ≤ 0.05, ** = ≤ 0.01

	mittlere Reanimationsdauer Min	S	N	D 1	mittlere Reanimationsdauer Notärzte Min	N	Notärztinnen Min	N	D 2	Wechselwirkung Arztgeschlecht
Arztalter									*	
bis zu 35 Jahren	22,20	13,70	100		24,80	55	19,02	45		
35 Jahre und höher	21,45	14,44	105		22,65	75	18,43	30		
Arztgeschlecht				**						
männlich	23,56	13,99	130		–		–		–	–
weiblich	18,79	13,74	75							
Ärztl. Weiterbildung									**	
Internist	20,18	11,44	85		20,34	65	16,65	20		
Chirurg	19,30	10,85	10		26,00	5	12,60	5		
Anästhesist	23,31	15,94	110		26,85	60	19,06	50		
Dauer ärztl. Tätigkeit				**					**	
bis zu 5 Jahren	24,06	15,80	100		27,45	55	19,91	45		
5 Jahre und mehr	19,68	11,84	105		20,71	75	17,10	30		
Dauer ärztl. Tätigkeit				*						
1 Jahr			–			–		–		
2 Jahre	28,40	17,09	30		29,84	25	21,20	5		
3 Jahre	26,60	15,03	40		25,47	30	30,00	10		
4 Jahre	16,33	12,90	30		–	--	16,33	30		
5 Jahre und mehr	19,68	11,84	105		20,71	75	17,10	30		
Dauer notärzt.Tätigkeit									*	*
bis zu 4,5 Monaten	21,02	13,47	110		23,97	70	15,85	40		
4,5 Monate u. mehr	19,19	14,69	70		23,08	60	23,63	30		
Dauer notärzt.Tätigkeit									*	
1 Monat	22,10	12,18	30		22,35	20	21,60	10		
2 Monate	20,17	14,43	30		24,00	20	12,50	10		
3 Monate	18,75	14,41	20		24,20	10	13,30	10		
4 Monate und mehr	23,25	14,79	110		23,79	75	22,11	35		
Klinikzugehörigkeit									*	
Kiel	23,27	12,77	30		24,25	20	21,30	10		
AK Harburg	21,34	11,03	50		21,07	30	21,75	20		
AK Wandsbek	17,85	9,20	20		19,60	15	12,60	5		
AK St.Georg	20,60	14,56	55		25,28	25	16,70	30		
Lübeck	21,80	15,53	40		22,50	30	19,70	10		
Rendsburg	34,50	23,74	10		34,50	10	–	–		
Abteil-zugehörigkeit I									**	
Innere Medizin	20,11	11,28	90		20,34	65	19,52	25		
Chirurgie	19,30	10,85	10		26,00	5	12,60	5		
Anästhesie	23,51	16,20	105		26,85	60	19,07	45		
Abteil-zugehörigkeit II										
Kiel 1 (Innere Med)	20,70	12,88	10		20,00	5	21,40	5		
Kiel 2 (Innere Med)	17,00	5,70	5		17,00	5	–	–		
Kiel 3 (Innere Med)	27,07	13,70	15		30,00	10	21,20	5		
Hamburg 1 (Anästh.)	25,50	11,57	20		25,50	10	25,50	10		
Hamburg 2 (Innere M.)	17,00	10,53	10		20,00	5	14,00	5		
Hamburg 3 (Innere M.)	19,35	9,73	20		18,47	15	22,00	5		
Hamburg 4 (Anästh.)	18,00	7,58	5		18,00	5	–	–		
Hamburg 5 (Chirurgie)	12,60	4,77	5		–	–	12,60	5		
Hamburg 6 (Innere M.)	23,00	14,40	5		23,00	5	–	–		
Hamburg 7 (Innere M.)	17,80	6,83	5		17,80	5	–	–		
Hamburg 8 (Anästh.)	20,86	13,99	35		24,33	15	18,25	20		
Hamburg 9 (Anästh.)	20,15	15,85	20		26,70	10	13,60	10		
Lübeck 1 (Innere M.)	17,55	10,68	20		17,07	15	19,00	5		
Lübeck 2 (Chiurgie)	26,00	11,40	5		26,00	5	–	–		
Lübeck 3 (Anästh.)	26,07	20,69	15		28,90	10	20,40	5		
Rendsb. 1 (Anästh.)	34,50	23,74	10		34,50	10	–	–		
Familienstand									*	
verheiratet	22,22	15,02	125		23,58	90	18,71	35		
ledig	21,13	12,53	75		23,52	40	18,40	35		
geschieden	22,00	12,55	5			–	22,00	5		
Kinder									*	
keine Kinder	22,60	12,72	125		24,87	70	19,71	55		
ein Kind u. mehr	20,59	15,93	80		22,03	60	16,25	20		
Religion									*	
keine	21,61	14,17	95		22,70	60	19,74	35		
evangelisch	23,15	13,86	75		24,76	50	19,92	25		
katholisch	19,51	14,23	35		23,15	20	14,67	15		
sonstige	–	–	–		–	–	–	–		
Verluste letzte 12 Mon.	21,85	13,96	170		23,23	105	19,65	65	*	
Tod nein	21,63	14,70	35		24,96	25	13,30	10		
ja	21,87	14,07	190		23,44	120	19,19	70	*	
Scheidung nein	21,07	14,29	15		25,00	10	13,20	5		
ja	21,57	12,99	150		23,67	95	17,13	55	*	
Umzug nein	23,29	16,66	55		23,26	35	23,35	20		
ja	21,44	13,54	185		23,14	115	18,66	70	*	
Abort nein	25,25	18,21	20		26,80	15	20,60	5		
ja										
Professionelle Hilfen										
Balintgruppe nein	22,45	14,39	175	*	24,97	105	18,66	70	**	
ja	18,13	11,45	30		17,64	25	20,60	5		
Therapie nein	22,54	13,98	160		24,60	105	18,78	55	*	
ja	19,24	14,18	45		19,60	25	18,80	20		
Problembewußtsein				**					*	
bez.Reanimation nein	45,00	21,68	5		42,00	5	–	–		
ja	21,31	13,51	200		22,82	125	18,79	75		
Problemlösungen bez.									*	*
Reanimation nein	22,15	14,73	120		25,24	70	17,82	50		
ja	20,93	11,84	70		20,04	50	23,15	20		
Abgegebene									*	
Patientenbögen nied.	23,39	15,06	100		25,28	65	19,98	35		
(Anzahl) hoch	20,31	12,92	105		21,85	65	17,83	40		

Tab. 8.32 Unterschiede in den Entscheidungen anlässlich des Reanimationsabbruches (Reanimationszeiten) zwischen den Ärzteuntergruppen in Bezug auf die am Median dichotomisierten Gottschalk-Gleser Einzel- und Summenscores für Angst, Aggressivität und Hoffnung (Stichprobe 705 Behandlungen). Mittlere Reanimationsdauer in Minuten (Min), Standardabweichung (S) und Anzahl der Fälle (N); mittlere Reanimationsdauer in Minuten und Anzahl der Fälle für Ärzte und Ärztinnen getrennt. Signifikanzniveau der Einflüsse von Faktor 1 (Notarzt-Gottschalkfaktoren) und Faktor 2 (Notarztgeschlecht) auf die Reanimationsdauer in den Spalten D1 und D2. Signifikanzniveau der Wechselwirkungen zwischen den Faktoren 1 und 2 in der Spalte Wechselwirkung: * = ≤ 0.05, ** = ≤ 0.01

		mittlere Reanimationsdauer			D 1	mittlere Reanimationsdauer Notärzte		Notärztinnen		D 2	Wechselwirkung Arztgeschlecht
		Min	S	N		Min	N	Min	N		
Angsteinzelscores										**	
Todesangst	niedrig	24,47	14,21	186		25,74	120	22,15	66		
	hoch	23,56	14,39	156		25,57	122	16,35	34		
Verletz. angst	niedrig	22,87	13,69	196		24,56	126	19,84	70	**	
	hoch	25,64	14,93	146		26,84	116	20,97	30		
Trenn. angst	niedrig	23,32	14,43	183		26,54	140	21,35	43	**	
	hoch	20,18	14,00	159		24,43	102	19,30	57		
Schuldangst	niedrig	24,77	14,47	195		25,92	136	22,14	59	**	
	hoch	23,10	14,01	147		25,31	106	17,37	41		
Schamangst	niedrig	24,44	15,02	140		26,74	93	19,87	47	**	
	hoch	23,79	13,77	202		24,97	149	20,45	53		
diffuse Angst	niedrig	25,88	14,06	138		26,15	115	24,57	23	**	
	hoch	22,81	14,33	204		25,20	127	18,87	77		
Aggress.-einzelscores											
nach außen offene											
Aggressivität	niedrig	24,58	14,45	144		25,50	107	21,92	37	**	
	hoch	23,67	14,17	198		25,77	135	19,16	63		
n. außen verschloss.											
Aggressivität	niedrig	23,41	13,44	161		24,28	95	22,15	66	**	*
	hoch	24,62	14,99	181		26,54	147	16,35	34		
n. innen gerichtete											
Aggressivität	niedrig	21,89	13,34	140		24,55	102	14,74	38	**	*
	hoch	25,55	14,73	202		26,46	140	23,52	62		
ambivalente											
Aggressivität	niedrig	23,92	12,84	145		25,27	106	20,26	39	**	
	hoch	24,15	15,28	197		25,95	136	20,13	61		
Hoffnungseinzelscores											
positve											
Hoffnung	niedrig	24,57	15,09	141		25,92	104	20,76	37	**	
	hoch	23,69	13,69	201		25,45	138	19,84	63		
negative											
Hoffnung	niedrig	24,61	14,36	155		25,23	104	23,35	51	**	*
	hoch	23,59	14,23	187		25,97	138	16,88	49		
Summenscores											
Gesamtangst	niedrig	25,49	14,42	148		26,24	98	24,00	50	**	*
	hoch	22,96	14,11	194		25,25	144	16,36	50		
Gesamtaggres.	niedrig	24,36	14,40	133		25,77	96	20,70	37	**	
	hoch	23,86	14,23	209		25,58	146	19,87	63		
Gesamt-hoffnung	niedrig	24,71	14,27	138		25,85	105	21,09	33	**	
	hoch	23,61	14,29	204		25,50	137	19,73	67		

Tab. 8.33 Unterschiede in den Entscheidungen anlässlich des Reanimationsabbruches (Reanimationszeiten) zwischen den Ärzteuntergruppen (Stichprobe 315 Behandlungen) in Bezug auf die am Median dichotomisierten Gottschalk-Gleser Einzel- und Summenscores für Angst, Aggressivität und Hoffnung. Mittlere Reanimationsdauer in Minuten (Min), Standardabweichung (S) und Anzahl der Fälle (N); mittlere Reanimationsdauer in Minuten und Anzahl der Fälle für Ärzte und Ärztinnen getrennt. Signifikanzniveau der Einflüsse von Faktor 1 (Notarzt-Gottschalkfaktoren) und Faktor 2 (Notarztgeschlecht) auf die Reanimationsdauer in den Spalten D1 und D2. Signifikanzniveau der Wechselwirkungen zwischen den Faktoren 1 und 2 in der Spalte Wechselwirkung: * = ≤ 0.05, ** = ≤ 0.01

		mittlere Reanimationsdauer			D 1	mittlere Reanimationsdauer Notärzte		Notärztinnen		D 2	Wechselwirkung Arztgeschlecht
		Min	S	N		Min	N	Min	N		
Angsteinzelscores											
Todesangst	niedrig	22,60	15,13	85		23,95	45	21,10	40	*	
	hoch	21,64	13,45	85		23,83	65	14,50	20		
Verletz. angst	niedrig	20,29	12,40	85		23,13	55	15,10	30	*	
	hoch	23,94	15,80	85		24,62	55	22,70	30		
Trenn. angst	niedrig	23,69	14,62	85		25,60	60	19,60	25	*	
	hoch	20,65	13,84	85		22,04	50	18,40	35		
Schuldangst	niedrig	21,41	13,08	85		23,00	60	17,60	25	*	
	hoch	22,82	15,42	85		24,92	50	19,83	35		
Schamangst	niedrig	22,56	15,27	85		25,73	55	16,77	30	*	
	hoch	21,67	13,29	85		22,02	55	21,03	30		
diffuse Angst	niedrig	23,46	13,50	85		23,95	60	22,28	25	*	
	hoch	20,79	14,98	85		23,78	50	16,49	35		
Aggress.-einzelscores											
nach außen offene											
Aggressivität	niedrig	21,99	15,06	85		24,89	55	16,67	30	*	
	hoch	22,25	13,54	85		22,85	55	21,13	30		
n. außen verschloss.											
Aggressivität	niedrig	23,16	14,75	85		25,00	45	21,20	40	*	
	hoch	21,07	13,80	85		23,09	65	14,50	20		
n. innen gerichtete											
Aggressivität	niedrig	19,49	13,74	85	*	21,94	50	16,00	35		
	hoch	24,74	14,40	85		25,48	60	22,96	25		
ambivalente											
Aggressivität	niedrig	22,04	11,90	85		22,28	60	21,44	25	*	
	hoch	22,20	16,38	85		25,78	50	17,09	35		
Hoffnungseinzelscores											
positve											
Hoffnung	niedrig	23,02	14,38	85		23,98	60	20,72	25	*	
	hoch	21,21	14,20	85		23,74	50	17,60	35		
negative											
Hoffnung	niedrig	23,96	14,82	85		24,75	55	22,53	30	*	
	hoch	20,27	13,54	85		23,00	55	15,27	30		
Summenscores											
Gesamtangst	niedrig	24,69	16,19	85	*	26,04	55	22,23	30	*	
	hoch	19,54	11,60	85		21,71	55	15,57	30		
Gesamtaggres.	niedrig	22,62	14,85	85		26,04	50	17,74	35	*	
	hoch	21,61	13,75	85		22,07	60	20,52	25		
Gesamt											
hoffnung	niedrig	23,26	14,60	85		24,32	60	20,72	25	*	
	hoch	20,98	13,94	85		23,34	50	17,60	35		

Tab. 8.34 Unterschiede in den Entscheidungen anlässlich des Reanimationsabbruches (Reanimationszeiten) zwischen den Situationsuntergruppen (Stichprobe 705 Behandlungen). Mittlere Reanimationsdauer in Minuten (Min), Standardabweichung (S) und Anzahl der Fälle (N); mittlere Reanimationsdauer in Minuten und Anzahl der Fälle für Ärzte und Ärztinnen getrennt. Signifikanzniveau der Einflüsse von Faktor 1 (Situation) und Faktor 2 (Notarztgeschlecht) auf die Reanimationsdauer in den Spalten D1 und D2. Signifikanzniveau der Wechselwirkungen zwischen den Faktoren 1 und 2 sowie 1 und anderen Arzt- oder Situationsvariablen in den Spalten Wechselwirkungen: * = ≤ 0.05, ** = ≤ 0.01

	mittlere Reanimationsdauer				mittlere Reanimationsdauer					Wechselwirkung Arztgeschlecht	Wechselwirkung andere Arzt- oder Situationsvariablen
					Notärzte		Notärztinnen				
	Min	S	N	D 1	Min	N	Min	N	D 2		
Einsatzjahreszeit									**		
März - Mai	24,35	15,95	110		26,75	85	16,20	25			
Juni - Aug.	23,06	13,57	100		24,96	54	20,83	46			
Sept. - Nov.	25,72	13,39	88		27,54	59	22,00	29			
Dez. - Feb.	22,72	13,99	115		23,39	99	18,56	16			
Ausrückzeit									**		
bis 12 Uhr 30	23,83	14,41	178		25,38	131	19,49	47			
nach 12 Uhr 30	24,27	14,78	208		26,30	144	19,72	64			
Schicht				*					**		*: Dau er ärztlicher Tätigkeit
Tagschicht	23,69	14,38	245		25,10	171	20,43	74			
Nachtschicht	22,63	13,58	141		24,62	104	17,03	37			
24-Stundenschicht	31,70	15,54	27		31,82	22	31,20	5			
Fehlfahrten									**		
bis zu 2 Fehlfahrt.	22,51	13,75	131		24,90	93	16,66	38			
2 Fehlfahrten +	24,39	14,60	267		25,68	193	21,01	74			
Tote in der Schicht I									**		
keine Toten	24,95	14,64	252		26,58	187	20,26	65			
ein + mehr Tote	23,17	14,52	100		23,97	75	20,76	25			
Erfolgreiche Reanimat. in der Schicht									**		
keine	24,33	14,11	262		25,51	199	20,59	63			
eine+	20,45	12,12	33		20,33	21	20,67	12			
Erfolglose Reanimat. in der Schicht											
keine	24,29	14,02	231		25,21	174	21,49	57			
eine+	23,97	14,59	63		24,19	47	23,31	16			
Gedanken, Pat. sei...									**		
nicht rea-bedürftig	24,39	14,21	210		26,10	149	20,20	61			
rea- bedürftig	23,13	14,16	197		24,58	142	19,38	55			
Vorstellung b. Anfahrt									**		
weniger schlimm	24,53	14,42	180		25,75	129	21,45	51			
gleich	23,51	13,24	170		24,65	126	20,23	44			
schlimmer	24,12	16,85	40		25,90	30	18,80	10			
Anspannung b. Anfahrt									**		
garnicht	24,58	14,13	118		26,06	87	20,42	31			
leicht	23,47	14,39	181		24,50	135	20,46	46			
mittel	23,69	14,42	98		26,69	61	18,76	37			
stark	25,38	15,06	16		26,86	14	15,00	2			
Fundort des Patienten I									**		
Haus des Patienten	23,46	14,01	257		25,59	181	18,38	76			
Arbeitsplatz	24,07	13,52	14		24,38	13	20,00	1			
unter freiem Himmel	25,65	15,44	51		26,48	42	21,78	9			
öffentliche Gebäude	23,28	14,97	18		22,92	13	24,20	5			
NAW/RTW/KTW	23,79	15,84	42		25,17	30	20,33	12			
Fahrzeuge	25,71	21,68	7		35,00	3	18,75	4			
Med. Einrichtung	23,64	9,51	11		24,38	8	21,67	3			
Pflegeinrichtung	15,00	7,07	2		10,00	1	20,00	1			
sonstige Häuser	27,22	11,21	9		25,00	5	30,00	4			
Fundort des Pat. II									**		
Haus des Patienten	23,46	14,01	257		25,59	181	18,38	76			
Öffentlichkeit	24,07	13,52	14		24,38	13	20,00	1			
Reanimationsort				*					**		
sofort	24,47	14,29	361		26,15	259	20,20	102			
nach Umlagerung	22,00	14,86	38		22,50	28	20,60	10			
auf Transport	15,15	10,38	13		18,33	9	8,00	4			
Anwesenheit Familienmitglieder				**					**		*: ärztliche Weiterbildung **: ärztliches Problembewußtsein
keines	20,31	12,46	140		21,24	105	17,54	35			
ein Mitglied	26,11	15,53	202		28,57	139	20,70	63			
zwei Mitglieder	24,88	12,68	64		26,40	48	20,31	16			
drei Mitglieder	15,00	14,14	2		25,00	1	5,00	1			
Anwesenheit Ehe/ Lebenspartner				*					**		
nein	22,27	13,51	190		23,16	141	19,73	49			
ja	25,22	14,86	219		27,73	153	19,41	66			
Kontaktscore				*					**		
niedrig	22,00	14,26	95		23,85	75	15,05	20			
hoch	24,82	14,30	289		26,35	210	21,85	88			

Tab. 8.35 Unterschiede in den Entscheidungen anlässlich des Reanimationsabbruches (Reanimationszeiten) zwischen den Situationsuntergruppen (Stichprobe 315 Behandlungen). Mittlere Reanimationsdauer in Minuten (Min), Standardabweichung (S) und Anzahl der Fälle (N); mittlere Reanimationsdauer in Minuten und Anzahl der Fälle für Ärzte und Ärztinnen getrennt. Signifikanzniveau der Einflüsse von Faktor 1 (Situation) und Faktor 2 (Notarztgeschlecht) auf die Reanimationsdauer in den Spalten D1 und D2. Signifikanzniveau der Wechselwirkungen zwischen den Faktoren 1 und 2 in der Spalte Wechselwirkung: * = ≤ 0.05, ** = ≤ 0.01

	mittlere Reanimationsdauer				mittlere Reanimationsdauer Notärzte		Notärztinnen			Wechselwirkung Arztgeschlecht
	Min	S	N	D 2	Min	N	Min	N	D 2	
Einsatzjahreszeit									*	
März - Mai	22,54	15,05	52		25,32	37	15,67	25		
Juni - Aug.	20,77	14,02	56		22,61	28	18,93	28		
Sept. - Nov.	22,38	13,04	39		23,82	17	21,17	22		
Dez. - Feb.	21,65	14,20	57		22,51	47	17,60	10		
Ausrückzeit									*	
bis 12 Uhr 10	20,66	14,08	83		22,31	52	17,90	31		
nach 12 Uhr 10	22,84	14,86	105		25,29	65	18,65	40		
Schicht									*	
Tagschicht	22,01	14,12	129		23,26	81	19,90	48		
Nachtschicht	20,90	14,02	69		23,47	43	16,65	26		
24-Stundenschicht	27,29	13,72	7		28,33	6	21,00	1		
Fehlfahrten									*	
bis zu 2 Fehlfahrt.	19,82	12,26	76		22,47	49	15,00	27		
2 Fehlfahrten +	11,73	14,95	125		24,06	78	20,51	47		
Tote in der Schicht I									*	
keine Toten	23,50	15,13	131		25,61	86	18,91	45		
ein + mehr Tote	19,31	12,55	48		19,47	32	19,00	16		
Erfolgreiche Reanimat. in der Schicht keine	22,35	13,03	131		23,68	92	19,21	39		
eine+	18,89	13,20	18		20,25	8	17,80	10		
Erfolglose Reanimat. in der Schicht keine	22,85	13,52	118		23,80	80	20,84	38		
eine+	19,83	13,26	29		19,60	20	20,33	9		
Gedanken, Pat. sei...									*	
nicht rea-bedürftig	21,92	14,19	104		23,70	70	18,26	34		
rea- bedürftig	21,82	14,00	100		23,63	59	19,22	41		
Vorstellung b. Anfahrt									**	
weniger schlimm	22,56	14,51	96		23,51	69	20,15	27		
gleich	22,05	12,17	79		23,91	47	19,31	32		
schlimmer	21,47	19,37	19		22,25	12	20,14	7		
Anspannung b. Anfahrt									*	
garnicht	23,06	14,33	54		25,19	36	18,78	18		
leicht	21,32	14,42	84		22,44	54	19,30	30		
mittel	22,46	14,02	59		25,38	34	18,48	25		
stark	13,71	3,95	7		13,20	5	15,00	2		
Fundort des Patienten I									*	
Haus des Patienten	21,06	14,27	117		23,10	72	17,80	45		
Arbeitsplatz	21,50	10,11	8		21,71	7	20,00	1		
unter freiem Himmel	22,54	13,26	24		24,74	19	14,20	5		
öffentliche Gebäude	27,67	19,77	9		30,60	5	24,00	4		
NAW/RTW/KTW	23,24	15,86	25		24,38	16	21,22	9		
Fahrzeuge	14,00	9,62	5		22,50	2	8,33	3		
Med. Einrichtung	22,50	9,20	10		22,86	7	21,67	3		
Pflegeinrichtung	15,00	7,07	2		10,00	1	20,00	1		
sonstige Häuser	28,00	11,51	5		20,00	1	30,00	4		
Fundort des Pat. II									*	
Haus des Patienten	21,06	14,27	117		23,10	72	17,80	45		
Öffentlichkeit	21,50	10,11	8		21,71	7	20,00	1		
Reanimationsort									*	
sofort	22,29	13,86	174		23,71	108	19,95	66		
nach Umlagerung	22,70	15,80	23		26,00	17	13,33	6		
auf Transport	7,83	5,67	6		11,67	3	4,00	3		
Anwesenheit Familienmitglieder									*	
keines	18,94	12,22	79		20,20	50	16,76	29		
ein Mitglied	23,87	15,41	98		26,10	60	20,34	38		
zwei Mitglieder	23,04	13,08	27		24,84	19	18,75			
drei Mitglieder	–	–	–				–	–		
Anwesenheit Ehe/ Lebenspartner									*	
nein	20,44	13,22	101		21,56	64	18,49	37		
ja	23,23	14,80	103		25,66	65	19,08	38		
Kontaktscore									*	
niedrig	19,10	13,78	52		21,68	34	14,22	18		
hoch	23,11	14,26	145		24,41	92	20,85	53		

Tab. 8.36 Mittelwertvergleich Gottschalk-Einzel- und Summenscores der untersuchten Ärzte mit denen einer Hamburger Normalbevölkerungstichprobe von 406 Personen (Koch & Schöfer, 1974). Berücksichtigt wurden bei den Scores für Angst und Aggressivität die Werte der Hamburger Stichprobe für hohen sozioökonomischen Status. Bei denen für Hoffnung (Koch &Kappnik, 1986) diejenigen für die höchste angegebene (mittlere) Schichtzugehörigkeit und für Männer. Signifikanzniveau der Unterschiede in den T-Tests in Spalte D: * = ≤ 0.05, ** = ≤ 0.01

		Hoffnung positiv		D	Hoffnung negativ		D	Gesamt-angst		D	Gesamt-aggressiv.		D	Gesamt-hoffnung		D
	N	M	S		M	S		M	S		M	S		M	S	
Normalbevölkerung	21	6,64	3,31	**	3,64	5,37		1,68	0,79	**	1,35	0,58	**	103,0	5,79	
reanimierende Ärzte	76	0,65	0,55		2,56	0,97		2,41	0,47		1,94	0,40		101,4	3,78	

		Todes-angst		D	Verletzungs-angst		D	Trennungs-angst		D	Schuld-angst		D	Scham-angst		D
	N	M	S		M	S		M	S		M	S		M	S	
Normalbevölkerung	57	0,61	0,47	**	0,69	0,59	**	0,66	0,41	*	0,44	0,24		0,57	0,36	**
reanimierende Ärzte	76	1,73	0,44		0,35	0,15		0,83	0,42		0,40	0,28		1,12	0,54	

		diffuse Angst		D	Aggressiv. nach außen offen		D	Aggressiv. nach außen verdeckt		D	Aggressiv. nach innen gerichtet		D	Aggressiv. ambivalent		D
	N	M	S		M	S		M	S		M	S		M	S	
Normalbevölkerung	57	0,97	0,61	**	0,65	0,31		0,84	0,46	**	0,50	0,27	**	0,68	0,53	
reanimierende Ärzte	76	0,61	0,36		0,67	0,48		1,31	0,38		0,84	0,43		0,81	0,36	

Tab. 8.37 Unterschiede in den Gottschalk-Gleser-Einzelscores für Angst (Todesangst – Schamangst) zwischen den Ärzteuntergruppen. Mittelwert (M) und Standardabweichung (S) sowie mittlerer Rang (MR). *Kursivdruck* der Ergebnisse bei nicht erfüllten Voraussetzungen für Varianzanalyse oder Rangvarianzanalyse. Signifikanzniveau der Unterschiede in der Varianzanalyse oder Rangvarianzanalyse in Spalte D: * = ≤ 0.05, ** = ≤ 0.01

		Todesangst		D	Verletzungsangst	D	Trennungsangst		D	Schuldangst	D	Schamangst		D
	N	M	S		MR		M	S		MR		M	S	
Arztalter														
bis zu 34 Jahren	35	1,57	0,50		36,64		1,51	0,51		38,79		1,43	0,50	
34 Jahre und höher	40	1,45	0,50		39,19		1,50	0,51		37,31		1,57	0,50	
Arztgeschlecht														
männlich	59	1,54	0,50		40,61		1,47	0,50		38,68		1,51	0,50	
weiblich	17	1,35	0,49		31,18		1,59	0,51		37,88		1,47	0,51	
Ärztl. Weiterbildung														
Internist	29	1,52	0,51		40,97		1,62	0,49		38,34		1,48	0,51	
Chirurg	5	2,00	0,00		35,20		1,60	0,55		27,60		1,20	0,45	
Anästhesist	40	1,42	0,50		37,10		1,40	0,50		39,95		1,57	0,50	
Allgemeinarzt	2	1,50	0,71		39,00		1,50	0,71		39,00		1,00	0,00	
Dauer ärztl. Tätigkeit														
bis zu 5 Jahren	37	1,46	0,51		35,41		1,51	0,51		38,49		1,51	0,51	
5 Jahre und mehr	39	1,54	0,50		41,44		1,49	0,51		38,41		1,49	0,51	
Dauer notärzt.Tätigkeit														
bis 4 Monate	30	1,60	0,50		38,50		1,63	0,49		39,73		1,50	0,51	
4 Monate u. mehr	44	1,43	0,50		36,82		1,41	0,50		35,98		1,48	0,50	
Klinikzugehörigkeit														
Kiel	12	1,33	0,49		35,83		1,50	0,52		35,83		1,58	0,51	
AK Harburg	20	1,60	0,50		44,70		1,50	0,51		44,70		1,50	0,51	
AK Wandsbek	16	1,69	0,48		34,25		1,62	0,50		34,25		1,37	0,50	
AK St.Georg	17	1,29	0,47		35,65		1,47	0,51		35,65		1,59	0,51	
Lübeck	3	2,00	0,00		32,67		1,67	0,58		32,67		1,33	0,58	
Rendsburg	8	1,37	0,52		43,75		1,25	0,46		43,75		1,50	0,53	
Abteilungszugehörigk.														
Kiel 1 (Innere Med)	5	1,20	0,45		35,20		1,20	0,45		35,20		1,20	0,45	
Kiel 2 (Innere Med)	2	2,00	0,00		39,00		2,00	0,00		39,00		2,00	0,00	
Kiel 3 (Innere Med)	5	1,20	0,45		35,20		1,60	0,55		35,20		1,80	0,45	
Hamburg 1 (Anästh.)	11	1,55	0,52		44,18		1,27	0,47		47,64		1,64	0,50	
Hamburg 2 (Innere M.)	4	1,50	0,58		39,00		1,75	0,50		29,50		1,00	0,00	
Hamburg 3 (Innere M.)	5	1,80	0,48		50,40		1,80	0,45		50,40		1,60	0,55	
Hamburg 4 (Anästh.)	6	1,50	0,55		32,67		1,50	0,55		39,00		1,67	0,52	
Hamburg 5 (Chirurgie)	5	2,00	0,00		35,20		1,80	0,45		27,60		1,00	0,00	
Hamburg 6 (Innere M.)	1	1,00			20,00		2,00			20,00		1,00		
Hamburg 7 (Innere M.)	4	1,75	0,50		39,00		1,50	0,58		39,00		1,50	0,58	
Hamburg 8 (Anästh.)	11	1,36	0,50		33,32		1,45	0,52		33,82		1,64	0,50	
Hamburg 9 (Anästh.)	6	1,67	0,41		39,00		1,50	0,55		39,00		1,50	0,55	
Lübeck 1 (Innere M.)	1	2,00			58,00		2,00			20,00		1,00		
Lübeck 3 (Anästh.)	2	2,00	0,00		20,00		1,50	0,71		39,00		1,50	0,71	
Rendsb. 1 (Anästh.)	7	1,28	0,49		47,14		1,29	0,49		47,14		1,43	0,53	
Rendsb. 2 (Chirurgie)	1	2,00			20,00		1,00			20,00		2,00		
Familienstand														
verheiratet	50	*1,56*	*0,50*		*40,50*		*1,54*	*0,50*		*37,50*		*1,52*	*0,50*	
ledig	24	*1,42*	*0,50*		*33,56*		*1,46*	*0,51*		*39,81*		*1,46*	*0,51*	
geschieden	1	*1,00*			*19,50*		*1,00*			*19,20*		*2,00*		
Kinder														
keine Kinder	40	1,42	0,50		35,44		1,45	0,50		37,31		1,50	0,50	
ein Kind u. mehr	35	1,60	0,50		40,93		1,57	0,50		38,79		1,51	0,51	
Religion														
keine	26	1,50	0,51		34,62		1,46	0,51		34,62		1,66	0,49	
evangelisch	32	1,44	0,50		41,38		1,50	0,51		40,19		1,43	0,50	
katholisch	15	1,60	0,51		40,27		1,53	0,52		42,80		1,40	0,51	
sonstige	3	1,67	0,58		32,67		1,66	0,58		32,67		1,33	0,58	
Verluste letzte 12 Mon.	65	1,49	0,50		38,12		1,49	0,50		38,71		1,54	0,50	
Tod nein	11	1,55	0,52		40,73		1,55	0,52		37,27		1,27	0,47	
ja	71	1,51	0,55		37,66		1,49	0,50		37,66		1,49	0,50	
Scheidung nein	5	1,40	0,55		50,40		1,60	0,55		50,40		1,60	0,55	
ja	60	1,50	0,50		39,00		1,50	0,50		38,37		1,50	0,50	
Umzug nein	16	1,50	0,52		36,63		1,50	0,52		39,00		1,50	0,52	
ja	71	1,51	0,50		37,66		1,49	0,50		37,66		1,49	0,50	
Abort nein	5	1,40	0,55		50,40		1,60	0,55		50,40		1,60	0,55	
ja														
Professionelle Hilfen														
Balintgruppe nein	67	1,52	0,50		39,85		1,45	0,50	*	40,99	**	1,52	0,50	
ja	9	1,33	0,50		28,44		1,89	0,33		20,00		1,33	0,50	
Therapie nein	65	1,54	0,50		38,12		1,48	0,50		38,71		1,48	0,50	
ja	11	1,27	0,47		40,73		1,64	0,50		37,27		1,64	0,50	
Problembewußtsein bez.Reanimation nein	8	1,50	0,53		58,00	**	1,37	0,52		53,25	*	1,50	0,53	
ja	68	1,50	0,50		36,21		1,51	0,50		36,76		1,50	0,50	
Problemlösungen bez. Reanimation									*					
nein	48	1,50	0,50		38,51		1,42	0,50		37,49		1,46	0,50	
ja	25	1,52	0,51		34,10		1,68	0,48		36,06		1,56	0,51	
Abgegebene Patientenbögen (Anzahl) nied.	34	1,53	0,51		37,50		1,50	0,51		35,50		1,50	0,51	
hoch	34	1,44	0,50		31,50		1,50	0,51		33,50		1,50	0,51	

Tab. 8.38 Unterschiede in den Gottschalk-Gleser-Einzelscores für Angst (diffuse Angst) und Aggressivität (nach außen offene Aggressivität – ambivalante Aggressivität) zwischen den Ärzteuntergruppen. Mittelwert (M) und Standardabweichung (S) sowie mittlerer Rang (MR). *Kursivdruck* der Ergebnisse bei nicht erfüllten Voraussetzungen für Varianzanalyse oder Rangvarianzanalyse. Signifikanzniveau der Unterschiede in der Varianzanalyse oder Rangvarianzanalyse in Spalte D: * = ≤ 0.05, ** = ≤ 0.01

		diffuse Angst	D	Aggressiv. nach außen offen	D	Aggressiv. nach außen verdeckt		D	Aggressiv. nach innen gerichtet	D	Aggressiv. ambivalent		D
	N	MR		MR		M	S		MR		M	S	
Arztalter										*			
bis zu 34 Jahren	35	39,86		40,93		1,54	0,51		32,93		1,40	0,50	
34 Jahre und höher	40	36,38		35,44		1,45	0,50		42,44		1,60	0,50	
Arztgeschlecht													
männlich	59	36,25		37,53		1,53	0,50		38,82		1,46	0,50	
weiblich	17	46,32		41,85		1,41	0,51		37,38		1,65	0,49	
Ärztl. Weiterbildung													
Internist	29	36,52		39,16		1,52	0,51		37,84		1,48	0,51	
Chirurg	5	42,45		34,70		1,80	0,45		27,10		1,00	0,00	
Anästhesist	40	39,45		39,45		1,45	0,50		40,40		1,57	0,50	
Allgemeinarzt	2	38,50		19,50		1,50	0,71		38,50		1,50	0,71	
Dauer ärztl. Tätigkeit													
bis zu 5 Jahren	37	39,01		37,99		1,57	0,50		40,04		1,51	0,51	
5 Jahre und mehr	39	38,01		38,99		1,46	0,50		37,04		1,49	0,51	
Dauer notärzt.Tätigkeit													
bis 4 Monate	30	41,70		36,27		1,60	0,50		38,73		1,50	0,51	
4 Monate u. mehr	44	34,64		38,34		1,43	0,50		36,66		1,50	0,51	
Klinikzugehörigkeit													
Kiel	12	38,50		35,33		1,33	0,49		41,67		1,58	0,51	
AK Harburg	20	30,90		36,60		1,45	0,51		40,60		1,50	0,51	
AK Wandsbek	16	38,50		38,50		1,62	0,50		36,13		1,37	0,50	
AK St.Georg	17	41,85		46,32		1,47	0,51		35,15		1,53	0,51	
Lübeck	3	32,17		44,83		2,00	0,00		32,17		2,00	0,00	
Rendsburg	8	52,75		29,00		1,50	0,53		43,25		1,37	0,52	
Abteilungszugehörigk.													
Kiel 1 (Innere Med)	5	34,70		27,50		1,00	0,00		27,10		1,60	0,55	
Kiel 2 (Innere Med)	2	19,50		38,50		2,00	0,00		38,50		1,50	0,71	
Kiel 3 (Innere Med)	5	49,90		42,50		1,40	0,55		57,50		1,60	0,55	
Hamburg 1 (Anästh.)	11	26,41		33,32		1,36	0,50		43,68		1,64	0,50	
Hamburg 2 (Innere M.)	4	29,00		48,00		1,75	0,50		38,50		1,25	0,50	
Hamburg 3 (Innere M.)	5	42,30		34,70		1,40	0,55		34,70		1,40	0,55	
Hamburg 4 (Anästh.)	6	38,50		44,83		1,50	0,55		44,83		1,33	0,52	
Hamburg 5 (Chirurgie)	5	42,30		27,10		1,80	0,45		27,10		1,20	0,45	
Hamburg 6 (Innere M.)	1	57,50		19,50		1,00			57,50		1,00		
Hamburg 7 (Innere M.)	4	29,00		48,00		1,75	0,50		29,00		1,75	0,50	
Hamburg 8 (Anästh.)	11	43,68		47,14		1,45	0,52		36,77		1,55	0,52	
Hamburg 9 (Anästh.)	6	38,50		44,83		1,50	0,55		32,17		1,50	0,55	
Lübeck 1 (Innere M.)	1	19,50		57,50		2,00			19,50		2,00		
Lübeck 3 (Anästh.)	2	38,50		38,50		2,00	0,00		38,50		2,00	0,00	
Rendsb. 1 (Anästh.)	7	57,50		24,93		1,43	0,53		46,64		1,43	0,53	
Rendsb. 2 (Chirurgie)	1	19,50		57,50		2,00			19,50		1,00		
Familienstand													
verheiratet	50	*36,75*		*39,00*		*1,50*	*0,50*		*38,50*		*1,50*	*0,51*	
ledig	24	*39,81*		*35,13*		*1,50*	*0,51*		*36,10*		*1,54*	*0,51*	
geschieden	1	*57,00*		*57,00*		*1,00*			*56,50*		*1,00*		
Kinder													
keine Kinder	40	37,31		38,25		1,45	0,50		37,75		1,45	0,50	
ein Kind u. mehr	35	38,79		37,21		1,54	0,51		38,29		1,57	0,50	
Religion													
keine	26	34,12		38,50		1,46	0,51		41,42		1,54	0,51	
evangelisch	32	42,06		38,50		1,47	0,51		37,31		1,47	0,51	
katholisch	15	37,23		37,23		1,60	0,51		34,70		1,60	0,51	
sonstige	3	44,83		44,83		1,67	0,58		44,83		1,00	0,00	
Verluste letzte 12													
Mon.	65	39,38		38,21		1,49	0,50		37,62		1,51	0,50	
Tod nein	11	33,32		40,23		1,54	0,52		43,68		1,45	0,52	
ja	71	38,23		38,77		1,49	0,50		38,23		1,53	0,50	*
Scheidung nein	5	42,30		34,70		1,60	0,55		42,30		1,00	0,00	
ja	60	39,77		38,50		1,53	0,50		37,87		1,48	0,50	
Umzug nein	16	33,75		38,50		1,37	0,50		40,88		1,56	0,51	
ja	71	37,70		39,30		1,51	0,50		37,70		1,51	0,50	
Abort nein	5	49,90		27,10		1,40	0,55		49,90		1,40	0,55	
ja													
Professionelle Hilfen													
Balintgruppe nein	67	39,35		37,65		1,51	0,50		38,22		1,48	0,50	
ja	9	32,17		44,83		1,44	0,53		40,61		1,67	0,50	
Therapie nein	65	37,62		36,45	*	1,54	0,50		37,62		1,49	0,50	
ja	11	43,68		50,59		1,27	0,47		43,68		1,55	0,52	
Problembewußtsein													
bez.Reanimation nein	8	38,50		29,00		1,37	0,52		38,50		1,50	0,53	
ja	68	38,50		39,62		1,51	0,53		38,50		1,50	0,50	
Problemlösungen bez.													
Reanimation nein	48	35,73		38,01		1,52	0,50		35,73		1,54	0,50	
ja	25	39,44		35,06		1,48	0,51		39,44		1,44	0,51	
Abgegebene													
Patientenbögen nied.	34	32,00		31,50		1,47	0,51		33,00		1,47	0,51	
(Anzahl) hoch	34	37,00		37,50		1,47	0,51		36,00		1,58	0,50	

Tab. 8.39 Unterschiede in den Gottschalk-Gleser-Einzelscores für Hoffnung und -Summenscores für Angst, Aggressivität und Hoffnung zwischen den Ärzteuntergruppen. Mittelwert (M) und Standardabweichung (S). *Kursivdruck* der Ergebnisse bei nicht erfüllten Voraussetzungen für Varianzanalyse. Signifikanzniveau der Unterschiede in der Varianzanalyse in Spalte D: * = ≤ 0.05, ** = ≤ 0.01

		Hoffnung positiv		D	Hoffnung negativ		D	Gesamt-angst		D	Gesamt-aggressiv.		D	Gesamt-hoffnung		D
	N	M	S		M	S		M	S		M	S		M	S	
Arztalter																
bis zu 34 Jahren	35	1,51	0,51		1,51	0,51		1,51	0,51		1,46	0,50		1,51	0,51	
34 Jahre und höher	40	1,50	0,51		1,50	0,51		1,50	0,51		1,52	0,50		1,50	0,51	
Arztgeschlecht																
männlich	59	1,47	0,50		1,51	0,50		1,52	0,50		1,47	0,50		1,46	0,50	
weiblich	17	1,59	0,51		1,47	0,51		1,41	0,51		1,59	0,51		1,65	0,49	
Ärztl. Weiterbildung																
Internist	29	1,55	0,51		1,59	0,50		1,55	0,51		1,52	0,51		1,48	0,51	
Chirurg	5	1,60	0,55		1,60	0,55		1,60	0,55		1,40	0,55		1,40	0,55	
Anästhesist	40	1,45	0,50		1,45	0,50		1,47	0,51		1,52	0,50		1,52	0,51	
Allgemeinarzt	2	1,50	0,71		1,00	0,00		1,00	0,00		1,00	0,00		1,50	0,71	
Dauer ärztl. Tätigkeit																
bis zu 5 Jahren	37	1,49	0,51		1,49	0,51		1,46	0,51		1,51	0,51		1,46	0,50	
5 Jahre und mehr	39	1,51	0,51		1,51	0,51		1,54	0,50		1,49	0,51		1,54	0,50	
Dauer notärzt.Tätigkeit																
bis 4 Monate	30	1,50	0,51		1,60	0,50		1,57	0,50		1,60	0,50		1,43	0,50	
4 Monate u. mehr	44	1,48	0,51		1,43	0,50		1,43	0,50		1,43	0,50		1,54	0,50	
Klinikzugehörigkeit																
Kiel	12	1,75	0,45		1,42	0,51		1,42	0,51		1,50	0,52		1,75	0,45	
AK Harburg	20	1,50	0,51		1,60	0,50		1,55	0,51		1,55	0,51		1,40	0,50	
AK Wandsbek	16	1,44	0,51		1,62	0,50		1,44	0,51		1,44	0,51		1,44	0,51	
AK St.Georg	17	1,47	0,51		1,35	0,49		1,53	0,51		1,47	0,51		1,53	0,51	
Lübeck	3	1,33	0,58		2,00	0,00		1,67	0,78		2,00	0,00		1,33	0,58	
Rendsburg	8	1,37	0,52		1,25	0,46		1,50	0,53		1,37	0,52		1,50	0,53	
Abteilungszugehörigk.																
Kiel 1 (Innere Med)	5	1,80	0,45		1,00	0,00		1,20	0,45		1,00	0,00		2,00	0,00	
Kiel 2 (Innere Med)	2	1,50	0,71		2,00	0,00		2,00	0,00		2,00	0,00		1,50	0,71	
Kiel 3 (Innere Med)	5	1,80	0,45		1,60	0,55		1,40	0,55		1,80	0,45		1,60	0,55	
Hamburg 1 (Anästh.)	11	1,45	0,52		1,54	0,52		1,54	0,52		1,54	0,52		1,45	0,52	
Hamburg 2 (Innere M.)	4	1,25	0,50		1,50	0,58		1,25	0,50		1,75	0,50		1,25	0,50	
Hamburg 3 (Innere M.)	5	1,80	0,45		1,80	0,45		1,80	0,45		1,40	0,55		1,40	0,55	
Hamburg 4 (Anästh.)	6	1,50	0,55		1,65	0,55		1,33	0,52		1,50	0,55		1,67	0,52	
Hamburg 5 (Chirurgie)	5	1,60	0,55		1,60	0,55		1,40	0,55		1,40	0,55		1,40	0,55	
Hamburg 6 (Innere M.)	1	2,00			1,00			1,00			1,00			2,00		
Hamburg 7 (Innere M.)	4	1,00	0,00		2,00	0,00		1,75	0,50		1,50	0,58		1,00	0,00	
Hamburg 8 (Anästh.)	11	1,45	0,52		1,36	0,50		1,54	0,52		1,45	0,52		1,54	0,52	
Hamburg 9 (Anästh.)	6	1,50	0,55		1,33	0,52		1,50	0,55		1,50	0,55		1,50	0,55	
Lübeck 1 (Innere M.)	1	1,00			2,00			2,00			2,00			1,00		
Lübeck 3 (Anästh.)	2	1,50	0,71		2,00	0,00		1,50	0,71		2,00	0,00		1,50	0,71	
Rendsb. 1 (Anästh.)	7	1,43	0,53		1,28	0,49		1,43	0,53		1,43	0,53		1,57	0,53	
Rendsb. 2 (Chirurgie)	1	1,00			1,00			2,00			1,00			1,00		
Familienstand																
verheiratet	50	*1,44*	*0,50*		*1,50*	*0,50*		*1,48*	*0,50*		*1,50*	*0,50*		*1,42*	*0,50*	
ledig	24	*1,62*	*0,49*		*1,54*	*0,51*		*1,54*	*0,51*		*1,50*	*0,51*		*1,67*	*0,48*	
geschieden	1	*2,00*			*1,00*			*2,00*			*1,00*			*2,00*		
Kinder																
keine Kinder	40	1,55	0,50		1,47	0,50		1,47	0,50		1,45	0,50		1,55	0,50	
ein Kind u. mehr	35	1,46	0,50		1,54	0,50		1,54	0,50		1,54	0,50		1,46	0,50	
Religion																
keine	26	1,42	0,50		1,42	0,50		1,54	0,51		1,42	0,50		1,54	0,51	
evangelisch	32	1,53	0,51		1,56	0,50		1,53	0,51		1,50	0,50		1,47	0,51	
katholisch	15	1,53	0,52		1,47	0,52		1,40	0,51		1,60	0,51		1,47	0,52	
sonstige	3	1,67	0,58		1,67	0,58		1,33	0,58		1,67	0,58		1,67	0,58	
Verluste letzte 12																
Mon.	65	1,49	0,50		1,49	0,50		1,51	0,50		1,51	0,50		1,49	0,50	
Tod nein	11	1,54	0,52		1,54	0,52		1,45	0,52		1,45	0,52		1,54	0,52	
ja	71	1,48	0,50		1,51	0,50		1,51	0,50		1,53	0,50	*	1,49	0,50	
Scheidung nein	5	1,80	0,45		1,40	0,55		1,40	0,55		1,00	0,00		1,60	0,55	
ja	60	1,52	0,50		1,53	0,50		1,55	0,50		1,50	0,50		1,53	0,50	
Umzug nein	16	1,44	0,51		1,37	0,50		1,31	0,48		1,50	0,52		1,37	0,50	
ja	71	1,49	0,50		1,50	0,50		1,51	0,50		1,53	0,50	*	1,51	0,50	
Abort nein	5	1,60	0,55		1,40	0,55		1,40	0,55		1,00	0,00		1,40	0,55	
ja																
Professionelle Hilfen																
Balintgruppe nein	67	1,49	0,50		1,51	0,50		1,51	0,50		1,51	0,50		1,49	0,50	
ja	9	1,56	0,53		1,44	0,53		1,44	0,53		1,44	0,53		1,56	0,53	
Therapie nein	65	1,48	0,50		1,52	0,50		1,49	0,50		1,51	0,50		1,48	0,50	
ja	11	1,64	0,50		1,36	0,50		1,54	0,52		1,45	0,52		1,64	0,50	
Problembewußtsein																
bez.Reanimation nein	8	1,50	0,53		1,37	0,52		1,37	0,52		1,25	0,46		1,37	0,52	
ja	68	1,50	0,50		1,51	0,50		1,51	0,50		1,53	0,50		1,51	0,50	
Problemlösungen bez.																
Reanimation nein	48	1,50	0,50		1,50	0,50		1,46	0,50		1,50	0,50		1,48	0,50	
ja	25	1,52	0,51		1,52	0,51		1,60	0,50		1,52	0,51		1,56	0,51	
Abgegebene																
Patientenbögen nied.	34	1,47	0,51		1,47	0,51		1,50	0,50		1,38	0,49		1,44	0,50	
(Anzahl) hoch	34	1,56	0,50		1,53	0,51		1,47	0,51		1,59	0,50		1,62	0,49	

Tab. 8.40 Zusammenhänge zwischen unabhängigen Patienten- und Arztvariablen in Bezug auf die signifikanten Unterschiede der Teilstichprobe 705 Behandlungsfälle. Signifikanzniveau der Unterschiede im Chi-Quadrat Test : * = ≤ 0.05, ** = ≤ 0.01, leeres Feld = nicht signifikant, Klammerdruck des Signifikanzniveaus bei nicht erfüllten Voraussetzungen für Chi-Quadrat Test

	Patientenalter	Patienten-geschlecht	Beruf des Patienten	Diagnosen
Arztalter				
Arztgeschlecht			**	
Ärztl. Weiterbildung			**	
Dauer ärztl. Tätigkeit			*	
Dauer notärzt.Tätigkeit				
Klinikzugehörigkeit	*		**	
Abteil-zugehörigkeit I			*	
Abteil-zugehörigkeit II			(**)	
Familienstand			**	
Kinder		*	**	
Religion				
Verluste letzte 12 Mon. Tod Scheidung Umzug Abort			**	
Professionelle Hilfen Balintgruppe Therapie			 *	
Problembewußtsein bez.Reanimation			*	
Problemlösungen bez. Reanimation			**	
Abgegebene Patientenbögen				

Tab. 8.41 Zusammenhänge zwischen unabhängigen Patienten- und Arzt-Gottschalkvariablen in Bezug auf die Teilstichproben 705 Behandlungsfälle. Signifikanzniveau der Unterschiede im Chi-Quadrat Test: * = ≤ 0.05, ** = ≤ 0.01, T = ≤ 0.07, leeres Feld = nicht signifikant, Klammerdruck des Signifikanzniveaus bei nicht erfüllten Voraussetzungen für Chi-Quadrat Test

	Patientenalter	Patienten-geschlecht	Beruf des Patienten	Diagnosen
Angsteinzelscores				
Todesangst	*		*	
Verletzungsangst		**		
Trennungsangst			**	
Schuldangst				
Schamangst			**	
diffuse Angst				*
Aggress.-einzelscores				
nach außen offene Aggressivität				
n. außen verschloss. Aggressivität	**			
n. innen gerichtete Aggressivität				
ambivalente Aggressivität				
Hoffnungseinzelscores				
positive Hoffnung			**	
negative Hoffnung				
Summenscores				
Gesamtangst			*	
Gesamtaggressivität				
Gesamthoffnung			**	

Tab. 8.42 Zusammenhänge zwischen unabhängigen Situationss- und Arztvariablen in Bezug auf die Teilstichproben 705 Behandlungsfälle. Signifikanzniveau der Unterschiede im Chi-Quadrat Test: * = ≤ 0.05, ** = ≤ 0.01, leeres Feld = nicht signifikant, Klammerdruck des Signifikanzniveaus bei nicht erfüllten Voraussetzungen für Chi-Quadrat Test

	Ausrück-zeit	Schicht	Erfolg-lose Re-animationen zuvor	Vorstell-ungen bei Anfahrt	Fund-ort II	Reani-mations-ort	Jemand anwe-send	Familie anwe-send	Partner anwe-send
Arztalter					*				
Arztgeschlecht									
Ärztl. Weiterbildung		**	*					(*)	
Dauer ärztl. Tätigkeit		*		*					
Dauer notärzt.Tätigkeit				**					
Klinikzugehörigkeit		**	*		*				
Abteil-zugehörigkeit I		**	**	*					
Familienstand			**						
Kinder									
Religion								(**)	
Verluste letzte 12 Mon.		**		*					
Professionelle Hilfen		**							
Problembewußtsein bez. Reanimation				*				(*)	
Problemlösungen bez. Reanimation			*		*				
Abgegebene Patientenbögen		**							

Tab. 8.43 Zusammenhänge zwischen unabhängigen Situations- und Arzt-Gottschalkvariablen in Bezug auf die Teilstichproben 705 Behandlungsfälle. Signifikanzniveau der Unterschiede im Chi-Quadrat Test: * = ≤ 0.05, ** = ≤ 0.01, leeres Feld = nicht signifikant, Klammerdruck des Signifikanzniveaus bei nicht erfüllten Voraussetzungen für Chi-Quadrat Test

	Ausrückzeit	Schicht	Erfolglose Reanimationen zuvor	Vorstellungen bei Anfahrt	Fundort II	Reanimationsort	Jemand anwesend	Familie anwesend	Partner anwesend
Angsteinzelscores									
Todesangst									
Verletzungsangst		**				**			
Trennungsangst				**					
Schuldangst									
Schamangst									
diffuse Angst							*		
Aggress.-einzelscores									
nach außen offene Aggressivität		**							
n. außen verschloss. Aggressivität				**					
n. innen gerichtete Aggressivität				**		*			
ambivalente Aggressivität									
Hoffnungseinzelscores									
positive Hoffnung			*						
negative Hoffnung		**		**					
Summenscores									
Gesamtangst				*					
Gesamtaggressivität		**			*				
Gesamthoffnung			*						

Tab. 8.44 Zusammenhänge zwischen unabhängigen Patienten- und Situationsvariablen in Bezug auf die Teilstichproben 705 Behandlungsfälle. Signifikanzniveau der Unterschiede im Chi-Quadrat Test: * = ≤ 0.05, ** = ≤ 0.01, leeres Feld = nicht signifikant, Klammerdruck des Signifikanzniveaus bei nicht erfüllten Voraussetzungen für Chi-Quadrat Test

	Patientenalter	Patienten-geschlecht	Beruf des Patienten	Diagnosen
Ausrückzeit	*			
Schicht	*		**	
Erfolglose Reanimat. in der Schicht				
Vorstellung b. Anfahrt			*	*
Fundort des Pat. II	**	**	**	**
Reaort				(*)
Anwesenheit Personen			**	
Anwesenheit Familien-mitglieder		(*)	(**)	(**)
Anwesenheit Ehe/ Lebenspartner	*	**	*	**

Tab. 8.45 Zusammenhänge zwischen unabhängigen Patienten- und Arztvariablen in Bezug auf die signifikanten Unterschiede der Teilstichprobe 705 Behandlungsfälle. Signifikanzniveau der Unterschiede im Chi-Quadrat Test: * = ≤ 0.05, ** = ≤ 0.01, leeres Feld = nicht signifikant, Klammerdruck des Signifikanzniveaus bei nicht erfüllten Voraussetzungen für Chi-Quadrat Test.

	Patientenalter	Patienten-geschlecht	Beruf des Patienten
Diagnosen	**		**

9 Literaturverzeichnis

1. Hajjaj FM, Salek MS, Basra MKA, Finlay AY. Non-clinical influences on clinical decision-making: a major challenge to evidence-based practice. J R Soc Med 2010;103(5):178–87.
2. Kouwenhoven WB, Jude JR. Report of Application of external cardiac massage on 118 patients. Jama 1961;178:1.063–70.
3. Kouwenhoven WB, Jude JR, Knickerbocker GG. Closed Chest cardiac massage. Jama 1960;173:1.064–67.
4. Barth H, L'Allemand H. Beitrag zur Geschichte der Wiederbelebung. Bruns' Beiträge zur Klin. Chirurgie, 1965:95–126.
5. Duda D, Brandt L, Dörp R, Dick W. Die Entwicklung der Defibrillation. Notarzt 1988;4:109–14.
6. Dünschel D. Berichte von Wiederbelebungsmaßnahmen im 18. und 19. Jahrhundert. Clio Med 1977;12:173–84.
7. Horatz K, Spindler R. Die Geschichte der Wiederbelebung. Münch Med Wochenschr 1966;108(18):985–88.
8. Jeffrey K. The invention and reinvention of cardiac pacing. Cardiol Clin 1992;10(4):561–71.
9. Lee R. Cardiopulmonary resuscitation in the eighteenth century. J Hist Med Allied Sci 1972;27:418–33.
10. Schechter DC. Role of the Humane Societies in the History of Resuscitation. Surg Gynecol Obstet 1969;129:811–14.
11. Schwiete. Wiederbelebung vor 150 Jahren. Dtsch Med Wochenschr 1967;92(37):1689–93.
12. Varon J, Sternbach GL. Cardiopulmonary resuscitation: lessons from the past. J Emerg Med 1991;9(6):503–7.
13. Criley JM, Niemann JT, Rosborough JP. Cardiopulmonary resuscitation research 1960–1984: discoveries and advances. Ann Emerg Med 1984;13:297–307.
14. Lurie KG. Active compression-decompression CPR: a progress report. Resuscitation 1994;28(2):115–22.
15. Shultz JJ, Coffeen P, Sweeney M, Detloff B, Kehler C, Pineda E, et al. Evaluation of standard and active compression-decompression CPR in an acute human model of ventricular fibrillation. Circulation 1994;89(2):684–93.
16. von Planta M, Trillo G. Closed chest compression: a review of mechanisms and alternatives. Resuscitation 1994;27(2):107–15.
17. Babbs CF, Sack JB, Kern KB. Interposed abdominal compression as an adjunct to cardiopulmonary resuscitation. Am Heart J 1994;127(2):412–21.
18. Orliaguet GA, Carli PA, Rozenberg A, Janniere D, Sauval P, Delpech P. End-tidal carbon dioxide during out-of-hospital cardiac arrest resuscitation: comparison of active compression-decompression and standard CPR. Ann Emerg Med 1995;25(1):48–51.
19. Shoemaker WC, Hopkins JA, Greenfield S, Chang PC, Umof P, Shabot MM, et al. Resuscitation algorithm for management of acute emergencies. Jacep 1994;7(10):361–7.
20. ERC. Guidelines for the basic management of the airway and ventilation during resuscitation: a statement by the Airway and Ventilation Management Working Group of the European Resuscitation Council, 1996. Resuscitation 1996;32:187–200.
21. ERC. Guidelines for basic life support. European Resuscitation Council Basic Life Support Working Group. Bmj 1993;306(6892):1.587–9.

Entscheidungsfindung bei präklinischen Reanimationen Begutachtung somatoformer und funktioneller Störungen 3.A.
http://dx.doi.org/10.1016/B978-3-437-31616-6.00008-9

22. ERC. Adult advanced cardiac life support: the European Resuscitation Council guidelines 1992 (abridged). European Resuscitation Council Working Party. Bmj 1993;306(6892):1.589–93.
23. ERC. Guidelines for the advanced management of the airway and ventilation during resuscitation: a statement by the Airway and Ventilation Management Working Group of the European Resuscitation Council, 1996. Resuscitation 1996;32:201–30.
24. Kirschner M. Der Verkehrsunfall und seine erste Behandlung. Langenbecks Arch Chir 1938;193:230–302.
25. Friedhoff E, Hoffmann V. Ärztliche Versorgung Schwerverletzter am Unfallort und auf dem Transport. Münch Med Wochenschr 1959;35:1.430–37.
26. Dortmann C. Der Mainzer Notarztwagen. Vierjahresbericht. Anästhesist 1970;19:212–19.
27. Kaiser D. Ergebnisse nach Einsatz des Notarztwagens bei internen Notfällen. Therapiewoche 1975;19:2.560–68.
28. Ahnefeld FW, Gorgaß B. Aufgaben und Möglichkeiten des Notarztwagens. Wien Med Wochenschr 1974;51:752–58.
29. Cummins RO. The "chain of survival" concept: how it can save lives. Heart Dis Stroke 1992;1(1):43–5.
30. Cummins RO. Emergency medical services and sudden cardiac arrest: the "chain of survival" concept. Annu Rev Public Health 1993;14(313):313–33.
31. Nittinger HC, Schunk R, Ott G. Das Rendezvous-System als regionales Modell ärztlicher Notfallversorgung. Münch Med Wochenschr 1982;124:1.079–82.
32. Linn BS, Yurt RW. Cardiac arrest among Geriatric Patients. BmJ 1970;2:25–27.
33. Von GC. CPR in hospitalized patients: when is it futile? Am Fam Physician 1991;44(6):2.130–4.
34. Beuret P, Feihl F, Vogt P, Perret A, Romand JA, Perret C. Cardiac arrest: prognostic factors and outcome at one year. Resuscitation 1993;25(2):171–9.
35. Schneider A, Nelson DJ, Brown DD. In-hospital cardiopulmonary resuscitation: a 30-year review. J Am Board Fam Pract 1993;6(2):91–101.
36. Lemire JG, Johnson AL. Is Cardiac Resuscitation worthwile? N Engl J Med 1972;286(18):970–72.
37. Messert B, Quaglieri CE. Cardiopulmonary resuscitation. Perspective and Problems. Lancet 1976;2:410–11.
38. Sefrin P, Rupp J. Reanimation im Notarztwagen. Münch Med Wochenschr 1979;121(47):1.575–78.
39. Schmidt M. Erfahrungen mit dem Notarztwagen. Dtsch Ärzteblatt 1976;6:352–57.
40. Heinrich HF, Sefrin P. Aktueller Stand der präklinischen Reanimation. Ein Überblick anhand neuerer Literaturberichte und eigener Ergebnisse. Z Gesamte Inn Med 1992;47(3):92–8.
41. Solomon NA. What are representative survival rates for out-of-hospital cardiac arrest? Insights from the New Haven (Conn) experience. Arch Intern Med 1993;153(10):1.218–21.
42. Lombardi G, Gallagher J, Gennis P. Outcome of out-of-hospital cardiac arrest in New York City. The Pre-Hospital Arrest Survival Evaluation (PHASE) Study. Jama 1994;271(9):678–83.
43. Dautzenberg PL, Broekman TC, Hooyer C, Schonwetter RS, Duursma SA. Review: patient-related predictors of cardiopulmonary resuscitation of hospitalized patients. Age Ageing 1993;22(6):464–75.
44. O'Keeffe S, Ebell MH. Prediction of failure to survive following in-hospital cardiopulmonary resuscitation: comparison of two predictive instruments. Resuscitation 1994;28(1):21–5.
45. Ebell MH. Artificial neural networks for predicting failure to survive following in-hospital cardiopulmonary resuscitation. J Fam Pract 1993;36(3):297–303.
46. Bedell SE, Delbanco TL, Cook EF, Epstein FH. Survival after cardiopulmonary resuscitation in the hospital. N Engl J Med 1983;309(10):569–76.

47. Dupont B, Flensted-Jensen E, Sandoe E. The long-term prognosis for patients resuscitated after cardiac arrest. Am Heart J 1969;78(4):444–49.
48. Robinson JS, al. e. Survival after resuscitation from cardiac arrest in acute myocardial infarction. Am Heart J 1965;69:740–47.
49. Smith HJ, al. e. Results of cardiac resuscitation in 254 patients. Lancet 1965:1.027–29.
50. Wernberg M, Thomassen A. Prognosis after Cardiac arrest occuring outside intensive care and koronary units. Acta Anaesthesiol Scand 1979;23:69–77.
51. Petchel KS, Skorren ML, Goldberg E. Cardiopulmonary resuscitation of old people. Lancet 1983(8350):685.
52. Gordon M, Hurowitz E. Cardiopulmonary resuscitation of the elderly. J Am Geriatr Soc 1984;32(12):930–33.
53. Rogove HJ, Safar P, Sutton TK, Abramson NS. Old age does not negate good cerebral outcome after cardiopulmonary resuscitation: analyses from the brain resuscitation clinical trials. The Brain Resuscitation Clinical Trial I and II Study Groups. Crit Care Med 1995;23(1):18–25.
54. Hill DA, Abraham KJ, West RH. Factors affecting outcome in the resuscitation of severely injured patients. Aust N Z J Surg 1993;63(8):604–9.
55. Civil ID. Resuscitation following injury: an end or a means? Aust N Z J Surg 1993;63(12):921–6.
56. Craig RL, Poole GV. Resuscitation in uncontrolled hemorrhage. Am Surg 1994;60(1):59–62.
57. Eisenberg MS, al. e. Long-term survival after out-of-hospital cardiac arrest. N Engl J Med 1982;306:1.340–43.
58. Erhardt LR. Emergency room resuscitation of Patients with cardiac arrest outside Hospital. Acta Med Scand 1979;206:55–59.
59. Hesse B. Emergency-room patients with cardiac arrest. Dan Med Bull 1973;20:30–32.
60. Ritz R. Verlauf bei 100 Patienten nach hämodynamisch erfolgreicher Wiederbelebung. Schweiz Med Wochenschr 1974;104:1.861–64.
61. Rosenberg M, Wang C, Hoffman WS, Hickham D. Results of cardiopulmonary resuscitation. Failure to predict survival in two community hospitals. Arch Intern Med 1993;153(11):1.370–5.
62. Constantinou JE, Gillis J, Ouvrier RA, Rahilly PM. Prediction of in-hospital cardiopulmonary arrest outcome. Arch Intern Med 1989;149(6):1.318–21.
63. Brymer C, Gangbar E, O'Rourke K, Naglie G. Age as a determinant of cardiopulmonary resuscitation outcome in the koronary care unit. J Am Geriatr Soc 1995;43(6):634–7.
64. Gulati RS, Bahn GL, Horan MA. Cardiopulmonary resuscitation of old people. Lancet 1983;2(8344):267–69.
65. Tresch DD. CPR in the elderly: when should it be performed? Geriatrics 1991;46(12):47–50.
66. Eisenberg M, Cummins R, Larsen M. Numerators, denominators and survival rates: reporting survival from out-of-hospital cardiac arrest. Am J Emerg Med 1991;9:544–46.
67. Bonnin MJ, Pepe PE, Clark PJ. Survival in the elderly after out-of-hospital cardiac arrest. Crit Care Med 1993;21(11):1.645–51.
68. Hodgetts TJ, Brown T, Driscoll P, Hanson J. Pre-hospital cardiac arrest: room for improvement. Resuscitation 1995;29(1):47–54.
69. Bouillon B, Walther T, Kramer M, Neugebauer E. Trauma und Herz-Kreislaufstillstand. 224 präklinische Reanimationen in Köln von 1987–1990. Anaesthesist 1994;43(12):786–90.
70. Schoenenberger R, Sturmer T, von Planta I, von Planta M. [Prehospital resuscitation in urban conditions – results and prognostic decision criteria]
Prahospitale Reanimation in stadtischen Verhaltnissen – Ergebnisse und prognostische Entscheidungskriterien. Schweiz Med Wochenschr 1995;125(12):573–80.

71. Swor RA, Jackson RE, Cynar M, Sadler E, Basse E, Boji B, et al. Bystander CPR, ventricular fibrillation, and survival in witnessed, unmonitored out-of-hospital cardiac arrest. Ann Emerg Med 1995;25(6):780–4.
72. Lowel H, Lewis M, Hormann A. Prognostische Bedeutung der Prahospitalphase beim akuten Myokardinfarkt. Ergebnisse des Augsburger Herzinfarktregisters 1985–1988. Dtsch Med Wochenschr 1991;116(19):729–33.
73. Wik L, Steen PA, Bircher NG. Quality of bystander cardiopulmonary resuscitation influences outcome after prehospital cardiac arrest. Resuscitation 1994;28(3):195–203.
74. Martens PR, Mullie A, Buylaert W, Calle P, Hoeyweghen R. Early prediction of non-survival for patients suffering cardiac arrest – a word of caution. The Belgian Cerebral Resuscitation Study Group. Intensive Care Med 1992;18(1):11–4.
75. Herlitz J, Ekstrom L, Wennerblom B, Axelsson A, Bang A, Holmberg S. Effect of bystander initiated cardiopulmonary resuscitation on ventricular fibrillation and survival after witnessed cardiac arrest outside hospital. Br Heart J 1994;72(5):408–12.
76. Herlitz J, Ekstrom L, Wennerblom B, Axelsson A, Bang A, Holmberg S. Survival in patients found to have ventricular fibrillation after cardiac arrest witnessed outside hospital. Eur Heart J 1994;15(12):1.628–33.
77. Herlitz J, Ekstrom L, Wennerblom B, Axelsson A, Bang A, Holmberg S. Predictors of early and late survival after out-of-hospital cardiac arrest in which asystole was the first recorded arrhythmia on scene. Resuscitation 1994;28(1):27–36.
78. Herlitz J, Ekstrom L, Wennerblom B, Axelsson A, Bang A, Holmberg S. Prognosis among survivors of prehospital cardiac arrest. Ann Emerg Med 1995;25(1):58–63.
79. Herlitz J, Ekstrom L, Wennerblom B, Axelsson A, Bang A, Holmberg S. Hospital mortality after out-of-hospital cardiac arrest among patients found in ventricular fibrillation. Resuscitation 1995;29(1):11–21.
80. Kimman GP, Ivens EM, Hartman JA, Hart HN, Simoons ML. Long-term survival after successful out-of-hospital resuscitation. Resuscitation 1994;28(3):227–32.
81. Gray WA, Capone RJ, Most AS. Unsuccessful emergency medical resuscitation – are continued efforts in the emergency department justified? N Engl J Med 1991;325(20):1.393–8.
82. Carlson RW, Devich L, Frank RR. Development of a comprehensive supportive care team for the hopelessly ill on a university hospital medical service. Jama 1988;259(3):378–83.
83. Teno JM, Murphy D, Lynn J, Tosteson A, Desbiens N, Connors AJ, et al. Prognosis-based futility guidelines: does anyone win? SUPPORT Investigators. Study to Understand Prognoses and Preferences for Outcomes and Risks of Treatment. J Am Geriatr Soc 1994;42(11):1.202–7.
84. AHA. Guidelines for cardiopulmonary resuscitation and emergency cardiac care. Emergency Cardiac Care Committee and Subcommittees, American Heart Association. Part VIII. Ethical considerations in resuscitation. Jama 1992;268(16):2.282–8.
85. Kellermann AL. Criteria for dead-on-arrivals, prehospital termination of CPR, and do-not-resuscitate orders. Ann Emerg Med 1993;22(1):47–51.
86. AHA. AHA-Standards and Guidelines for Cardiopulmonary Resuscitation and Emergency Cardiac Care. Jama 1980;244(5):453–509.
87. AHA. Standards and Guidelines for CRS and ECC. Jama 1980:504.
88. AHA. Standards and guidelines for Cardiopulmonary Resuscitation (CPR) and Emergency Cardiac Care (ECC). Jama 1986;255(21):2.905–89.
89. AHA. Guidelines for cardiopulmonary resuscitation and emergency cardiac care. Emergency Cardiac Care Committee and Subcommittees, American Heart Association. Part IX. Ensuring effectiveness of communitywide emergency cardiac care. Jama 1992;268(16):2.289–95.

90. AHA. Guidelines for cardiopulmonary resuscitation and emergency cardiac care. Emergency Cardiac Care Committee and Subcommittees, American Heart Association. Part VII. Neonatal resuscitation. Jama 1992;268(16):2.276–81.
91. AHA. Guidelines for cardiopulmonary resuscitation and emergency cardiac care. Emergency Cardiac Care Committee and Subcommittees, American Heart Association. Part VI. Pediatric advanced life support. Jama 1992;268(16):2.262–75.
92. AHA. Guidelines for cardiopulmonary resuscitation and emergency cardiac care. Emergency Cardiac Care Committee and Subcommittees, American Heart Association. Part V. Pediatric basic life support. Jama 1992;268(16):2.251–61.
93. AHA. Guidelines for cardiopulmonary resuscitation and emergency cardiac care. Emergency Cardiac Care Committee and Subcommittees, American Heart Association. Part IV. Special resuscitation situations. Jama 1992;268(16):2.242–50.
94. AHA. Guidelines for cardiopulmonary resuscitation and emergency cardiac care. Emergency Cardiac Care Committee and Subcommittees, American Heart Association. Part III. Adult advanced cardiac life support. Jama 1992;268(16):2.199–241.
95. AHA. Guidelines for cardiopulmonary resuscitation and emergency cardiac care. Emergency Cardiac Care Committee and Subcommittees, American Heart Association. Part II. Adult basic life support. Jama 1992;268(16):2.184–98.
96. AHA. Guidelines for cardiopulmonary resuscitation and emergency cardiac care. Emergency Cardiac Care Committee and Subcommittees, American Heart Association. Part I. Introduction. Jama 1992;268(16):2.171–83.
97. Baskett PJF, editor. The ethics of resuscitation: a statement by the chairmen of the European Resuscitation Council, 1994. Antwerp: European Resuscitation Council, 1994.
98. Steinbereithner K, Mauritz W, Schindler I. [Omission and discontinuation of resuscitation] Unterlassung und Abbruch der Reanimation. Anaesthesiol Reanim 1987;12(6):379–85.
99. ERC. Guidelines for basic life support: a statement by the Basic Life Support Working Party of the European Resuscitation Council, 1992. Resuscitation 1992;24:103–10.
100. ERC. Adult advanced cardiac life support: a statement by the Advanced Life Support Working Party of the European Resuscitation Council, 1992. Resuscitation 1992;24:111–21.
101. ERC. Guidelines for paediatric life support: a statement by the Paediatric Life Support Working Party of the European Resuscitation Council, 1994. Resuscitation 1993;27:91–105.
102. ERC. Guidelines for paediatric life support. Paediatric Life Support Working Party of the European Resuscitation Council. Bmj 1994;308(6940):1.349–55.
103. ERC. Peri-arrest arrhythmias (management of arrrhythmias associated with cardiac arrest): a statement by the Advanced Cardiac Life Support Committee ot the European Resuscitation Council, 1994. Resuscitation 1994;28:151–59.
104. Garvey J. CPR: towards greater European harmony. Occup Health Lond 1993;45(4):128–30.
105. Towards Common Giudelines: The International Liaison Committee on Resuscitation ILCOR. 3rd Scientific Congress of the European Resuscitation Council; 1996; Sevilla, Spain.
106. Roth R, Stewart RD, Rogers K, Cannon GM. Out-of-hospital cardiac arrest: factors associated with survival. Ann Emerg Med 1984;13(4):237–43.
107. Burchardi H, editor. Akute Notfälle. Pathophysiologie, Diagnostik, Erstbehandlung. Stuttgart: Thieme, 1981.
108. Prospective validation of criteria for on-scene termiantin of resuscitation efforts after out-of-hospital cardiac arrest. 23rd annual meeting of the Society for Academic Emergency Medicine; 1993; San Francisco. Annals of Emergency Medicine.

109. Chipman C, Adelman R, Sexton G. Criteria for Cessation of CPR in the Emergency Department. Ann Emerg Med 1981;10(1):11–17.
110. Farber NJ, Bowman SM, Major DA, Green WP. Cardiopulmonary resuscitation (CPR). Patient factors and decision making. Arch Intern Med 1984;144(11):2.229–32.
111. Davies KN, King D, Silas JH. Professional attitudes to cardiopulmonary resuscitation in departments of geriatric and general medicine. J R Coll Physicians Lond 1993;27(2):127–30.
112. Lawrence VA, Clark GM. Cancer and resuscitation. Does the diagnosis affect the decision? Arch Intern Med 1987;147(9):1.637–40.
113. Farber NJ, Weiner JL, Boyer EG, Green WP, Diamond MP, Copare IM. Cardiopulmonary resuscitation. Values and decisions – a comparison of health care professionals. Med Care 1985;23(12):1.391–8.
114. Gunasekera NP, Tiller DJ, Clements LT, Bhattacharya BK. Elderly patients' views on cardiopulmonary resuscitation. Age Ageing 1986;15(6):364–8.
115. Miller DL, Jahnigen DW, Gorbien MJ, Simbartl L. Cardiopulmonary resuscitation: how useful? Attitudes and knowledge of an elderly population. Arch Intern Med 1992;152(3):578–82.
116. Murphy DJ, Burrows D, Santilli S, Kemp AW, Tenner S, Kreling B, et al. The influence of the probability of survival on patients' preferences regarding cardiopulmonary resuscitation. N Engl J Med 1994;330(8):545–9.
117. Teno JM, Hakim RB, Knaus WA, Wenger NS, Phillips RS, Wu AW, et al. Preferences for cardiopulmonary resuscitation: physician-patient agreement and hospital resource use. The SUPPORT Investigators. J Gen Intern Med 1995;10(4):179–86.
118. Mead GE, Turnbull CJ. Cardiopulmonary resuscitation in the elderly: patients' and relatives' views. J Med Ethics 1995;21(1):39–44.
119. Layde PM, Beam CA, Broste SK, Connors AJ, Desbiens N, Lynn J, et al. Surrogates' predictions of seriously ill patients' resuscitation preferences [see comments]. Arch Fam Med 1995;4(6):518–23.
120. O'Keeffe ST, Noel J, Lavan JN. Cardiopulmonary resuscitation preferences in the elderly. Eur J Med 1993;2(1):33–5.
121. Mold JW, Looney SW, Viviani NJ, Quiggins PA. Predicting the health-related values and preferences of geriatric patients. J Fam Pract 1994;39(5):461–7.
122. Meyer W, Balck F, Speidel H, Hopf H, Siegmund-Schultze E. Zur Psychologie des ärztlichen Verhaltens bei der Reanimation. Notarzt 1991;7(1):5–9.
123. Warner SC, Sharma TK. Outcome of cardiopulmonary resuscitation and predictors of resuscitation status in an urban community teaching hospital. Resuscitation 1994;27(1):13–21.
124. Schnyder D, Ritz R. Früh- und Spätverlauf bei Patienten nach hämodynamisch erfolgreicher Reanimation. Schweiz Med Wochenschr 1982;112:797–800.
125. Auer A, Menzel H, Eser A, editors. Zwischen Heilauftrag und Sterbehilfe. Köln: Heymanns Verlag, 1977.
126. Fritsche P. Grenzbereiche zwischen Leben und Tod. Stuttgart: Thieme, 1973.
127. Wawersik J. Reanimation und ihre Grenzen. In: Eser A, editor. Suizid und Euthanasie als human- und sozialwissenschaftliches Problem. Stuttgart: Enke, 1976.
128. Lo B, Steinbrook RL. Deciding whether to resuscitate. Arch Intern Med 1983;143(8):1.561–63.
129. Hilfiker D. Allowing the debiliated to die. N Engl J Med 1983;308:716–19.
130. Speck P. Resuscitation: respecting the wishes of the individual. Nurs Times 1994;90(30).
131. Foulks CJ, Holley JL, Moss AH. The use of cardiopulmonary resuscitation: how nephrologists and internists differ. Am J Kidney Dis 1991;18(3):379–83.

132. Mohr M, Schmid J, Panzer W, Bahr J, Kettler D. Die Entscheidung zum Einstellen von präklinischen Reanimationsmaßnahmen: Ergebnisse einer Befragung. Anaesthesist 1995;44 (Suppl. 2):396.
133. Nightingale SD, Yarnold PR, Greenberg MS. Sympathy, empathy, and physician resource utilization. J Gen Intern Med 1991;6(5):420–3.
134. Nightingale SD, Grant M. Risk preference and decision making in critical care situations. Chest 1988;93(4):684–7.
135. Charlson ME, Sax FL, MacKenzie CR, Fields SD, Braham RL, Douglas RJ. Resuscitation: how do we decide? A prospective study of physicians' preferences and the clinical course of hospitalized patients. Jama 1986;255(10):1.316–22.
136. Brunetti LL, Carperos SD, Westlund RE. Physicians' attitudes towards living wills and cardiopulmonary resuscitation. J Gen Intern Med 1991;6(4):323–9.
137. Varon J, Sternbach GL, Rudd P, Combs AH. Resuscitation attitudes among medical personnel: how much do we really want to be done? Resuscitation 1991;22(3):229–35.
138. Varon J, Fromm RJ, Sternbach GL, Combs AH. Discrepancy in resuscitation beliefs among physicians at various levels of training. Am J Emerg Med 1993;11(3):290–2.
139. Hauswald M, Tanberg D. Out-of-hospital resuscitation preferences of emergency health care workers. Am J Emerg Med 1993;11(3):221–4.
140. Ramirez RJ, Velazquez I, Jaume AF. Cardiopulmonary resuscitation personal choices of physicians and nurses. Bol Asoc Med P R 1992;84(4–5):139–43.
141. Hillier TA, Patterson JR, Hodges MO, Rosenberg MR. Physicians as patients. Choices regarding their own resuscitation. Arch Intern Med 1995;155(12):1.289–93.
142. Iserson KV, Stocking C. Standards and limits: emergency physicians' attitude toward prehospital resuscitation. Am J Emerg Med 1993;11(6):592–4.
143. Meyer W, Balck F, Speidel H, Siegmund-Schultze E, Hopf H. Zur Psychologie des notärztlichen Verhaltens in Konfrontation mit dem Tod: Notärztlicher Umgang mit den Angehörigen. Notarzt 1992;8(3):66–71.
144. Brookoff D, Kellermann AL, Hackman BB, Somes G, Dobyns P. Do blacks get bystander cardiopulmonary resuscitation as often as whites? Ann Emerg Med 1994;24(6):1.147–50.
145. Ahnefeld FW. Perspektiven im Rettungsdienst. Notarzt 1988;4:2–4.
146. Atkins JM. Emergency medical service systems in acute cardiac care: state of the art. Circulation 1986;74:18–22.
147. Paton A. Resuscitation in hospital: again. BmJ 1985;291(1.445–1.446):1.445–6.
148. Lowenstein SR, Sabyan EM, Lassen CF, Kern DC. Benefits of training physicians in advanced cardiac life support. Chest 1986;89(4):512–6.
149. Billi JE, Gruppen LD, Boxer GJ, Oh M, Donnelly MB, Schroeder P, et al. The development and evaluation of new versions of the written examination for the American Heart Association Advanced Cardiac Life Support provider course. Ann Emerg Med 1994;24(1):26–31.
150. Bonheur BB. Creating a new learning experience: "The story of art" and "Prudent art". J Contin Educ Nurs 1994;25(5):237–40.
151. Kaye W, Mancini ME. Retention of cardiopulmonary resuscitation skills by physicians, registered nurses, and the general public. Crit Care Med 1986;14(7):620–2.
152. Curry L, Gass D. Effects of training in cardiopulmonary resuscitation on competence and patient outcome. Can Med Assoc J 1987;137(6):491–6.
153. Miller TE. Resuscitation skills of first year postgraduate doctors. N Z Med J 1989;102(873):406–8.
154. Thwaites BC, Shankar S, Niblett D, Saunders J. Can consultants resuscitate? J R Coll Physicians Lond 1992;26(3):265–7.

155. Smith J, Ryan K, Phelan D, McCarroll M. Cardiopulmonary resuscitation skills in non consultant hospital doctors – the Irish experience. Ir J Med Sci 1993;162(10):405–7.
156. Ärztekammer N. Weiterbildungsordnung der Ärztekammer Niedersachsen: Einführung der Zusatzbezeichnung „Rettungsmedizin". Notarzt 1993;9(3):100–01.
157. Hanson C, Strawser D. Family presence during cardiopulmonary resuscitation: Foote Hospital emergency department's nine-year perspective. J Emerg Nurs 1992;18(2):104–6.
158. Meyer W. Über den Umgang mit dem Tod bei der Arbeit auf dem Notarztwagen. Notarzt 1985;1(5):99–103.
159. Wehkamp KH, Langnickel D. Bedeutung des prä- und perinatalen Kindstodes. Dtsch Ärzteblatt 1987;84(11):492–94.
160. Doyle CJ, Post H, Burney RE, Maino J, Keefe M, Rhee KJ. Family participation during resuscitation: an option. Am J Emerg Med 1987;16:673–75.
161. Kruse W. Alleinsein – Möglichkeiten psychotherapeutischer Intervention bei Verlust eines Angehörigen. Schleswig-Holst. Ärzteblatt 1987;11:714–22.
162. Adamowski K, Dickinson G, Weitzman B, Roessler C, Carter SC. Sudden unexpected death in the emergency department: caring for the survivors. Can Med Assoc J 1993;149(10):1.445–51.
163. Salomon F, editor. Der Umgang mit den Angehörigen nach erfolgloser Reanimation. Berlin: Springer, 1984.
164. Ethische Reflektion in der Notfallmedizin. Ethik in der Notfallmedizin; 1996; Göttingen 10.2.1996.
165. Philosophische Aspekte der Ethik in der Notfallmedizin. Ethik in der Notfallmedizin; 1996; Göttingen 10.2.1996.
166. Petty TL. Resuscitation decisions. Clin Geriatr Med 1986;2(3):535–45.
167. Luce JM. Ethical principles in critical care. Jama 1990;263(5):696–700.
168. Perkins HS. Ethics at the end of life: practical principles for making resuscitation decisions. J Gen Intern Med 1986;1(3):170–6.
169. Veatch RM. Deciding against resuscitation: encouraging signs and potenzial dangers. Jama 1985;253(1):77–78.
170. Sullivan J. Brain resuscitation. Ethical perspectives. Crit Care Nurs Clin North Am 1989;1(1):165–73.
171. Gillick M. The Ethics of CPR: another look. Ethics in Science and Medicine 1980;7:161–69.
172. Luce JM. Physicians do not have a responsibility to provide futile or unreasonable care if a patient or family insists [see comments]. Crit Care Med 1995;23(4):760–6.
173. Ethische Empfehlungen zur Anwendung von Herz-Lungen-Wiederbelebungsmaßnahmen. Ein Blick über die Grenzen. Symposium: Ethik in der Notfallmedizin; 1996; Göttingen 10.2.1996.
174. Carton RW, Brown MD. Ethical considerations and CPR in the elderly patient. Clin Chest Med 1993;14(3):591–9.
175. Piechowiak H. Wo endet die Pflicht des Arztes zur Hilfeleistung? Fortschr Med 1984;102(40):94–95.
176. Pellegrino ED, al. e. Relevance and Utility of Courses in Medical Ethics. Jama 1985;253:49–53.
177. Berseth CL, Durand R. Evaluating the effect of a human values seminar series on ethical attitudes toward resuscitation among pediatric residents. Mayo Clin Proc 1990;65(3):337–43.
178. Salomon F. Leben und Sterben in der Intensivmedizin: ein Herausforderung an die ärztliche Ethik. Lengerich: Pabst Verlag, 1991.
179. Levenson JL, Pettrey L. Controversial decisions regarding treatment and DNR: an algorithmic Guide for the Uncertain in Decision-Making Ethics (GUIDE). Am J Crit Care 1994;3(2):87–91.

180. Salomon F. Methoden ethischer Reflektion. In: Leben und Sterben in der Intensivmedizin: ein Herausforderung an die ärztliche Ethik. Lengerich: Pabst Verlag, 1991.
181. Samson E. Rechtsfragen beim Einsatz von Reanimatoren. Internist 1974;15:546–50.
182. Juristische Aspekte der Reanimatologie. Ethik in der Notfallmedizin; 1996; Göttingen 10.2.1996.
183. Hargrove MJ. Living wills and orders not to resuscitate: what is the difference? J La State Med Soc 1992;144(11):513–5.
184. Plumeri PA. Do not resuscitate and the removal of life support. J Clin Gastroenterol 1984;6(1):89–94.
185. Layon AJ, Dirk L. Resuscitation and DNR: ethical aspects for anaesthetists. Can J Anaesth 1995;42(2):134–40.
186. Zimmerman JE, Knaus WA, Sharpe SM, Anderson AS, Draper EA, Wagner DP. The use and implications of do not resuscitate orders in intensive care units. Jama 1986;255(3):351–6.
187. La PJ, Silverstein MD, Stocking CB, Roland D, Siegler M. Life-sustaining treatment. A prospective study of patients with DNR orders in a teaching hospital. Arch Intern Med 1988;148(10):2.193–8.
188. Morris BA, Van NS, Perlin T, Lucic KS, Vieth J, Agricola K, et al. Health care professionals' accuracy in predicting patients' preferred code status. J Fam Pract 1995;40(1):41–4.
189. Teres D. Trends from the United States with end of life decisions in the intensive care unit. Intensive Care Med 1993;19(6):316–22.
190. Maksoud A, Jahnigen DW, Skibinski CI. Do not resuscitate orders and the cost of death. Arch Intern Med 1993;153(10):1.249–53.
191. Wrenn K, Brody SL. Do-not-resuscitate orders in the emergency department. Am J Med 1992;92:129–33.
192. Koenig KL, Haynes B. Prehospital „do-not-resuscitate“ orders – a new option. West J Med 1993;159(5):602–3.
193. Moreno JD. Who's to choose? Surrogate decisionmaking in New York State. Hastings Cent Rep 1993;23(1):5–11.
194. Fitzgerald DJ, Milzman DP, Sulmasy DP. Creating a dignified option: ethical considerations in the formulation of prehospital DNR protocol. Am J Emerg Med 1995;13(2):223–8.
195. Sosna DP, Christopher M, Pesto MM, Morando DV, Stoddard J. Implementation strategies for a do-not-resuscitate program in the prehospital setting. Ann Emerg Med 1994;23(5):1.042–6.
196. Gottschalk LA, Gleser GC. The Measurement of Psychological States through the Content Analysis of Verbal Behaviour. Berkeley, Los Angeles: University of California Press, 1969.
197. Schöfer G. Gottschalk-Gleser Sprachinhaltsanalyse: Theorie und Technik; Studien zur Messung ängstlicher und aggressiver Inhalte. Weinheim, Basel: Beltz Verlag, 1980.
198. Koch U, Schöfer G. Sprachinhaltsanalyse in der psychiatrischen und psychosomatischen Forschung: Grundlagen und Anwendungstechniken mit den Affektskalen von Gottschalk und Gleser. Weinheim, München: Psychologie Verlags Union, 1986.
199. Gottschalk LA. A hope scale applicable to verbal samples. Arch Gen Psychiatry 1974;30:779–85.
200. Koch U, Kappnik E. Gottschalk „Hoffnungsskala“ – eine empirische Untersuchung der deutschen Version. In: Koch U, Schöfer G, editors. Sprachinhaltsanalyse in der psychiatrischen und psychosomatischen Forschung: Grundlagen und Anwendungstechniken mit den Affektskalen von Gottschalk und Gleser. Weinheim, München: Psychologie Verlags Union, 1986:242–49.
201. Koch U, Bruhn M. Inhaltsanalytische Skalen zur Messung sogenannter positiver Affekte. In: Koch U, Schöfer G, editors. Sprachinhaltsanalyse in der psychiatrischen und psychosomatischen

Forschung: Grundlagen und Anwendungstechniken mit den Affektskalen von Gottschalk und Gleser. Weinheim, München: Psychologie Verlags Union, 1986:225–41.
202. The Guideline Process for BLS and ACLS. 3rd Sscientific Congress of the European Resusucitation Council; 1996; Sevilla, Spain.
203. Baskett PJF. Ethics in Cardiopulmonary Resuscitation (Invited Editorial). Resuscitation 1993;25:1–8.
204. Bossaert L, editor. Ethical isssues in resuscitation. Berlin Heidelberg New York: Springer, 1995.
205. Tränkle U, editor. Fragebogenkonstruktion. Göttingen: Verlag für Psychologie, 1983.
206. Hemminger H. Soziobiologie des Menschen – Wissenschaft oder Ideologie. Spektrum der Wissenschaft 1994 Juni;72–80.
207. Reimer C, editor. Zur Problematik der Helfer-Suizidant-Beziehung: Empirische Befunde und ihre Deutung unter Übertragungs- und Gegenübertragungsaspekten. Stuttgart: Friedrich Frommann Verlag, 1981.
208. Ross M. Suicide among physicians. Dis Nerv Syst 1973;34:145–50.
209. Ross M. Physicians hgow commit suicide: The deck is not stacked. Psychiat Opin 1975;12:26–30.
210. Bernhard P. Rollengebundene Angstbewältigung von Patient und Personal auf der Medizinischen Intensivstation. Praxis der Psychotherapie und Psychosomatik 1983;28:181–89.
211. Meyer W, Balck F. Psychische Belastungsreaktionen von Ärzten beim Notarztwageneinsatz. Anästh Intensivmed 1995;36:17–24.
212. Meyer W, Black F, Kollenbaum VE. Reaktionen auf die kardiopulmonale Reanimation: eine Untersuchung uber Emotionen und Kommunikationsverhalten reanimierender Arzte. Ther Umsch 1995;52(2):97–104.
213. Meyer W, Balck F, Speidel H. Ärztliche Kognitionen während der kardiopulmonalen Reanimation des Menschen. Nervenarzt 1994;65(9):602–10.

10 Danksagung

Mein Dank gilt den beteiligten Ärztinnen und Ärzten für die Teilnahme an der Studie. Sie erlaubten mir einen Einblick in die ethisch herausfordernden Entscheidungen um Leben und Tod ihrer Patienten.
Mein persönlicher Dank gilt meinen Notfallpatienten, die es mir als Notarzt, Internist und Psychiater ermöglichten, mit ihnen Tod oder Überleben nach Reanimation zu erleben.

Entscheidungsfindung bei präklinischen Reanimationen Begutachtung somatoformer und funktioneller Störungen 3.A.
http://dx.doi.org/10.1016/B978-3-437-31616-6.00008-9